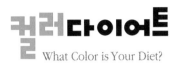

What Color is Your Diet?

7가지 색깔 음식이 내 몸 살린다!

2010

컬러 다이어트

7가지 색깔 음식이 내 몸 살린다!

2010년 4월 15일 초판 인쇄
2010년 4월 23일 초판 발행

저자 / 데이빗 히버
역자 / 안재석, 박찬숙, 송진석, 엄영준, 조성우, 조하영
발행자 / 박홍주
발행처 / 도서출판 푸른솔
영업부 / 장상진
관리부 / 이수경
편집부 / 715-2493
영업부 / 704-2571~2
팩스 / 3273-4649
디자인 / 이근산
주소 / 서울시 마포구 도화동 251-1 근신빌딩 별관 302호
등록번호 / 제 1-825
값 / 22,000원
ISBN 978-89-93596-11-3 (03510)

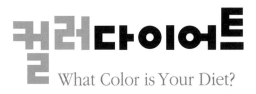

컬러다이어트
What Color is Your Diet?

7가지 색깔 음식이 내 몸 살린다!

데이빗 히버 지음
안재석 박찬숙 송진석 엄영준 조성우 조하영 옮김

내 가족, 내 환자들, 내 친구들, 변함없는 내 지지자들,

그리고 앞에 차려진 음식을 두고 자신의 건강을 개선하기

위해서 어떻게 해야 할지 고민하는 모든 사람에게

이 책을 바친다.

푸른솔

이 책이 의사의 진찰이나 의사를 대신하는 것은 아니다. 만일 당신이 병이 났거나 병이 난 것으로 의심되면 의사의 진찰을 받아야 한다. 만약 당신이 처방약을 사용하고 있다면 의사의 진찰을 받지 않은 채 당신의 식사 또는 운동량을 변경해서는 안 된다(좋든 싫든). 왜냐하면 그러한 변경은 처방약의 대사에 영향을 미칠 것이기 때문이다.

예방이 항상 가장 좋은 약일 것이다. 그러나 예방은 항상 개인만이 실행할 수 있는 것이며, 그러한 예방에는 올바르게 먹고 규칙적으로 운동하는 것이 포함된다. 이는 건강한 생활습관의 토대이다.

비록 이 책은 다이어트와 운동을 내용으로 하지만, 저자와 출판사는 의사의 적절한 지도 없이 이 책의 조언을 따름으로써 발생하는 어떤 유해 경험(adverse effects)에 대해서도 책임이 없음을 분명히 한다.

CHAPTER 3 　당신의 유전자와 식품: 과거, 현재 그리고 미래

서 론

    당신의 식사는 무슨 색을 띄고 있는가? 베이지색 아니면 하얀색? 대부분의 미국인은 음식 속에 거의 색깔이 없는 식사를 하고 있다. 연구에 따르면 미국인이 하루 평균 섭취하는 과일과 야채의 총량은 세 접시이다. 한 접시는 요리된 야채 반 컵 또는 요리되지 않은 야채 한 컵 또는 과일 한 개를 기준으로 한 것이다. 결국 야채 둘과 과일 한 종류로 생각할 수 있다. 만약 하루 당 세 접시가 양상추(iceberg lettuce), 프렌치프라이, 그리고 약간의 케첩이라면 당신의 식사는 상당한 문제가 있는 것이다.

    대부분의 미국인에게 주식은 곡물(빵 등)과 육류이다. 커다란 스테이크 또는 치킨 덩어리가 식사의 주류이며, 대략 10퍼센트의 미국인들은 과일과 야채를 전혀 먹지 않고 있다.

    거의 모든 식품은 나름대로 추천될 만한 이유가 있겠지만, 대부분은 유전자, 시력과 심장을 보호할 수 있고 또 인체의 염증 반응을 감소시켜 결국 나이가 들어가면서 진행되는 흔한 형태의 암과 기타 질병에 걸리지 않게 해줄 수 있는 강력한 색깔 있는 화학물질들을 거의 함유하고 있지 못하다.

색깔은 산소 손상으로부터 인체를 보호한다

식품은 가시광선의 빛을 흡수하는 소위 "식물성 생리활성 영양소" (phytonutrient, "phyto"는 식물을 의미한다)라는 화학물질을 함유하고 있어서 색깔을 나타낸다. 식물성 생리활성 영양소에는 "이중결합" (double bond)이라 불리우는 탄소 사이의 화학결합을 가지고 있어서 "산소 라디칼"(oxygen radical)이라는 활성산소의 손상 유발 전자를 흡수할 수 있다. 이 라디칼들은 지역 행정기관들을 불태우겠다고 위협하지는 않지만, 인체 유전자의 핵심 화학물질인 DNA를 포함하여 생체 세포에 많은 화상을 입힐 수 있다. 건강에 도움이 되는 식물 화학물질들이 모두 색을 흡수하지는 않으나, 대부분이 그러하기 때문에 가능한 한 다양한 종류의 색깔을 가진 음식을 먹는 것이 타당하다고 생각된다.

쓸모없는 식품과 엉터리 식사

어떤 한 가지 음식을 나무라는 것이 아니다. 세상에 순전히 쓸모없는 식품(junk food)은 없다. 하지만 당신이 쓸모없는 식품들만 먹는다면 엉터리 식사(junk diet)를 하게 되는 것이다. 문제는 우리가 고지방, 고당분 식품을 아주 많이 먹을 뿐만 아니라 색깔 있는 과일과 야채를 너무 조금 먹는다는 데 있다. 식사의 피할 수 없는 한계는 당신이 하루에 먹을수 있는 양이 제한되어 있다는 것이다. 따라서 당신이 좀더 낮은 칼로리를 함유한 식품을 식사에 추가한다면, 당신은 좀더 높은 칼로리를 함유한 식품을 식사에서 빼게 된다. 과일과 야채는 칼로리가 더 낮을 뿐만 아니라 그것들이 대체하게 될 고지방 식품에 비해서 영양가가 더 높다.

당신의 식사를 다시 한 번 돌아보라

당신의 식사가 통제 불가능이라고 느낀다면 이 책이 큰 도움을 줄 것이다. 고지방, 고당분 식품은 당신이 의도하지 않았던 많은 칼로리를 당신의 식사 속에 추가한다. 나는 설탕과 지방 반대주의자는 아니다. 그것들은 온 세상에 널려 있다. 심지어 과일과 야채에도 설탕과 지방은 들어 있다. 하지만 스낵 식품에 들어 있어서 당신으로 하여금 계속 그것을 구매하게 하는 여분의 설탕, 기름과 소금 정도의 수준은 아니다. 당신이 과일과 야채를 먹으면 스낵 식품을 대체하게 되고 진정한 음식의 신선함을 다시 즐길 수 있도록 입맛을 재교육하게 될 것이다.

과일과 야채는 영양을 더해 주고 칼로리를 빼준다

과일과 야채를 먹음으로써 당신은 감당할 수 없는 칼로리를 제공하는 고지방 육류와 빵, 파스타, 케이크, 패스트리 등의 정제된 곡식을 과일과 야채로 대체하게 될 것이다. 비만으로 고민하고 있다면 당신은 혼자가 아니다. 사실 미국인 2명 중 1명은 과체중이거나 비만이다. 이제 당신의 식사에 대해서 무언가를 바꿔야 한다. 그러나 그 무엇이란 뭘까?

과일과 야채에 대한 새로운 사실

모든 사람은 과일과 야채가 건강에 좋다는 사실을 알고 있다. 아니, 알아야 한다. 그렇다면 이 책의 새롭고 다른 내용은 무엇일까? 양상추 또는 감자는 빨간색 토마토, 오렌지색 당근, 또는 푸른색 블루베리와 같지 않다.

각각의 색깔을 띠는 과일 또는 야채는 식사에서 독특한 이익을 가져 다 준다. 따라서 단 한 가지 색깔의 과일과 야채만을 먹어서는 안 된다. 각각의 색깔(빨간색, 노란색, 녹색, 또는 자주색)을 띤 과일과 야채는 신체의 특정 부위에 이로운 혜택을 제공하거나 체내의 특별한 경로를 사용해 건강에 유익한 효과를 가져온다. 우리가 늙어가면서 일으키는 흔한 질병을 예방하는 데 도움이 되는 유익한 특정 물질들에 근거한 나 의 색깔 코드(color code)를 이용하면, 당신은 다양한 과일과 야채를 어 떻게 식사에 추가할지에 대해 알게 될 것이다.

- 과일과 야채 섭취가 어떻게 영양을 북돋고 칼로리를 줄여서 건강 한 방식으로 체중을 줄이고 유지할 수 있게 해주는지에 대해서 배 우게 될 것이다.

- 미국 내에서 예방 가능한 시력 상실의 가장 흔한 원인(황반변성, macular degeneration)을 과일과 야채 섭취로 어떻게 예방할 수 있는지에 대해서 배우게 될 것이다.

- 과일과 야채 섭취가 뇌졸중을 예방할 수 있다는 사실을 배우게 될 것이다.

- 과일과 야채 섭취가 유방암, 전립선암, 대장암 등의 가장 흔한 암을 예방할 수 있게 해준다는 점에 대해서 배우게 될 것이다.
- 과일과 야채 섭취가 네 가지 방식을 통해서 유전자의 핵심 물질인 DNA를 손상으로부터 보호해 줄 수 있다는 점을 배우게 될 것이다.
- 과일과 야채 섭취가 심장병과 흔한 암 발병의 근본 원인인 염증으로부터 인체를 보호할 수 있게 해준다는 사실에 대해서 배우게 될 것이다.
- 단백질, 칼로리와 지방에 대한 맞춤 처방에 따라서, 최상의 건강을 위해서 섬유소, 단백질, 그리고 중요한 비타민 및 미네랄과 함께 과일과 야채를 어떻게 먹어야 하는지에 대해서 배우게 될 것이다.

이 책이 필요한 이유는

대부분의 다이어트 책은 식사에서 지방을 줄이거나 제거하는 데 다이어트의 출발점을 두고 있다. 그러나 그렇게 하면 결과적으로 너무 적은 단백질의 섭취를 가져오고 근육량의 소실을 초래하게 된다. 기타 책들은 고지방/고단백 식이를 하고 설탕이나 정제된 탄수화물은 거의 먹지 말라고 주장하기도 한다. 그러나 그렇게 하는 것도 좋은 탄수화물인 과일과 야채를 먹지 못하게 된다는 약점이 있다.

이 책은 과일과 야채를 기본으로 시작하여 당신이 필요로 하는 칼로리와 단백질 양을 정하는 방법으로 당신의 전체 식단을 조정한다는 점에서 다른 책들과 차별화된다. 당신의 키와 체중이 아니라 제지방 비율이 당신이 필요로 하는 칼로리를 정하는 데 중요하다.

제지방량은 또한 당신이 필요로 하는 단백질의 양을 정해 준다. 당신은 맞춤 처방을 통해 하루 당 필요한 칼로리와 단백질의 양을 처방 받게 될 것이다. 그리고 당신은 이러한 틀 속에서 향신료와 허브, 비타민, 그리고 미네랄의 혜택에 대해서 배우게 될 것이다. 당신의 개인적인 필요에 따라서 식사를 조절함으로써, 이 책은 당신이 가능한 한 최선의 건강한 식사를 하게 해줄 것이며 체중을 줄이고 유지할 수 있게 해줄 것이다.

이러한 식사를 해야 하는 이유를 알아라

많은 다이어트 책들과 달리, 이 책에서 당신은 해야 할 일에 대해서 배웠다면 왜 이렇게 해야 하는지에 대해서도 배우게 될 것이다. 일부 사람들은 지시사항만을 원하고 그대로 될 것이라고 믿는다. 그러나 이 책은 그 이유를 알고자 하는 사람들에게 안성맞춤이다. 이 책에서는 당신은 인간 유전자에 대해서 그리고 식사가 DNA와 어떻게 상호작용 하는지에 대해서 배우게 될 것이다. DNA는 "디옥시리보핵산"(deoxyribo-nucleic acid)이란 화학물질의 약자로 체내 모든 세포에서 당신이 누구인지를 구별해 주는 개인적인 암호인 인간 유전체(genome)를 구성한다. 암과 기타 많은 흔한 질환의 근원은 바로 이 DNA의 손상이다. 이 책에서 당신은 어떻게 이러한 DNA의 손상이 일어나며 과일과 야채 속의 어떠한 화학물질이 이러한 손상을 막을 수 있게 해주는지에 대해서 배우게 될 것이다.

당신은 또한 왜 이런 식의 식사가 의미 있는지에 대해서도 배울 것이다. 인간은 5만년 전의 식물 중심의 식사에서 진화했다. 현대의 식사는 단지 최근 50~100년 동안에 발전한 것이다. 따라서 현대의 식사는 우리의 유전자와 맞지 않으며, 이 책을 통해서 당신은 조물주가 의도했던 균형을 어떻게 회복할 것인지에 대해서 배우게 될 것이다.

당신을 돕고자 하는 나의 개인적인 이유들

이 책을 쓰게 된 개인적인 동기는 당신에게 최적의 건강을 제공하는 데 있어 식사의 역할에 대한 나의 지식을 전해주는 것이었다. 나는 지난 20년간 의사이자 영양을 연구하는 의과학자로서 삶을 살아왔다. 나는 1983년에 UCLA에서 임상영양분과를 창설했고, 1996년에는 UCLA 인간영양센터를 세웠다. 나는 또한 UCLA 의과대학과 대학에서 강의하는 내과 및 공중보건학 교수이다.

영양학에서 흥미로운 나의 경력은 노벨상 수상자 아래서 3년의 여름을 보냈던 UCLA 화학과 시절로부터 준비된다. 나는 하버드 의대를 졸업하였으며 호르몬 분비 연구로 유명한 과학자의 연구실에서 2년간 연구했다. 나는 보스턴에 있는 베스 이스라엘 병원(Beth Israel Hospital)에서 인턴을 마쳤고 캘리포니아 토란스에 있는 하버 종합병원(Harbor General Hospital)에서 내과 전문의 자격을 취득했으며 이곳에서 내분비내과의 연구 전임의로 3년간 일했다. 나는 뇌의 특정한 부위에 작용하여 남성과 여성의 생식을 조절하는 작은 단백질에 대한 연구로 UCLA에서 생리학 박사를 획득했다. 하버 종합병원에서의 전임의 생활을 마지막으로 나는 영양학 연구, 교육, 그리고 환자 진료의 경력을 쌓기 시작했으며 UCLA 교수가 되었다. 나는 여전히 환자를 보고, 가르치며, 세 가지 분야의 영양학 연구(비만, 암 예방과 치료, 그리고 허브 보충제)를 수행하고 있다.

나는 또한 이 책을 썼는데, 그 이유는 우리가 뭔가 변화가 필요한 미국 의학의 전환점에 있다고 생각했기 때문이다. 다음 세기의 의학은 손상이 일어난 후에 단순히 병을 치료하는 것보다는 건강 교육과 식품 공급의 변화를 통해 병을 예방하는 것을 더욱 강조해야 한다고 나는 믿는다. 많은 의학 권위자들은 병이 영양과는 전혀 관계가 없는 것으로 이야기하고 있다. 당신이 원하는 것은 무엇이든지 먹어라. 그러면 첨단 의학이 손상이 일어난 후에 병을 고쳐줄 것이라는 식의 이야기가 팽배해 있다. 나는 다른 접근 방법을 취하려고 한다. 이 책에 기술된 식사의 작은 변화만으로도 당신은 당신의 건강에 영향을 줄 수 있다. 모든 혁명은 개인으로부터 시작된다. 그리고 이번 경우에는 당신이 바로 그 주인공이 될 수 있다. 당신의 DNA를 보호하고 건강과 장수를 위협하는 일반적인 질병을 예방해 줄 수 있는 색깔을 가진 음식을 어떻게 먹는지에 대해서 배움으로써, 나와 함께 놀라운 여행을 떠나도록 하자!

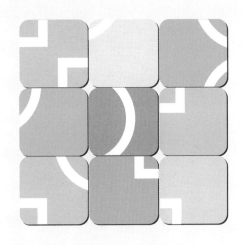

CHAPTER 1

식사에 색을 입혀라

1 어떤 색깔의 식사를 하고 있는가?

베이지색 식사의 전통이 있다. 고대 메소포타미아 지역에서는 밀과 같은 베이지색 곡식을 통해 칼로리를 섭취했다. 그러나 대가를 치러야 했다. 이집트인들은 베이지색의 곡식 중심 식사를 했고, 이집트인의 미이라가 발굴되었을 때 관절염, 당뇨, 암 등 놀라운 질병들이 발견되었다. 또한 초기의 농부들은 수렵채집인보다 키가 작았는데, 이는 수렵채집인의 다양한 색깔의 식사에 비해 그들의 곡식 중심의 식사가 영양적으로 결핍되었기 때문이다. 로마제국 시대에는 이집트에서 로마로 수출된 곡식으로 인해 하류층의 사람들이 굶주림에서 벗어날 수 있었다. 오늘날 패스트푸드가 비슷한 역할을 하고 있는 건 아닐까? 우리들은 옥수수 기름, 옥수수 녹말당(corn sugar), 그리고 옥수수로 사육한 쇠고기를 포함하는 곡식 중심의 식사를 하고 있으며, 이 모든 것은 값싸고 언제든지 구입할 수 있다. 애완동물들도 곡식 중심의 사료를 먹고 있으며, 인간과 같이 암, 당뇨와 기타 질병으로 고생하고 있다. 실험실 쥐조차도 작은 알갱이의 베이지색 사료를 먹고 나이가 들어감에 따라 높은 비율의 비만과 자연적인 종양을 나타낸다.

먹는 것은 즐거움이다. 우리는 프렌치프라이, 버거, 치즈 등의 베이지색 식품을 위해 돈을 쓴다. 이때 한 가지 문제점은 오랜 시간 동안 유제품, 가공식품, 정제 설탕, 알코올 및 담배조차 없던 저지방 식물 중심의 수렵채집인 식사를 기반으로 진화해 온 우리의 유전자가 우리가 즐겨먹는 음식들과 맞지 않는다는 것이다. 인류와 가장 근접한 동물인 침팬지와 고릴라는 색깔, 크기, 내용물과 맛이 아주 다양한 식물을 먹는다. 오늘날 뉴기니와 같은 곳에서는 여전히 8백 종류 이상의 식물을 먹는 사람들을 찾을 수 있다. 미국인들은 20종류 미만의 과일과 야채를 먹으며 대부분 하루 세 접시만을 섭취한다. 식품을 제거하는 것보다 추가하는 것이 쉬우므로 우리는 간단히 과일과 야채를 식단에 추가하여 당신의 유전자가 해를 받지 않도록 도울 계획이다.

베이지색에서 무지개 색으로

좋든 나쁘든 간에 식습관은 친숙하고 즐거운 것이며 매일의 스트레스 폭풍 속에서 우리를 방어해 준다. 삶 속에서 스트레스가 쌓이면 스트레스성 식습관에 빠져든다. 스테이크 하우스와 테이크아웃 레스토랑의 증가 그리고 친숙한 버거 프라이 패스트푸드 레스토랑의 지속적인 인기가 스트레스 해소를 위한 식습관이 점점 강하게 자리 잡고 있음을 증명해 준다. 아마도 당신은 식습관이 좋지 않다는 것을 마음 깊이 인식하고 있지만 바꾸는 방법을 모를 수 있다. 만약 당신이 건강을 증진시키기 위해 식습관을 바꾸고 싶다면, 그런 당신을 위해 명쾌한 정보를 제공하는 이 책을 읽어라. 건강에 해로운 음식을 과학적으로 해롭다는 증거가 부족하다고 해서 계속 섭취하는 것은 어리석은 일이다. 현재의 잘못된 식습관을 바꾸어야 한다는 의견에 모두가 동의할 때까지 기다릴 수는 없다. 그때면 아마도 우리 모두가 죽을지도 모른다. 지금이 바로 식습관을 바꾸거나 조절하여 건강과 장수를 최대화해야 할 시간이다.

영양학적인 지식과 인간 유전학의 흥미진진한 새로운 발견에 근거해 나는 당신에게 다음의 사실을 분명하게 말하겠다. "색깔이 다채로운 식사를 해라."

DNA와 네 가지 염기의 언어

DNA는 "DNA 염기"라는 4개의 다르지만 밀접하게 연관된 단위로 이루어진 긴 사슬의 부분으로 인체의 모든 세포 안에서 발견된다. 4개의 다른 염기인 A, T, G와 C는 생물학적인 알파벳으로, 인체는 이들을 읽어 들여 특정 단백질을 합성할 수 있다. "유전자"란 각 단백질에 대한 프로그램을 말한다. 거울이미지를 이루는 이중나선 사이를 연결하면서 각 유전자를 구성하는 염기서열을 상상해 보라. 이중나선은 풀어헤쳐질 수 있고 이들은 다른 DNA 나선의 정확한 염기서열을 결정할 수도 있다. 염기들은 짝을 이루고 있어 A는 항상 T와, G는 항상 C와 짝이 된다. 이러한 DNA 결합기의 보전과 언어적 성질로 인해 '세포 복제'라는 기적적인 일이 가능한 것이다. 새로운 생명을 탄생시키는 데 관여하는 세포들은 두 명의 다른 개인으로부터 한 가닥씩의 DNA 정보를 물려받기 때문에 아버지와 어머니 모두로부터 특성이 유전된다. "염색체"라는 23개의 서로 다른 짝들은 네 염기의 단순한 DNA 코드로 이루어진다. DNA 코드는 당신의 개인적인 유전정보를 형성하며, 그 코드를 이루는 염기는 40억 개에 달한다. 세포가 분열할 때마다(혀와 장에 있는 세포에서는 수 시간마다 한번씩) DNA는 완벽하게 풀어지고 다시 결합해야 한다. 때로 오류가 일어나지만 이후 다시 복구된다. 또한 나이가 들어가면서 DNA 손상이 축적되지만 대부분은 해가 없다. 그러나 이따금 손상으로 인해 암, 심장병, 또는 당뇨가 발생하기도 한다.

당신은 색깔 코드를 이용해 건강한 식사로서 예방적인 식품과 식이보조제를 섭취하여 이러한 DNA 손상을 최소화할 수 있다.

DNA와 유전자

DNA 정보가 번역되면 당신의 육체적, 행동적 속성들(머리카락, 손톱, 내부 장기, 뼈, 뇌, 성격, 그리고 다음 세대에 당신의 유전자를 넘겨줄 정자와 난자)을 발달시키는 발판을 마련해 준다. DNA의 90%는 단백질을 합성에 관여하지 않고 DNA가 작동하는 것을 조절하는 데 관여한다. 따라서 DNA 손상은 유전자의 발현 유무에 영향을 줄 수 있으며 가장 흔한 암을 포함하여 수많은 질병의 발생에 관여할 수 있다.

DNA 손상과 당신이 할 수 있는 것

우리 신체 안에서 DNA 손상은 어떻게 일어날까? 대답은 산소이다. 산소는 수억년 전 박테리아가 태양열을 에너지로 만드는 과정에서 대기에 나타났다. 우리가 숨쉬는 공기의 20%를 차지하는 산소는 열과 빛에 노출되면 산소 라디칼로 변한다. 산소 라디칼은 원자보다 작은 비공유 입자인 전자를 가지고 있어서 표백제와 매우 비슷하다. 이 전자는 같이 반응할 목표물을 찾아 돌아다니며 단백질, 지방, 당분과 세포 안의 DNA를 변경시킬 수 있다. 산소의 위협에 대항하여, 우리가 익히 보아온 빨간 딸기, 짙은 녹색 브로콜리, 오렌지색 당근 등과 같은 식물은 놀라운 무지개 색을 만들어 냈다.

식물의 색깔을 띤 물질들은 모두 대기 중의 산소로부터 식물을 보호해 준다. 우리 눈에 색을 띤 것으로 보이는 이유는 그것들이 가시광선을 흡수하는 화학구조를 가지고 있기 때문이다. 또한 빛을 흡수할 수 있게 해주는 화학적 특성은 당신의 DNA를 손상시키는 전자를 중화할 수 있게 해준다. 열매 맺는 식물을 메마른 토양에서 재배하면 열매와 잎에서 검은 점을 볼 수 있다. 그 검은 점은 공기 중의 산소에 의해서 식물이 그을린 증거이다. 사과를 잘라서 두면 공기에 노출된 지 1~2분 내에 갈색으로 변한다. 사과의 빨간색 껍질은 산소의 해로운 영향으로부터 사과를 보호한다. 우리가 사과의 빨간색 껍질을 먹으면, 동일한 색깔의 물질을 얻게 돼 우리의 DNA를 보호하도록 도와 줄 것이다.

식사로부터 DNA 보호

현생 인류가 진화했던 5~10만년 전에 우리는 세포 손상을 막기 위해 과일과 야채 속에 있는 색깔을 띤 물질들에 의존하게 되었다. 우리 몸에는 DNA를 보호하기 위해 비타민 C를 만드는 유전자와 같은 많은 물질을 만드는 체계가 있었지만, 고대의 식사 속에 비타민 C가 풍부하였

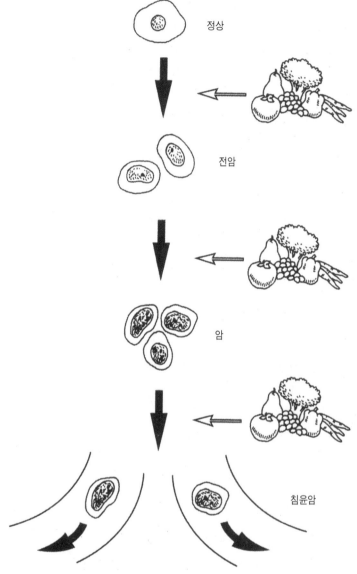

정상

전암

암

침윤암

식물성 생리활성 화학물질은 암 발생 과정을 차단한다.

던 이유로 더 이상 필요하지 않았기 때문에 진화 중에 소실되었다. 당근 속의 오렌지색과 같이 일부 색깔을 띤 물질들은 지방 안에 저장되지만, 브로콜리 속의 경우와 같이 일부 화학물질들은 세포가 DNA를 보호하는 단백질을 만들도록 자극한다. 식물성 식품에서 발견되는 보호 효과를 지니는 물질들은 대부분 분해되며 섭취한 양의 20%만이 소변에서 검출된다. 그러나 분해 과정에서 이러한 식물성 생리활성 영양소(phytonutrients)들은 DNA가 식사나 세포로부터 유래한 몇몇 독소와 이들 식물 영양소 모두를 분해하는 "효소"라는 특정한 단백질을 만들도록 DNA에게 신호를 보내준다. 당신도 상상할 수 있듯이 특정 과일이나 야채 속의 식물 영양소들은 자기들과 공통된 화학구조를 지닌 특정 독소들만을 해독한다.

따라서 가능한 한 다양한 종류의 식물성 식품을 섭취하는 것이 중요하다. 또한 식물 영양소들을 분해하기 위해서 진화된 이러한 효소들은 아스피린에서 가장 강력한 항생제까지 약물 속에 있는 화학물질들로부터 우리 몸을 보호해 준다. 가장 광범위하게 처방되는 콜레스테롤 저하제를 복용할 때 자몽 주스를 마시면 약물이 체내에서 분해되는 과정에 영향을 미치는 예가 있다. 3일간 자몽 주스를 마시면 통상 용량으로 복용한 이 약물의 혈중 농도는 2배 높게 측정된다. 소장의 표면에는 자몽 주스에 의해 생성이 억제되는 효소가 있다. 이렇게 자몽 주스에 함유된 화학물질과 유전자 간 상호작용의 예를 통해 식사가 얼마나 강력하게 몸의 효소계에 영향을 미치는지 알 수 있다. 뒤에 언급될 많은 다른 예들이 있지만, 요점은 이러한 효소 변화가 또한 식사와 환경의 화학물질

23

들로부터 인체를 보호할 수 있다는 것이다.

DNA 손상과 흔한 질병

나이가 들어가면서 DNA 보호 장치의 효율성은 떨어지고 세포 내에서 더 많은 산소가 생성되어 DNA 손상의 축적과 유전자 내의 몇몇 변화들로 심질환, 암, 그리고 알츠하이머병에 걸리게 된다. 또한 미국인 3명 중 1명 꼴로 발생하는 비만이 DNA에 대한 산소 손상을 촉진한다. 다행히도 당신은 DNA를 보호하는 쪽으로 식사를 바꿀 수 있다.

세계적으로 얻을 수 있는 교훈들

세계 도처에서 이루어진 연구들을 통해 당신의 식사 내용을 바꿔 줄 과학적인 정보가 있다. 그것은 다음과 같다.

- 매일 450그램의 과일과 야채를 먹는 나라에서는 흔한 형태의 암 위험도가 50퍼센트 감소한다.
- 노화에 따른 질환인 심장병, 당뇨, 그리고 유방암, 전립선암과 같은 많은 흔한 암들은 사실상 모두 DNA 손상의 결과이며, 이는 과일과 야채 속에 있는 물질들로 예방할 수 있다.
- 전체 암의 80~90퍼센트는 유전되는 것이 아니라 평생 축적된 손상으로 인해 발생하는 DNA의 결함에서 비롯된다. 이러한 손상은 과일과 야채의 섭취를 증가시켜 예방할 수 있다.
- 과식과 비만("diabesity"로 부름)은 전체 당뇨의 90퍼센트 이상과 연관되고 향후 10년간 전체 심장병 사망의 70~80퍼센트를 차지

24

할 수 있다.

- 일반적으로 DNA 손상은 정상적인 세포 과정의 일부로 생성되는 과량의 산소 라디칼에 기인하나, 나이가 들면서 산소 라디칼이 더 많이 생성되어 알츠하이머병, 기타 뇌질환, 그리고 노화 과정 자체에 관여한다.

- 인체는 다양한 방법으로 DNA를 보호하려 시도하지만 나이가 들면서 이러한 보호는 실패하게 된다.

- 인체는 일생동안 자연적인 DNA 방어기전을 보완하기 위해서 식물성 식품에서 발견되는 화학물질에 의존하고 나이가 들어가면서 그 중요성은 더욱 커진다.

- 다행히도 당신이 할 수 있는 무언가가 있다.

DNA 코드와 과일 및 야채에 대한 색깔 코드

우리의 DNA 코드는 5만년 전에 만들어 졌으며, 따라서 버거, 프라이, 칩, 그리고 피자와 같은 현재의 식사를 예상할 수 없었다. 현대의 식사와 오래 전에 결정된 DNA 간의 불균형을 통해 흔한 주요 질병의 대부분을 설명할 수 있다.

보통 베이지색/흰색의 식사는 너무 많은 칼로리를 제공하게 되며, 따라서 미국인의 절반이 과체중인 상황이다. 이는 탄수화물이 비만을 일으킨다고 주장해 온 식이관이 진실임을 말해주는 예라 할 수 있다. 또한 과식을 함으로써 세포가 더 빠르게 성장하도록 신호를 전달하게 돼 DNA의 손상 가능성이 증가되는데, 특히 과식에 따른 DNA 손상의 자연적인 증가를 억제하는 과일과 채소를 너무 적게 먹을 경우에 DNA 손상의 가능성은 높아진다. 아울러 지방세포는 염증을 일으키는 물질을 방출하고 동맥경화와 흔한 형태의 암을 유발하는 과정에서 중요한 역할을 담당한다. 과일과 야채에 함유된 물질들이 이러한 지방세포 신호에 의한 염증을 억제할 수 있다.

색깔 코드는 잃어버렸던 식사를 통해서 세포와 세포 안의 유전자를 보호하고 최적화하는 방법을 복원해 줄 것이다.

식사를 재구성하여 과식을 조절하라

대부분의 경우 당신이 의도하지 않은 과식을 하게 되는 이유는 미각을 자극하기 위해 설탕과 기름이 뿌려진 음식을 먹기 때문이다. 당신에게 맛을 유지하면서 여분의 기름과 설탕을 제거하는 방법을 소개하겠다. 설탕과 기름을 완전히 피할 수는 없을 것이다. 이 두 가지 성분은 모두 과일과 야채 속에 조금씩은 존재한다. 그러나 설탕과 기름이 불필요하게 많이 첨가된 가공 스낵 식품을 건강에 좋은 과일과 야채로 바꿀 수 있다.

단순히 음식으로부터 설탕과 기름을 빼는 것으로는 부족하다. 당신은 적절한 종류의 단백질을 충분히 섭취할 필요가 있다. 콩 단백질이 적어도 일일 총 단백질 섭취량의 절반은 되어야 한다. 그리고 매 식사마다 단백질을 섭취해 줄 필요가 있다. 베이글 하나와 커피 한 잔은 건강한 아침 식단이 아니다. 건강에 좋은 고섬유 콩 시리얼 또는 콩 단백질 셰이크와 과일을 아침식사로 하고, 콩고기 대용식품, 닭이나 칠면조 흰 살코기, 바다 생선, 또는 새우, 조개 관자, 바닷가재와 같은 해산물 등 저지방 단백질을 85~170그램 정도 점심과 저녁에 먹을 수 있다. 점심과 저녁 식사에는 색깔 코드를 이용하여 특정한 과일과 야채를 고를 수 있다. 체형이 큰 남자라면 오후 중에 추가로 콩 셰이크가 필요할 지도 모른다. 체형이 작은 여자라면 오후 간식(셰이크) 없이 점심과 저녁에 85그램의 단백질을 먹을 수 있다.

색깔 코드를 이용하여 식사에 색을 입혀라

이제 지방과 설탕을 제거하고 단백질을 첨가했다면, 새로운 식사의 핵심요소로 다채로운 무지개 색상의 과일과 야채가 필요하다. 우리는 모두 과일과 야채가 몸에 좋다는 것을 알고 있기에 새로울 것이 없다. 새로운 것은 이들을 특정 화학물질에 근거한 색깔에 따라 빨간색, 빨간색/자주색, 오렌지색, 오렌지색/노란색, 녹색, 노란색/녹색, 그리고 흰색/녹색으로 분류할 수 있다는 점이다. 가시광선 영역에서 빛을 흡수하여 다양한 색깔을 창조하는 이러한 화학물질은 "식물성 생리활성 영양소"(phytonutrient) 또는 "식물성 생리활성 화학물질"(phytochemical)로 불리며, 각각의 색을 띤 물질은 서로 달리 작용해 유전자와 DNA를 보호한다. 매일 일곱 가지 색깔 코드 그룹의 과일과 야채를 각각 섭취함으로써 국립암연구소(NCI) 등 많은 정부기관의 권장량인 하루 5~9 접시의 과일과 야채를 섭취할 수 있을 것이다.

더 나아가 DNA를 보호하기 위해서 인체가 필요로 하는 물질을 섭취해야 하는데, 과일과 야채 속의 물질들이 모두 동일한 것은 아니다. 서로 다른 색깔은 서로 다른 역할을 의미하나, 색깔 코드 전체를 통해 존재하는 "플라보노이드"(flavonoid, 플라본을 기본 구조로 하는 노란색 식물 색소의 총칭)란 일련의 화합물은 하루 1그램까지 얻을 수 있다. 이러한 양은 단지 비타민만으로는 얻을 수 없는 수준이다. 나는 식사에 적절한 양의 비타민을 보충제로 사용하는 것에 반대하지 않는다. 다만, 그것이 건강하지 못한 식사를 계속하는 핑계가 될 수는 없다.

유전자와 식사: 왜 당신은 위험한가?

우리 모두는 같지 않다. 일부는 술을 마시고 담배를 피우며 뚜렷한 해가 없으면 원하는 무엇이든 먹을 것이다. 이 책을 통해 당신은 인간 유전학에 대해서 더 많이 배울 것이고 왜 미국적인 식사로부터 해를 받을 수밖에 없는지 알게 될 것이다. 지구상에 인간이 출현한 이래 대부분에 걸쳐 음식은 희귀했다. 칼로리를 충분히 섭취할 수 있는 유일한 길은 다량의 식물성 식품을 먹는 것이었다. 지구상의 어떤 곳에서는 여전히 다양한 무지개 색상의 식물성 식사를 하고 있다. 우리는 굶어 죽지 않기 위해서 칼로리를 보존하는 유전자를 갖도록 진화했고 고대의 식사 속에 있는 과량의 식물 영양소를 체외로 제거할 수 있도록 진화했다. 아직도 이런 식의 수렵채집인 식사를 하고 있는 사람들은 오늘날 흔한 비만, 심장병, 당뇨, 암, 고혈압, 위산과다 등으로 고생하지 않는다. 그러나 당신이 가장 흔한 유전자들을 가지고 있다면, 이러한 문명병에 걸리기 쉬울 것이다.

식사에 색을 입히기 위한 지침

이 책을 통해서 당신은 DNA 손상을 방지하기 위해 간단히 식사를 어떻게 바꿀 것인지를 배우게 된다.

- 간단한 색깔 코드 체계를 사용하여 부드러운 전분 식품을 다양한 색깔의 과일과 야채로 대체하라.
- 식물성 기름이 감춰져 있고 정제된 설탕이 첨가되어 있는 식품을 섬유질이 풍부하고 포만감을 주는 건강에 좋고 매우 맛있는 식품으로 대체하라.
- 근육량을 유지하고 배고파서 건강에 나쁜 고지방/고단백 식사를 하지 않도록 하기 위해서 매 식사마다 단백질을 충분히 섭취하라.
- 콩 단백질과 녹차가 DNA 손상을 막는 기전을 알자.
- 어떤 비타민, 미네랄과 식이 보조제가 DNA를 보호하는지 배워라.

운동과 명상을 포함하는 건강한 생활습관 속에서 위에서 언급한 것을 모두 합친다면, 노화, 알츠하이머병, 암, 당뇨, 그리고 심장병을 일으키는 DNA 손상을 감소시킬 것이다.

미국식 생활방식과 식품이 전 세계로 확산되면서 비만과 암이 유행처럼 발생하고 있다. 식사와 생활습관이 어떻게 이러한 흔한 질환을 일으킬 수 있는지 우리가 완전히 이해하는 데는 수십년이 걸릴테지만, 현재의 정보만으로도 당신의 식사를 당신 유전자의 발달에 영향을 미친 상황과 균형을 이루도록 되돌려 당신의 DNA를 보호하기에 충분하다.

다음 장에서는 당신 자신의 '색깔 코드 다이어트'를 계획할 것이다.

2 식사에 색을 입히기

색깔 있는 식사를 설계하는 열쇠는 아래에 나열된 일곱 가지 서로 다른 색깔 그룹에서 다양한 과일과 채소를 식사-운동 프로그램에 따라 알맞게 선택하는 것이다. 첫 번째 단계는 당신이 얼마나 많은 칼로리를 필요로 하는지 알아보는 것이다. 소비하는 것보다 많은 칼로리를 섭취한다면, 당신은 살이 찌고 DNA를 보호해 주는 물질이 고갈될 것이다. 왜냐하면 칼로리 과다 상태에서는 인체가 세포에게 더 빨리 증식하도록 메시지를 보내기 때문이다. 세포의 과다생성은 이러한 과정에서 발생하는 DNA 손상과 합쳐져서 심장병, 흔한 형태의 암, 알츠하이머병, 그리고 조기 노화로 끝을 맺을 수 있는 긴 여정의 시작이다.

몸에 맞는 칼로리 섭취

당신은 음식 섭취량과 운동량을 비교함으로써 칼로리 균형이 어긋나지 않게 할 수 있다. 살이 찌고 있다면 당신은 매일 연소하는 양보다 너무 많은 칼로리를 섭취하고 있다는 것이다. 당신이 보통의 미국식 식사에서 색깔 코드 식사로 바꾼다면 일단 체중이 몇 킬로그램 빠질 것이다. 왜냐하면 과일과 야채는 정제된 밀가루로 만든 빵, 케이크와 패스트리보다 칼로리가 더 적기 때문이다. 당신이 섭취해야 할 적절한 칼로리량을 잘 계산해 보려면 [부록 1]을 참조하라. 그러면 제지방량(lean body mass, LBM)을 측정하고 하루 31칼로리를 연소하는 제지방량 1 킬로그램을 기준으로 당신의 기초 칼로리 필요량을 계산할 수 있다.

몸에 맞는 단백질 섭취

당신의 제지방량(LBM)은 전체 체중에서 체지방의 무게를 뺀 값이다. 체지방은 식이 단백질을 많이 필요로 하지 않지만 제지방량은 450 그램 당 매일 1그램의 단백질을 필요로 한다. 따라서 단백질을 충분히 섭취하지 않으면 당신의 근육에서 단백질이 빠져나갈 것이다. 초저지방 식이가 인기를 끌었던 과거 수십년 동안, 파스타와 다른 정제된 탄수화물이 식사의 대부분을 차지함에 따라 단백질이 제거되거나 심각하게 감소되는 과오가 일어났다.

당신은 내가 보았던 수많은 여성이 베이글과 커피로 아침식사를 하고, 고기가 없는 샐러드로 점심을 먹으며, 고기 없는 파스타로 저녁을 먹었다는 얘기를 들으면 놀랄 것이다. 그들은 매우 날씬했으나, 체지방을 측정했을 때 실은 지방이 많았다. 그들은 항상 굶주려 있었고, 너무 칼로리를 제한했기에 신체에 기본적으로 요구되는 칼로리량을 충족시키지 못했다. 단백질은 식사 사이의 식욕을 채워 주므로 매일의 필요 총량에 이르도록 매 끼니마다 단백질을 섭취해야 한다. 일부 인기 있는

다이어트 책들이 권장하듯이 당신은 필요로 하는 단백질을 얻기 위하여 치즈, 스테이크, 버거, 그리고 최상급 갈비를 먹을 필요는 없다. 당신은 닭이나 칠면조의 흰 살코기, 다양한 생선과 기타 해산물, 그리고 100% 콩 음료에서 추출한 콩 단백질이나 콩고기 대용식품을 먹음으로써 지방 없이 필요로 하는 단백질량을 충족시킬 수 있다. 매 식사마다 단백질을 섭취하라. 여성이라면 매 식사마다 대략 85그램을, 남성이라면 170그램을 섭취하라.

지방 섭취의 조절

당신은 먹고 있는 지방의 양에 대해서 잘 모르기 쉽다. 어느 뷔페나 샐러드 바에서도 단순히 샐러드에 사우전드 아일랜드, 이탈리안, 프렌치 또는 러시안 드레싱을 잔뜩 얹어 과일과 야채가 풍부한 고지방, 고섬유 식사를 할 수 있다. 당신은 차이니즈 치킨 샐러드가 1,000칼로리를 상회한다는 사실을 아는가? 이러한 다양한 국적의 샐러드드레싱은 모두 한 가지 공통점을 가지고 있는데, 그것은 당신에게 원치 않는 지방을 수 킬로그램 추가할 정도로 칼로리가 만만치 않다는 점이다. 짙은 녹색의 잎이 무성한 상추, 녹색 및 빨간색 피망, 버섯, 양파와 토마토로 만든 샐러드에 맛을 내기 위해 발사믹 식초, 와인 식초, 또는 레몬을 사용해라. 당신이 테이블스푼 당 140칼로리의 여유가 있다면, 엑스트라 버진 올리브유 또는 아보카도를 약간 첨가하여 샐러드의 맛을 올리면 더 좋다. 올리브유와 아보카도는 대부분의 샐러드드레싱에 포함된 수소첨가(hydrogenated) 및 다중불포화(polyunsaturated) 식물성 기름

2. 식사에 색을 입히기

이 아니라 건강에 유익한 단일불포화(monounsaturated) 지방산을 함유하고 있다.

과일과 야채 그리고 향신료: 정원 약국

고대 인간은 생존에 필요한 열량을 얻기 위해 저지방, 고섬유의 과일과 채소를 몇 킬로그램 먹어야 했었지만, 현대 인간은 불필요하게 너무 많이 먹는다. 한줌의 땅콩, 칩, 쿠키 등 스낵이 다양한 야채 2컵보다 더 많은 칼로리를 제공하고 있으며, 우리는 부엌에서 소파까지 이동하면서 그 많은 칼로리를 다 사용하지 못한다.

모든 과일과 야채의 특성이 똑같지는 않다. 각각의 과일과 야채는 인체에 서로 다른 독특한 효과를 지니는 물질들을 제공하는 독특한 특성을 지니고 있다. 예를 들면, 토마토와 토마토를 가공한 제품에 함유된 라이코펜(lycopene)은 남성의 전립선에 집중된다. 그러나 시금치, 옥수수와 기타 노란색 또는 녹색 잎채소에서 발견되는 루테인(lutein)과 제아크산틴(zeaxanthin)은 망막과 수정체에 집중되어 백내장과 황반변성의 위험을 낮추는 것과 연관되어 있다. 따라서 단순히 하루에 다섯 접시의 과일과 야채를 먹는다고 해서 서로 다른 장기에서 유전자의 대사과정을 자극하기 위해 필요한 서로 다른 물질을 충분히 먹고 있다는 것을 보증해 주지 못한다. 당신의 식사에 대한 전반적 영양 분석에서 그 내용을 이루는 음식의 종류는 대부분 식물성 식품으로부터 오는 유익한 화학물질에 대단한 영향을 끼친다.

나는 종종 환자로부터 "한 접시"(a serving)의 의미에 대해서 질문을

34

받곤 한다. 한 접시는 대략 요리된 야채나 과일 1/2컵 또는 생야채나 생과일 1컵을 뜻한다. 당신이 다양한 색깔 그룹의 과일과 야채를 색깔 코드에 따라서 매일 일곱 접시 또는 그 이상 먹게 되길 바란다.

과일과 야채에 대한 색깔 코드 시스템

채식동물은 식용 식물을 구분하는 표시로 자연스럽게 색깔을 사용한다. 과일과 야채가 익어가면서 변화하는 색상으로 그들이 맛과 영양가 면에서 최고의 시기에 있음을 알게 된다. 많은 식물성 생리활성 영양소는 사실 익은 과일과 야채에 독특한 색을 갖도록 해주는 색소 분자이다.

카로티노이드(carotenoid)는 가시광선을 흡수하는 화학물질이다. 따라서 당근은 오렌지색, 토마토는 빨간색, 그리고 마리골드(marigold, 천수국·만수국의 노란색 꽃을 피우는 식물)는 노란색을 띤다. 대략 700종의 서로 다른 카로티노이드가 식물과 동물로부터 분리되었다. 이 중 50~60종이 현재의 대표적인 식사에 존재한다. 이러한 카로티노이드는 종종 체내 소장에서 혈류로 흡수되는 과정에서 분해된다. 그들은 특정 조직과 장기로 이동해 거기서 DNA에 해를 주는 산소 손상을 예방하는 것으로 입증됐다.

식물성 식품의 색깔은 건강을 증진시키는 방법에 대해 많은 것을 알려 주므로, 나는 당신의 식사에 더 많은 다양성을 부여하고자 색깔 코드 시스템을 개발했다. 서로 다른 색깔은 서로 다른 식물 화학물질을 나타내고 이러한 물질은 각각 인체에 서로 다른 효과를 가져 오기 때문에 색깔의 다양성이 중요하다.

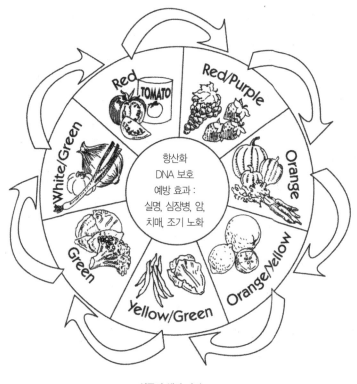

항산화
DNA 보호
예방 효과 :
실명, 심장병, 암,
치매, 조기 노화

식품의 색깔 바퀴

　빨간색 그룹에는 토마토, 핑크색 자몽, 수박 등이 있으며 모두 라이코펜을 함유한다. 라이코펜은 생것 토마토보다 요리된 토마토 제품과 주스에서 더 많이 얻을 수 있으며, 이러한 제품이 우리의 식사에서 라이코펜의 주된 공급원이다. 따라서 파스타 소스, 토마토 수프, 토마토 주스, 케첩 등으로 빨간색을 추가하길 바란다.

　빨간색/자주색 그룹은 포도, 적포도주, 포도 주스, 서양자두, 크랜베리, 블루베리, 블랙베리, 딸기, 붉은 사과 등을 포함한다. 이들 식품은 혈전 형성을 억제함으로써 심장병에 유익한 효과를 보이는 강력한 항산화제 안토시아닌(anthocyanin)을 함유한다.

오렌지색 그룹에는 당근, 망고, 살구, 캔털루프(cantaloupe, 그물 멜론), 호박(pumpkin, acorn squash, winter squash 등), 고구마 등이 있다. 이들은 알파 및 베타카로틴(alpha- and beta-carotene)을 함유한다. 이 그룹의 당근은 미국 식사에서 알파 및 베타카로틴의 절반을 제공해, 토마토 제품처럼 중요한 역할을 한다.

오렌지색/노란색 그룹은 오렌지 주스, 오렌지, 탠저린(tangerine, 서양 감귤), 복숭아, 파파야, 승도복숭아 등으로 이루어진다. 이들은 보통의 미국인이 하루에 섭취하는 카로티노이드의 총량인 6mg 중에서 오직 0.03mg을 차지하는 미량의 카로티노이드인 베타크립토크산틴(beta-cryptoxanthin)을 함유한다. 실제적으로는 베타크립토크산틴의 87%를 오렌지 주스, 오렌지와 탠저린으로부터 얻는다. 소량으로 베타크립토크산틴을 제공하는 기타 과일로는 복숭아, 파파야, 승도복숭아 등이 있다. 이러한 과일들은 명백히 기타 유익한 혜택을 나타내며, 주로 당신의 식사를 다양화하기 위해 사용되는 독립된 그룹이다.

노란색/녹색 그룹에는 시금치, 콜라드(collard, 케일의 일종), 겨자, 순무 잎(turnip green), 노란 옥수수, 녹색 완두콩, 아보카도, 허니듀 멜론 등이 있다. 이들은 루테인과 제아크산틴을 함유한다. 이러한 카로티노이드는 눈에 집중되어 눈 건강에 기여한다. 적게 섭취했을 경우에는 백내장 및 미국에서 예방 가능한 실명의 주요 원인인 노인황반변성과 연관이 있다.

녹색 그룹은 브로콜리, 브루셀 스프라우트(Brussels sprout, 싹눈양배추), 양배추, 청경채(bok choi, Chinese cabbage), 케일 등을 포함한다. 이들은 체내의 발암성 화학물질을 분해하는 효소를 생산하도록 간에 있는 유전자를 자극하는 설포라판(sulforaphane), 이소티오시아네이트(isothiocyanate)와 인돌(indole)을 함유한다.

흰색/녹색 그룹은 마늘, 양파, 셀러리, 배, 백포도주, 꽃상추(endive), 골파(chive) 등으로 이루어진다. 양파과 식물들은 항암 효과가 있다고 알려진 알리신(allicin)을 함유한다. 이 그룹의 식품은 또한 케르세틴(quercetin), 캠페롤(kaempferol)과 같은 플라보노이드의 풍부한 공급원이다. 과일과 야채에 함유된 모든 항산화제 중에서도 우리가 매일 1g에 이를 정도로 가장 많이 섭취하는 것이 플라보노이드이다. 플라보노이드의 화학구조는 다양하며, 내 연구소에는 소변 속 분해산물을 근거로 섭취된 플라보노이드를 측정하는 방법을 개발하는 연구자들이 있다.

식이 계획을 한 줄로 말할 수 없는 이유

식사에 대해 생각해 볼 때, 당신은 단순히 음식을 탄수화물, 단백질 및 지방 식품으로 분류하기보다는 음식 전체를 살펴보는 것이 중요하다. 우리는 이러한 영양소들이 함유된 식품을 먹는다. 대부분의 야채와 단백질 식품은 지방을 포함하고 있으며, 모든 야채와 과일은 어느 정도의 당분과 약간의 단백질 및 지방을 함유하고 있다. 식사에서 지방이나 당분을 모두 제외하는 것은 불가능하나, 당신은 선택하는 식품을 조절할 수 있다.

　단백질, 탄수화물 및 지방 식품 각각에는 바람직하거나 바람직하지 않은 것이 있다. 당신의 식사에서 이러한 식품들 중 어느 하나를 없애는 것은 실용적이지 않으나, 그러한 식품들을 아무런 구분 없이 일괄하여 취급하는 것은 실수이다. 당신은 바람직한 선택을 통해 비만과 과다 영양을 피하고 과일과 야채 속의 식물성 생리활성 화학물질을 충분히 섭취함으로써 DNA를 보호할 수 있다.

바람직한 식품과 바람직하지 않은 식품의 예

	바람직하지 않은 식품	바람직한 식품
단백질	젤라틴 고지방 붉은 고기 전란(whole egg) 양식 연어/송어 참치, 새우	콩 흰 살코기 계란 흰자
탄수화물	설탕, 파스타 흰빵 케이크, 패스트리 스낵 크래커	과일, 야채 통곡(whole grain) 고온공기로 뻥튀긴 팝콘(air-popped corn)
지방	경화 콩기름(hydrogenated soy oil) 옥수수기름 면화씨기름 홍화기름(safflower oil) 마가린, 마요네즈, 버터	올리브기름 아보카도기름

앞의 표에서 바람직하지 않은 식품을 섭취해도 해를 입지는 않는다. 그러나 그러한 식품은 쓸모없는 식품(junk food)이다. 당신의 건강을 증진시키지 못하는 식품이 많으며, 이런 것들을 규칙적인 식사의 기본으로 삼아서는 안 된다. 당신이 쓸모없는 식품들만 먹는다면 엉터리 식사(junk diet)를 피하기 어려워진다.

당신이 고르는 음식이 당신이 먹는 음식이다

오늘날 우리가 음식을 고르는 기준은 수백만년에 걸쳐 인간이 발전시킨 주의 깊은 선택 과정에 있기보다는 맛, 가격과 편의에 있다. 나무에 달렸던 달콤한 과일을 지금은 감미료, 소금 및 기름으로 가공된 저섬유 스낵 식품으로 채워진 판지 상자가 대신하고 이러한 상자에는 건강에 좋다는 문구가 적혀 있다. 요즈음은 치즈 스낵 크래커가 칼슘의 좋은 공급원이라고 한다. 고대에는 식사 속에 칼슘이 많이 들어 있었기 때문에(대략 1,600mg) 인체는 칼슘을 흡수하는 데 비효율적으로 진화하였다. 오늘날 골 소실을 막기 위해서는 칼슘 보조제가 필요하다.

한때 과일과 야채로부터 섭취했다가 지금은 더 이상 식사를 통해 얻을 수 없는 기타 화학물질의 예도 많다. 비타민 C는 과일과 야채를 먹음으로써 식사를 통해 쉽게 얻는다. 그래서 주로 과일을 먹지 않는 다른 많은 종과 달리, 인간은 비타민 C를 생성하는 유전자를 상실했다. 음식에 함유된 다른 화학물질들의 경우, 일부는 체내에서 만들어지고 일부는 식사를 통해 섭취한다. 이러한 식물성 생리활성 화학물질들은 최적의 건강을 위해서 비타민만큼 중요하며 다양한 종류의 과일과 야채를 통해 얻는 것이 최상이다.

일단 당신이 필요한 과일과 야채 그리고 충분한 단백질을 얻었다면, 열량의 나머지는 탄수화물과 지방으로부터 얻을 수 있다. 통곡(whole grain) 시리얼과 빵은 정제된 탄수화물 식품보다 좋으며 많은 양을 섭취하지 않아도 포만감을 느끼기 쉽다. 또한 통곡은 장의 기능을 향상시키고 그 안의 몇몇 성분은 DNA를 보호해 건강에 유익하다.

색깔 코드 식이 계획

여성과 남성을 위한 몇 가지 간단한 색깔 코드 식이 계획의 예를 제시한다. 당신이 체격이 작은 남자이거나 키가 큰 여자라면 당신의 체중을 유지하기 위해서 필요한 열량을 얻기 위해 상대편 성의 식사로 바꾸어야 한다.

여성용 식이 계획은 매일 대략 1,200에서 1,400칼로리를 포함한다. 남성의 경우는 열량을 더 많이 필요로 해, 매일 대략 1,800에서 2,000칼로리가 요구된다. 대부분의 남성과 일부 키가 크거나 체격이 큰 여성은 더 많은 칼로리가 포함된 식이 계획을 이용해야 할 것이다. 다음에 제시한 두 가지 예의 식이 계획은 다음과 같은 공통점을 지닌다.

1. 매일의 식사는 색깔 코드 시스템의 일곱 가지 색깔 그룹 각각의 음식으로 구성된다.
2. 매 끼니마다 단백질을 포함하며, 매일 식사에 약간의 콩 단백질이 포함되도록 하였다.

41

3. 섬유질을 얻기 위해서 통곡을 포함하며, 식사 계획의 총 열량 제한 내에서 필요에 따라 맛을 돋우는 음식을 포함시켰다.

다음은 1주일분의 색깔 코드 식이 계획으로, 각 색깔 그룹을 표기해 매일 일곱 접시의 과일과 야채를 섭취하는 것이 얼마나 쉬운지 알 수 있도록 했다. 식사 계획에서 짙은 서체로 표시한 음식에 대한 조리법은 제3장에 나와 있다.

첫째 날

아침

오렌지-바나나-딸기 콩단백 셰이크(오렌지색/노란색; 빨간색/자주색) (84페이지 조리법 참조)

점심

닭 가슴살 일곱 색깔 샐러드(모든 색깔) (85페이지 조리법 참조)

간식

중간 크기의 캔털루프(그물 멜론) 1/2개(오렌지색)

저녁

새우, 두부와 브로콜리 복음(녹색; 흰색/녹색) (86페이지 조리법 참조)
현미밥 1/2컵

간식

승도복숭아 큰 것 1개(오렌지색/노란색)

둘째 날

아침

과일을 곁들인 콩 너깃 시리얼

콩 너깃 시리얼 1/2컵

무지방 우유 1컵

신선한 블루베리 1컵(빨간색/자주색)

점심

참치 니스식(Niçoise) 샐러드(노란색/녹색; 빨간색; 오렌지색/노란색) (88페이지 조리법 참조)

간식

신선한 오렌지 1개(오렌지색/노란색)

저녁

토마토-콩 비스크(bisque)(흰색/녹색; 오렌지색; 빨간색) (89페이지 조리법 참조)

발사믹 식초와 타임(thyme)으로 팬에 구운 대구 (91페이지 조리법 참조)

살짝 튀긴 근대(녹색) (92페이지 조리법 참조)

통밀 쿠스쿠스(couscous)

포장 설명에 따라 요리된 것으로 1/2컵

신선한 망고 1/2개에 라임 즙을 뿌린 것(오렌지색)

셋째 날

오트밀과 계란

조리한 오트밀 1컵과 두유 1컵을 섞고 시나몬을 뿌린다.

계란 흰자 4개에 양파, 골파, 신선한 허브와 섞어 스크램블드에그로 만든다(흰색/녹색).

신선한 오렌지 주스 2/3컵(오렌지색/노란색)

오픈페이스(open-face, 윗쪽 빵이 없는) 칠면조/아보카도 샌드위치

통곡 빵 1조각

구운 칠면조 가슴살 85그램

신선한 아보카도 1/4개(노란색/녹색)

토마토 1조각(빨간색)

디종풍(Dijon-style) 겨자

잘게 썬 야채 샐러드(모든 색깔) (93페이지 조리법 참조)

신선한 블랙베리 1컵(빨간색/자주색)

콩고기 소스를 얹은 통밀 파스타(빨간색; 흰색/녹색; 오렌지색; 노란색/녹색) (95페이지 조리법 참조)

야채 샐러드

레몬/마늘 드레싱을 뿌린 모듬 야채(노란색/녹색)

신선한 박하를 뿌린 캔털루프 볼 1컵(오렌지색)

넷째 날

구운 통곡 잉글리시 머핀 1/2개에 무지방 코티지 치즈 3/4컵을 얹고 시나몬을 뿌린다.

콩 캐나다 베이컨 3조각

주사위 꼴로 썬 파인애플 1컵(오렌지색/노란색)

점심

통곡 빵에 얹은 베지 버거(veggie burger, 고기를 안 쓴 버거)

양배추와 피망을 잘게 썰어 만든 샐러드(slaw)(녹색; 노란색/녹색)
(97페이지 조리법 참조)

간식

신선한 딸기 1.5컵(빨간색/자주색)

저녁

넙치와 야채 케밥(kabob)(노란색/녹색; 빨간색; 흰색/녹색) (99페이
지 조리법 참조)

빻은 밀(cracked wheat) 필라프(pilaf, 볶음밥의 일종)

신선한 꼬마 당근들을 현미 식초 및 신선한 딜(dill, 허브의 일종)과
함께 찐다(오렌지색).

간식

중간 크기의 붉은 배 1개를 육두구(nutmeg) 및 정향(clove)과 함께
데친다(빨간색/자주색).

다섯째 날

아침

브렉퍼스트 부리토(breakfast burrito)(빨간색; 노란색/녹색; 흰색/녹색) (101페이지 조리법 참조)

파파야 큰 것 1/2개에 라임 즙을 뿌린 것(오렌지색/노란색)

점심

치킨과 현미밥(녹색; 오렌지색; 흰색/녹색) (103페이지 조리법 참조)

간식

모듬 베리(berries) 1.5컵(빨간색/자주색)

저녁

양념한 생선 스튜(빨간색; 노란색/녹색; 흰색/녹색) (105페이지 조리법 참조)

버무린 야채 샐러드(노란색/녹색)

간식

키위 큰 것 1개를 주사위 꼴로 썰고 라즈베리 한줌을 곁들인다(노란색/녹색).

여섯째 날

아침

시금치, 양파, 버섯, 토마토와 여러 허브를 넣어 만든 계란 흰자 오믈렛(흰색/녹색; 노란색/녹색; 빨간색) (106페이지 조리법 참조)

통곡 빵 1조각

캔털루프 중간 크기로 1/2개(오렌지색/노란색)

점심

피타 포켓(pita pocket) 참치 샌드위치(오렌지색; 노란색/녹색; 빨간색) (108페이지 조리법 참조)

혼합 야채 주스 1컵(빨간색)

간식

바나나 작은 것 1개

저녁

새콤달콤한 양배추 쌈(녹색; 빨간색; 흰색/녹색) (109페이지 조리법 참조)

절인 오이 샐러드(흰색/녹색) (111페이지 조리법 참조)

4온스 글라스의 적포도주(빨간색/자주색)

일곱째 날

신선한 과일과 요구르트를 얹은 아이스크림선디(sundae)

플레인 요구르트 1컵을 붓고 베리, 복숭아와 파인애플로 된 과일 샐러드(빨간색/자주색, 오렌지색/노란색)를 얹은 다음, 시나몬, 꿀과 아삭아삭한 콩 시리얼을 뿌린다.

통곡 토스트 1조각

발사믹 비네그렛(vinaigrette) 드레싱을 뿌린 셰프 샐러드(chef's salad)(노란색/녹색; 빨간색) (113페이지 조리법 참조)

통곡 호밀 크래커 3개

콩단백 셰이크

두유 1컵

냉동 바나나 1/2개

꿀 2티스푼

냉동 딸기 한줌(빨간색/자주색)

믹서에 넣고 함께 섞는다.

바비큐 디너

바비큐 소스로 구운 닭 가슴살 85그램

찌거나 구운 노란 옥수수 1자루(노란색/녹색)

브로콜리, 시금치와 당근을 쪄 레몬과 마늘로 양념한 것 2컵

　　(녹색; 노란색/녹색; 오렌지색; 흰색/녹색)

주사위 꼴로 썬 수박 1컵(빨간색)

첫째 날

아침

오렌지-바나나-딸기 콩단백 셰이크(오렌지색/노란색; 빨간색/자주색) (84페이지 조리법 참조)

통곡 토스트 1조각

점심

닭 가슴살 일곱 색깔 샐러드(모든 색깔) (85페이지 조리법 참조)

간식

즉석 피자 스낵

구운 통곡 잉글리시 머핀 1개 위에 다음 재료들을 얹는다.

준비된 피자 소스

약간의 콩 베이컨 혹은 햄

잘게 썬 무지방 모짜렐라 치즈

뜨거워질 때까지 굽는다.

저녁

새우, 두부와 브로콜리 볶음(녹색; 흰색/녹색) (86페이지 조리법 참조)

현미밥 1컵

간식

후르츠 볼(fruit bowl)

승도복숭아 큰 것 1개, 주사위 꼴로 썬 것(오렌지색/노란색)

신선한 캔털루프 중간 크기로 1/2개, 주사위 꼴로 썬 것(오렌지색)

신선한 박하를 살짝 뿌리기

둘째 날

아침

과일을 곁들인 콩 너깃 시리얼

콩 너깃 시리얼 1/2컵

무지방 우유 1컵

신선한 블루베리 1컵(빨간색/자주색)

점심

참치 니스식 샐러드(노란색/녹색; 빨간색; 오렌지색/노란색) (88페이

지 조리법 참조)

통밀 프렌치 롤빵 1개

간식

콩 스무디(soy smoothie)

    콩단백 가루 1주걱

    오렌지 주스 1/2컵

    찬물 1/2컵

    약간의 각얼음

모든 재료를 믹서에 넣어 섞는다.

저녁

토마토−콩 비스크(bisque)(흰색/녹색; 오렌지색; 빨간색) (89페이지 조리법 참조)

발사믹 식초와 타임(thyme)으로 팬에 구운 대구 (91페이지 조리법 참조)

살짝 튀긴 근대(녹색) (92페이지 조리법 참조)

통밀 쿠스쿠스(couscous) 1컵

간식

신선한 망고 1/2개에 라임 즙을 뿌린 것(오렌지색)

셋째 날

아침

오트밀과 계란

조리한 오트밀 1.5컵과 두유를 섞고 시나몬을 뿌린다.

계란 흰자 6개에 양파, 골파, 신선한 허브와 섞어 스크램블드에그
로 만든다(흰색/녹색).

신선한 오렌지 주스 2/3컵(오렌지색/노란색)

점심

칠면조/아보카도 샌드위치

통곡 빵 2조각

구운 칠면조 가슴살 170그램

신선한 아보카도 1/2개(노란색/녹색)

토마토 1조각(빨간색)

디종풍(Dijon-style) 겨자

잘게 썬 야채 샐러드(모든 색깔) (93페이지 조리법 참조)

간식

즉석 두부 과일 푸딩

연한 두부 113그램

신선 혹은 냉동 모듬 베리 1컵

농축 오렌지 주스 2테이블스푼

꿀 2~3티스푼

믹서에 넣고 섞는다.

저녁

콩고기 소스를 얹은 통밀 파스타(빨간색; 흰색/녹색; 오렌지색; 노란

색/녹색) (95페이지 조리법 참조)

야채 샐러드

레몬/마늘 드레싱을 뿌린 모듬 야채(노란색/녹색)

간식

신선한 박하 뿌린 캔털루프 볼 1컵(오렌지색)

넷째 날

아침

구운 통곡 잉글리시 머핀 1개에 무지방 코티지 치즈 1컵을 얹고 시나

몬을 뿌린다.

콩 캐나다 베이컨 3조각

신선한 블랙베리와 라즈베리 1컵(빨간색/자주색)

점심

통곡 빵에 얹은 베지 버거(veggie burger, 고기를 안 쓴 버거)

양배추와 피망을 잘게 썰어 만든 샐러드(slaw)(녹색; 노란색/녹색)
(97페이지 조리법 참조)

간식

하와이풍 스무디

파인애플 주스와 으깬 파인애플 각각 1/2컵(오렌지색/노란색)

살구 쨈 1테이블스푼

바나나 1/2개

덜 단단한(lite firm) 두부 170그램

믹서에 넣고 섞는다.

저녁

넙치와 야채 케밥(kabob)(노란색/녹색; 빨간색; 흰색/녹색) (99페이
지 조리법 참조)

빻은 밀(cracked wheat) 필라프(pilaf, 볶음밥의 일종)

신선한 꼬마 당근들을 현미 식초 및 신선한 딜(dill, 허브의 일종)과
함께 찐다(오렌지색).

간식

중간 크기의 붉은 배 1개를 육두구(nutmeg) 및 정향(clove)과 함께

57

데친다(빨간색/자주색).

다섯째 날

아침

브렉퍼스트 부리토(breakfast burrito)(빨간색; 노란색/녹색; 흰색/
녹색) (101페이지 조리법 참조)
파파야 큰 것 1/2개에 라임 즙을 뿌린 것(오렌지색/노란색)

점심

치킨과 현미밥(녹색; 오렌지색; 흰색/녹색) (103페이지 조리법 참조)

간식

콩 시리얼 1/2컵
무지방 우유 1컵
모듬 베리 1컵(빨간색/자주색)

저녁

양념한 생선 스튜(빨간색; 노란색/녹색; 흰색/녹색) (105페이지 조리
법 참조)
버무린 야채 샐러드(노란색/녹색)

통밀 사우어도우 롤빵(sourdough roll, 발효시켜 시큼한 맛이 나는 반죽으로 만든 롤빵) 1개

간식
키위 큰 것 1개를 주사위 꼴로 썰고 라즈베리 한줌을 곁들인다(노란색/녹색).

여섯째 날

아침
시금치, 양파, 버섯, 토마토와 여러 허브를 넣어 만든 계란 흰자 오믈렛(흰색/녹색; 노란색/녹색; 빨간색) (106페이지 조리법 참조)
통곡 빵 2조각
캔털루프 중간 크기로 1/2개(오렌지색/노란색)

점심
피타 포켓(pita pocket) 참치 샌드위치(오렌지색; 노란색/녹색; 빨간색) (108페이지 조리법 참조)
혼합 야채 주스 1컵(빨간색)

간식

야채 칠리 1컵과 함께 2~4개의 통곡 크래커

저녁

새콤달콤한 양배추 쌈(녹색; 빨간색; 흰색/녹색) (109페이지 조리법 참조)

절인 오이 샐러드(흰색/녹색) (111페이지 조리법 참조)

4온스 글라스의 적포도주(빨간색/자주색)

일곱째 날

아침

신선한 과일과 요구르트를 얹은 아이스크림선디(sundae)

레인 요구르트 1컵을 붓고 베리, 복숭아, 파인애플로 된 과일 샐러드(빨간색/자주색, 오렌지색/노란색)를 얹은 다음, 시나몬, 꿀과 아삭아삭한 콩 시리얼을 뿌린다.

통곡 토스트 2조각

점심

발사믹 비네그렛(vinaigrette) 드레싱을 뿌린 셰프 샐러드(노란색/녹색; 빨간색) (113페이지 조리법 참조)

통곡 크래커 6개

콩단백 셰이크

두유 1컵

냉동 바나나 1개

꿀 2티스푼

냉동 딸기 한줌(빨간색/자주색)

믹서에 넣고 섞는다.

바비큐 디너

바비큐 소스로 구운 닭 가슴살 170그램

찌거나 구운 노란 옥수수 2자루(노란색/녹색)

브로콜리, 시금치와 당근을 쪄 레몬과 마늘로 양념한 것 2컵(녹색;

노란색/녹색; 오렌지색; 흰색/녹색)

주사위 꼴로 썬 수박 1컵(빨간색)

1주일 분량의 식단이 어떻게 구성되는지 보았으므로, 다음의 차트를 이용하여 당신 자신의 식단을 짤 수 있다. 당신이 좋아하는 음식이 예시한 식단에 들어 있든 혹은 들어 있지 않든, 이는 그러한 음식을 고르는 데 도움을 줄 것이다. 각 음식에 따라서 대략의 칼로리를 포함하는 1회 분량이 표기되어 있다. 표로는 과일과 야채의 일곱 가지 색깔 그룹, 단백질, 곡물 및 미각 증진/칼로리 강화 식품에 관한 표가 나열되어 있다.

여성의 경우엔 날마다 다음의 사항들을 지키자.
- 일곱 가지 색깔 그룹의 과일과 야채 각각 1끼 분량
- 3~4 단위의 단백질(동물성 단백질 반, 콩단백 반)
- 3~4끼 분량의 통곡
- 2~3 가지의 미각 증진 식품

남성의 경우엔 날마다 다음의 사항들을 지키자.
- 일곱 가지 색깔 그룹의 과일과 야채 각각 1끼 분량
- 7~9 단위의 단백질(동물성 단백질 반, 콩단백 반)
- 5~6끼 분량의 통곡
- 4~5 가지의 미각 증진 식품

칼로리 요구량에 따라 끼니량을 증감해 볼 수 있지만 이는 주간 식단을 짜는 데 사용된다. 아울러 표를 이용해 칼로리의 양이 비슷한 끼니들 중 주의 깊게 선택하여 앞서 제시한 식사 계획의 음식들을 대체할 수도 있다.

단백질

여성: 일일 3~4 단위
남성: 일일 7~9 단위

품목	1단위	칼로리	단백질(그램)
닭 가슴살	85그램(조리 후 중량)	140	25
대구	85그램(조리 후 중량)	90	19
게	113그램(조리 후 중량)	110	22
계란 흰자	6개	100	21
가자미	85그램(조리 후 중량)	100	20
넙치	85그램(조리 후 중량)	120	23
바닷가재	113그램(조리 후 중량)	110	23
무지방 코티지 치즈	3/4컵	105	21
무지방 우유 + 계란 흰자	1컵 + 4개	150	22
무지방 우유	1컵	90	9
플레인 요구르트	1컵	135	14
연어	85그램(조리 후 중량)	155	21
조개 관자	85그램(조리 후 중량)	100	19
농어	85그램(조리 후 중량)	105	20
새우	113그램(조리 후 중량)	110	24
도미	85그램(조리 후 중량)	110	22
두유 + 계란 흰자	1컵 + 4개	150	21
두유	1컵	80	7
황새치	85그램(조리 후 중량)	130	22
참치	85그램(조리 후 중량)	110	20
칠면조 가슴살	85그램(조리 후 중량)	115	25

2. 식사에 색을 입히기

채식

품목	1끼니 기준	칼로리	단백질(그램)
콩 버거 혹은 소세지	1점	100	18(다양)
콩 캐나다 베이컨	3조각	80	16(다양)
콩 시리얼	1/2컵	140	25(다양)
갈은 콩고기(soy ground round)	1/2컵	90	18
콩 핫도그	2개	110	22(다양)
콩단백 가루	28그램	110	20
단단한 두부	1/2컵	180	20(다양)

과일과 야채

여성과 남성:
각 색깔 그룹에서 최소 하나의 품목을 선택하라.

빨간색

품목	1끼니 기준	칼로리	섬유질(그램)
분홍색 자몽	1개	75	3
분홍색 자몽 주스	1컵	95	0
토마토 주스	1컵	40	1
토마토 소스/퓌레	1컵	100	5
토마토 수프(물로 만든 것)	1컵	85	0
토마토 야채 주스	1컵	45	2
토마토(익힌 것)	1컵	70	3
토마토(날 것)	큰 것 1개	40	2
수박(자른 것)	1컵	50	1

빨간색/자주색

품목	1끼니 기준	칼로리	섬유질(그램)
사탕무(조리한 것)	1컵	75	3
블랙베리	1컵	75	8
블루베리	1컵	110	5
체리	1컵	85	3
크랜베리(날 것)	1컵	60	5
크랜베리 주스	2/3컵	100	0
크랜베리 소스	1/4컵	100	1
가지(조리한 것)	2컵	60	5
포도 주스	2/3컵	100	0
포도	1컵	115	2
빨간색 피망	큰 것 1개	45	3
서양자두	작은 것 3개	100	3
말린 자두	5개	100	3
붉은 사과	중간 크기 1개	100	4
붉은 양배추(조리한 것)	2컵	60	6
붉은 배	중간 크기 1개	100	4
적포도주	113그램	80	0
딸기(자른 것)	1.5컵	75	6

오렌지색

품목	1끼니 기준	칼로리	섬유질(그램)
호박(acorn squash)(구운 것)	1컵	85	6
살구	5개	85	4
캔털루프	중간 크기 1/2개	80	2
당근 주스	1컵	95	2
당근(조리한 것)	1컵	70	5
당근(날 것)	중간 크기 3개	75	6
망고	큰 것 1/2개	80	3
호박(pumpkin)(조리한 것)	1컵	50	3
고구마	작은 것 1개(5×13cm)	100	2
호박(winter squash)(구운 것)	1컵	70	7

2. 식사에 색을 입히기

오렌지색/노란색

품목	1끼니 기준	칼로리	섬유질(그램)
승도복숭아	큰 것 1개	70	2
오렌지	큰 것 1개	85	4
오렌지 주스	2/3컵	75	0
파파야	큰 것 1/2개	75	3
복숭아	큰 것 1개	70	3
복숭아 과즙	2/3컵	90	1
파인애플(주사위 꼴로 썬것)	1컵	75	2
탠저린	중간 크기 2개	85	5
탠저린 주스	2/3컵	75	0
노란 자몽	1개	75	2

노란색/녹색

품목	1끼니 기준	칼로리	섬유질(그램)
아보카도	평균 크기 1/2개	80	2
콜라드 잎(조리한 것)	2컵	100	10
옥수수	낟알 1/2컵 혹은 1자루	75	2
오이	평균 크기 1개	40	2
깍지콩(green bean)(조리한 것)	2컵	85	8
완두콩	1/2컵	70	4
녹색 피망	큰 것 1개	45	3
허니듀 멜론	큰 것 1/4개	100	2
키위	큰 것 1개	55	3
겨자 잎(조리한 것)	2컵	40	6
로메인 상추	4컵	30	4
시금치(조리한 것)	2컵	80	8
시금치(날 것)	4컵	30	4
순무 잎(조리한 것)	2컵	60	10
노란색 피망	큰 것 1개	50	2
껍질채 조리한 양호박	2컵	60	5

녹색

품목	1끼니 기준	칼로리	섬유질(그램)
브로콜리(조리한 것)	2컵	85	9
브루셀 스프라우트(조리한 것)	1컵	60	4
양배추(조리한 것)	2컵	70	8
양배추(날 것)	2컵	40	4
꽃양배추(조리한 것)	2컵	55	6
청경채(조리한 것)	2컵	40	5
케일(조리한 것)	2컵	70	5
근대(조리한 것)	2컵	70	7

흰색/녹색

품목	1끼니 기준	칼로리	섬유질(그램)
아티초크(artichoke)	중간 크기 1개	60	6
아스파라거스	18개	60	4
셀러리	큰 것 3줄기	30	3
골파	2테이블스푼	2	0
꽃상추(날 것)	1/2개	45	8
마늘	1쪽	5	0
부추(조리한 것)	중간 크기 1개	40	1
버섯(조리한 것)	1컵	40	3
양파	큰 것 1개	60	3

곡물

여성: 일일 3~4끼니
남성: 일일 5~6끼니

품목	1끼니 기준	칼로리	섬유질(그램)
100% 밀기울 시리얼	1/2컵	90	10
40% 밀기울 시리얼	1/2컵	80	3
보리	1/2컵(조리한 것)	95	3
밀기울 플레이크	3/4컵	100	5
현미	1/2컵(조리한 것)	110	2
옥수수 토르티야	중간 크기 2개	120	2
통밀 쿠스쿠스	1/2컵(조리한 것)	85	2
빻은 밀	1/2컵(조리한 것)	75	4
통호밀 크래커	3겹의 크래커 1개	85	5
통곡 잉글리시 머핀	1개	135	4
오트밀	2/3컵(조리한 것)	100	3
뻥튀긴 밀 시리얼	2컵	100	3
건포도와 밀기울을 섞은 시리얼	1/2컵	90	2~4
호밀빵	1조각	75	2
슈레디드 위트 시리얼	1컵	110	3
통곡 빵	1조각	70~100	2~4
통곡 핫 시리얼	1/2컵(조리한 것)	85	4
통밀 파스타	1/2컵(조리한 것)	85	2
와일드 라이스	1/2컵 (조리한 것)	80	1

미각 증진 / 칼로리 강화 식품

여성: 일일 2~3끼니
남성: 일일 4~5끼니

품목	1끼니 기준	칼로리	섬유질(그램)	지방(그램)
아몬드	14그램(11개)	85	2	7
바나나	작은 것 1개(15~18cm))	90	2	0
검은콩	1/2컵(조리한 것)	115	7	0
볶은 캐슈	14그램	80	0	6
부분 탈지 모짜렐라 치즈	28그램	80	0	5
파르메산 치즈	3테이블스푼	80	0	5
저지방 체다 치즈	28그램	50	0	2
병아리콩(Garbanzo)	1/2컵(조리한 것)	140	5	1
강낭콩	1/2컵(조리한 것)	115	6	0
렌즈콩(lentil)	1/2컵(조리한 것)	115	8	0
마카다미아 너트	14그램(5~6개)	100	1	11
올리브유	1티스푼	40	0	4
올리브	큰 것 10개	50	0	7
볶은 땅콩	15개	90	3	7
볶은 피칸	14그램	95	1	9
잣	1테이블스푼(40개)	50	1	4
얼룩 강낭콩(pinto bean)	1/2컵(조리한 것)	115	7	0
볶은 피스타치오	14그램	85	2	7
구운 감자	큰 것 1/2개	110	2	0
참깨	1테이블스푼	50	2	7
쪼갠 완두콩(split pea)	1/2컵(조리한 것)	115	8	0
해바라기씨	14그램	80	2	7
호두	14그램(반쪽 7개)	90	3	9

이제 당신은 색깔 코드가 어떤 것인지, 또 어떻게 그것을 효과적으로 사용할 수 있는지 알게 되었다. 이것은 체중 감량 다이어트가 아니란 것을 기억하라. 하지만 많은 사람이 일부 고지방/고당분 스낵 식품들 (케이크, 패스트리, 칩 등)을 위에 언급한 건강에 좋은 음식으로 대체하여 체중을 감량했다.

당신이 이러한 다이어트를 수행하려고 시작하므로, 다음 장들에서는 어떻게 색깔 코드를 바쁜 생활에 적합하게 활용할 수 있는지에 관한 실용적인 정보를 제공한다.

3 색깔 코드를 사용하기

당신은 색깔 코드를 이제 막 사용하려고 한다. 그러면 먼저 무엇을 해야 할까? 이 장에서는 우선 집에서, 특히 부엌에서 해야 하는 모든 것에 대해 설명하고 있다. 부엌에서부터 시작하려는 이유는 자유로운 밤이나 주말에 식사하는 곳이기 때문이다. 그곳은 당신이 때로 하루를 잘못 시작하는 곳이며, 잘못된 스낵 식품에 빠져 하루를 마감하는 곳이다. 나는 당신이 길, 레스토랑, 자동차와 비행기 안에서 많은 음식을 먹을 것으로 안다. 다음 장에서는 색깔 코드와 함께 여행하고 외식하는 모든 것에 대해 설명하겠다. 만약 당신이 결코 집에서 식사하는 일이 없다면, 이 장을 건너 뛰어도 좋다. 그렇지 않다면 장보기의 기본을 터득하고 찬장을 채울 준비를 해라.

사지 않으면 먹지 않게 된다

오래된 속담에 당신이 무언가를 사지 않는다면 찬장이나 냉장고에 넣지 못해 그것을 먹을 수 없다는 말이 있다. 따라서 당신의 부엌으로

71

가서 현대 광고에서 당신을 강하게 하고, 피로할 때 피로를 없애주며, 또는 행복하게 해서 스트레스를 줄여주는 능력을 갖고 있다고 하는 그런 식품을 치우라. 그러한 식품은 결코 당신을 즐겁게 할 수 없다. 오직 당신만이 그렇게 할 수 있다. 스낵 식품이 하는 것은 짜고 달거나 기름진 과장된 맛을 통해 일시적인 즐거움으로 당신의 체중을 증가시킬 뿐이다.

이러한 스낵 식품을 건강에 좋은 과일과 야채를 대신하여 계속해서 섭취하면, 당신은 과체중으로 행복하지 못할 뿐만 아니라 당신의 건강도 해치게 된다. 따라서 스낵 식품을 건강에 좋은 과일과 야채로 대신함으로써, 당신의 부엌은 DNA를 보호하고 많은 흔한 질환의 예방을 돕는 정원 식품 약국으로 변화될 것이다.

전부 치워라

적어도 초창기에는, 또 당신의 미각이 재훈련될 때까지는, 당신의 찬장과 냉장고에서 색깔이 거의 없는 쓸모없는 식품들을 모두 치워라. 나중에 읽게 되겠지만, 이러한 식품은 DNA에 불균형을 초래하고 정상적인 방어 반응을 해롭게 한다. 미국 농무부(USDA)가 제시한 USDA 식품 피라미드의 바닥에서부터 시작하여 파스타, 쌀, 식이섬유가 적은 시리얼, 팬케이크와 쿠키, 흰빵, 베이글 등 모든 정제된 탄수화물 식품을 치워 따로 놓아라. 당신 스스로 이 모든 것을 없애버리기 어렵다면, 그것들을 냉동백에 넣어 얼려서 저장하라. 그러면 더 이상 쉽게 사용할 수 없을 것이다.

그런 후 당신은 그 빈 공간을 식이섬유가 많은 빵과 통곡으로 채우는 것이 좋다. 습관적으로 나는 식이섬유가 많은 빵마저도 냉동 보관하므로 천천히 먹을 수 있고 주기적으로 곰팡난 빵을 버리는 일이 없다. 피라미드의 바닥을 전부 치워 오직 통곡/고섬유 식품이 있게 함으로써, 대부분의 미국인에게 과다 열량의 주요 공급원들 중 하나인 탄수화물을 공략하게 된다. 이를 소위 "저탄수화물" 다이어트라고 한다. 사실 과일과 야채 그리고 통곡은 좋은 "탄수화물"이며 색깔 코드에 따른 식사의 핵심이 될 것이다.

과량의 지방을 정리하라

대부분의 식품은 약간의 지방을 포함하고 있다. 그러나 다음의 과정을 따름으로써, 식사에서 지방의 균형을 잡아 인체의 진화된 상태에 더 잘 부응할 수 있다. 첫째로, 마가린, 마요네즈, 식물성 쇼트닝(shortening, 케이크 등에 쓰이는 지방), 그리고 홍화씨, 해바라기씨, 목화씨 등의 식물성 기름을 제거하라. 이러한 기름에는 DNA 손상을 촉진하는 오메가-6 다중불포화 지방이 60~70퍼센트 들어 있다. 캐놀라유나 올리브유가 있다면 그것을 사용해라. 그것들은 우리의 조리법에서도 맛을 좋게 하기 위해 필요에 따라 사용하고 있다.

다음으로, 일반 우유(whole milk)와 치즈를 제거하라. 고지방, 고열량 치즈 조각에는 온스(28그램) 당 지방 함량에 따라 80에서 140칼로리가 들어 있다. 당신은 일반 우유를 무지방 우유나 젖당 처리 우유, 혹은 더 좋은 두유로 바꿀 수 있다. 세계적으로 대부분의 사람들은 우유를 효율적으로 소화하지 못한다. 미국인 중 40퍼센트에 달하는 사람들이 우유를 마신 후에 위장장애를 호소하고 있다는 점에 주의해야 한다. 최근의 미국 농무부 식이 지침에 따르면, 마침내 단백질 보충에 우유 대용으로 두유를 제시하고 있다. 칼슘은 우리가 뒤에서 다루게 될 또 다른 문제로 여기서는 더 이상 언급하지 않겠다.

당신은 지방이 전혀 없는 식사를 할 수 없다. 왜냐하면 과일과 야채에도 약간의 지방이 있으나 오메가-3와 오메가-6 지방이 균형을 이루고 있으며 올리브유에는 건강에 좋은 단일불포화 지방산이 발견된다. 이런 건강에 유익한 성분들이 식물성 기름에서 제거될 경우 우리의 몸은 나쁜 유형의 지방으로 가득 차게 된다. 오메가-6 지방을 덜 섭취하고 식품에 천연으로 존재하는 오메가-3 지방을 더 섭취함으로써, 당신은 부엌에서 균형을 찾아가게 될 것이다.

저녁식사를 재구성하라

저녁식사의 규모와 내용이 중요하다. 보통의 레스토랑 저녁식사 접시(dinner plate)는 지름이 25센티미터에서 35센티미터로 커졌다. 집에서라면 당신은 표준 접시를 사용하고 싶을 것이고 레스토랑에서 먹는 것보다 훨씬 더 적은 양을 생각할 것이다. 육류와 전분성 야채가 놓여 있고 색깔 있는 야채는 거의 또는 전혀 없는 당신의 접시를 그림으로 나타내기는 쉽다(그림 참조).

대표적인 미국 레스토랑 접시는 250에서 400그램의 붉은 고기, 으깬 감자와 옥수수로 이루어진다. 옥수수의 노란색을 제외하고는 식사

74

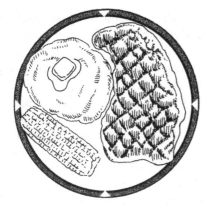

1단계: 전형적인 미국 식사

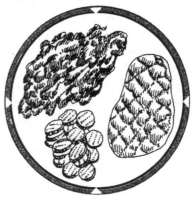

2단계: 보다 건강에 좋은 식사

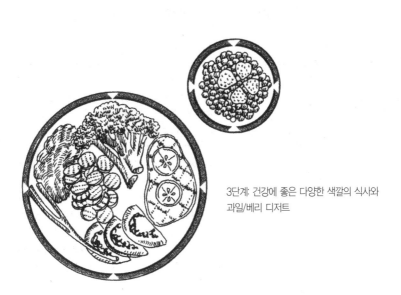

3단계: 건강에 좋은 다양한 색깔의 식사와
과일/베리 디저트

75

에 색깔 있는 화학물질이 거의 없다. 당신의 식사를 변화시키려면, 먼저 이러한 접시에서 고기의 양을 85에서 170그램으로 줄이고 으깬 감자를 잘게 썬 당근으로, 옥수수를 시금치로 바꿔라.

그런 다음 색깔 코드를 사용해 적은 열량의 다양한 색깔 식품을 접시에 추가하라. 치킨이나 생선에는 붉은 고추, 토마토 소스, 마늘 또는 양파, 브로콜리, 그리고 오렌지 또는 레몬을 얹어 놓아라. 빨간색/자주색 식품으로는 모듬 베리를 디저트로 추가해라.

이렇게 함으로써 이제 당신은 지방이 적고, 식물성 생리활성 화학물질이 많으며, 칼로리가 적은 식사를 하게 된다.

색깔이 다양한 부엌의 핵심: 과일과 야채

당신의 부엌을 둘러본다면, 아마 대부분의 미국 가정에서처럼 과일과 야채의 종류가 빈약할 것이다. 만약 부엌에 있는 것이 대부분 바나나와 사과라면, 당신은 약간의 변화가 필요하다. 당신은 다양한 무지개 색상의 적절한 과일과 야채를 저렴한 비용으로 구입해 손쉽게 부엌을 채울 수 있다.

무엇보다도 당신의 현지 식료품점에는 좋은 식품을 선택할 기회가 많으나, 그러한 식품들이 모두 농산물 코너에 있는 것은 아니다. 신선한 과일과 야채가 좋긴 하지만 하나의 선택사항일 뿐이다. 냉동 과일과 야채는 신선할 때 그리고 맛을 극대화하기 위해 거의 익은 상태에서 수확한다. 반면 신선한 과일과 야채는 현지 시장으로의 이동거리를 감안하여 수확해야 한다. 대표적인 예가 토마토인데, 토마토는 푸릇푸릇한 상태에서 수확하고 가스를 분무해 붉은색으로 숙성시킨다. 사과는 질소 가스 안에서 수개월간 저장한 후에 시장에 출하할 수 있다.

계절 과일과 야채는 제철일 경우에 훨씬 다양하고 값이 저렴하다. 당신이 냉동 과일과 야채의 맛에 개의치 않는다면, 당신은 어디에 살든지 연중 내내 딸기, 라즈베리, 블루베리, 시금치, 브로콜리와 기타 많은 과일과 야채를 즐길 수 있다. 토마토는 열 가공을 하면 붉은 색소인 라이코펜을 유리시켜 체내로 잘 흡수되게 한다. 그러므로 토마토 소스, 토마토 수프, 그리고 토마토와 혼합 야채 주스를 구입하라. 최소 170그램 정도의 혼합 야채 주스라도 체내 라이코펜 수치를 현저히 증가시켜 당신의 DNA를 보호하도록 해준다.

야채를 끓이면 일부 수용성 화학물질과 비타민이 소실되기 때문에, 나는 중탕기(double boiler)를 사용하거나 금속 여과기(colander)가 들어 있는 냄비에 물을 조금 넣어 끓임으로써 야채를 쪄 먹도록 추천한다. 또한 야채를 전자레인지용 용기에 담아 전자레인지에 찌거나 대나무 통 혹은 야채 찜 전용 가전제품을 이용해 야채를 찔 수도 있다. 현지 시장에 샐러드 바가 있다면, 흔히 다양한 품목을 골라 다채로운 색깔의 샐러드를 만들거나, 혹은 빨리 찔 수 있도록 미리 씻어 썰어둔 야채 식품을 구입해 건강에 좋은 부식을 만들 수 있다.

쉽게 만드는 색깔 코드 음식

다음은 색깔 코드에 따라 과일과 야채를 고르는 가장 편리한 분류이다.

3. 색깔 코드를 사용하기

빨간색 그룹: 캔 또는 병 토마토 주스와 혼합 야채 주스; 캔 토마토, 토마토 페이스트(paste), 토마토 소스, 파스타 소스; 조리된 토마토 수프; 조리된 토마토 살사(salsa); 얇게 썬 냉장 분홍색 자몽; 제철의 자른 수박

빨간색/자주색 그룹: 병 포도 주스(100퍼센트 주스), 병 크랜베리 주스 또는 냉동 크랜베리 주스 농축액, 냉동 베리, 조리 또는 샐러드(slaw)용의 잘게 썬 자주색 양배추, 얇게 썬 냉동 피망, 그리고 신선한 사과, 배, 베리와 체리

오렌지색 그룹: 미리 씻어 자른 또는 잘게 썬 당근, 냉동 당근과 냉동 호박(winter squash); 얇게 썬 망고(신선냉장 또는 주스에 든) 또는 냉동 망고 조각; 자른 캔털루프 조각 또는 볼; 신선한 살구

오렌지색/노란색 그룹: 신선한 오렌지 주스, 냉동 오렌지 주스 또는 탠저린 주스 농축액; 얇게 썬 파파야, 파인애플과 노란색 자몽(신선한 또는 냉장 및 주스에 든); 냉동 파인애플 조각; 파인애플이 든 캔 파인애플 주스; 신선한 승도복숭아, 오렌지, 복숭아와 탠저린

노란색/녹색 그룹: 신선한 또는 냉동 시금치, 콜라드 잎, 겨자 잎, 아보카도, 그리고 순무 잎; 봉지에 담긴 묶지 않은 시금치는 수프, 무침, 오믈렛과 파스타에 필요한 만큼만 첨가할 수 있어 특히 편리하다. 냉동 피망 조각은 요리에 쉽게 첨가할 수 있고, 미리 씻은 샐러드용 야채와 생시금치는 다양한 색깔의 샐러드를 빨리 만들어 준다. 자른 허니듀 멜론도 찾아보라.

녹색 그룹: 샐러드(slaw)용으로 미리 씻어 썰어둔 브로콜리 꽃 부분과

브로콜리 줄기, 그리고 브로콜리 싹이 있어 이러한 건강에 좋은 야
채를 훨씬 더 쉽게 구입할 수 있다. 조리 또는 샐러드용의 잘게 썬
양배추, 미리 씻어 썰어둔 꽃양배추 꽃 부분, 그리고 냉동 브로콜
리와 꽃양배추도 널리 시판되고 있다.

흰색/녹색 그룹: 당신이 양파와 마늘 준비하는 것을 좋아하지 않는다면
마늘 장아찌, 그리고 포장된 상품 진열장에서 다져진 신선한 양파
를 찾아보라. 씻고 얇게 썬 샐러리 줄기는 가벼운 식사로 좋으
며, 얇게 썰린 버섯은 슈퍼마켓 샐러드 바에서 포장된 채로 구입할
수 있다.

향신료와 기타 재료들

재료들을 구입하면서 일부 향신료를 잊지 말아라. 향신료, 견과, 씨
와 기름은 모두 미각 증진 식품이다. 특히 증기로 찐 야채의 밋밋하고
간이 약한 맛 또는 약간 불유쾌한 맛은 드레싱으로 없애줄 필요가 있
다. 향신료는 대조적인 두 가지의 맛을 내도록 사용될 수 있다. 예를 들
어 썬 브로콜리 또는 브루셀 스프라우트에 생강과 마늘을 첨가하면 대
조적인 맛을 음미할 수 있다. 당근에는 로즈메리, 오레가노(oregano,
꽃박하라고도 함) 또는 타임(thyme)을 사용할 수 있고, 생선 요리에 흔
히 쓰이는 딜(dill, 허브의 일종)은 또한 호박(summer squash 또는
zucchini)에도 사용할 수 있다. 상상력을 충분히 발휘하여 향신료를 새
롭게 섞어 써 보라.

살사와 칠리 페퍼(고추)는 어느 야채 요리에도 흥미로운 맛을 더할

수 있으며, 항암 효과가 있다고 알려진 "캡사이신(capsaicin)"이라는 화학물질을 함유하고 있다. 또는 탠저린, 오렌지, 레몬 등 감귤류를 이러한 요리와 섞어 쓸 수 있으며, 요리를 살짝 튀기거나 볶기 위해서 적은 양의 올리브유, 캐놀라유 또는 팬 스프레이를 사용할 수 있다. 당신은 음식에서 지방과 정제된 탄수화물을 전부 제거하려는 것이 아니라, 이러한 성분들을 과다 사용하여 구매하도록 유혹하는 특정 식품들을 피하는 것임을 잊지 마라. 이들을 적게 사용해 음식의 맛을 내라. 이렇게 맛을 내는 데 많은 양이 필요하지 않다는 점을 알게 될 것이며, 지방이 적은 음식을 몇 주간 먹은 후에는 대부분의 커피숍이나 레스토랑에서 내놓는 고지방 음식을 견딜 수 없을 것이다.

슈퍼 콩단백 해결방안

찬장 속에서 가장 훌륭한 재료는 분리 콩단백 가루이다. 이것은 맛에 영향 없이 양질의 단백질로 요리를 강화하기 위해서 많은 다양한 요리에 첨가될 수 있다. 당신은 콩단백 가루를 파스타 소스와 과일 주스에 넣을 수 있다. 1980년대 초의 저지방 다이어트에서는 흔히 단백질이 충분하지 않았다. 셰이크로 만들거나 다양한 음식에 첨가해 섭취한 콩단백 가루는 양질의 단백질을 제공함으로써 식사 사이의 공복감을 줄여 주고 근육 단백질이 유지되게 도와준다.

미리 조리되어 신선, 냉동 및 간혹 건조 상태로 시판되어 편리한 콩단백 육류 대용품이 있어 식사에 콩단백을 추가하는 것이 쉬워졌다. 갈은 콩고기(soy ground round)는 갈은 고기를 필요로 하는 요리에 특히 적합하다. 신선(물에 넣어) 또는 무균 포장(용기에 담아) 상태로 시판되는 두부는 으깨거나, 깍두기 모양으로 자르거나, 퓌레(puree, 야채나 육류를 간 것 또는 갈아 거른 것)로 만들거나, 얼리거나, 그리고 잘게 부술 수 있으며, 음식에 넣으면 그 음식 맛을 띤다.

콩이 든 찬 시리얼은 콩 섭취를 늘리기 위한 또 다른 방법이다. 많은 찬 시리얼은 포장에서 바로 꺼내 먹을 수 있는 훌륭한 스낵 식품이다. 당신이 뜨거운 시리얼을 좋아한다면, 급속조리용 으깬 귀리(rolled oats) 및 인스턴트 오트밀과 한 끼용 봉지 혹은 플라스틱 용기에 든 통곡 핫 시리얼이 아침식사와 간식으로 최상이다.

급속조리 현미와 메밀국수는 미리 썬 야채 그리고 뼈와 껍질이 없는 가금류 가슴살 또는 생선으로 하는 급속 요리의 기본이 될 수 있다. 빻은 밀은 빨리 조리되고 부식으로나 샐러드의 기본으로 사용될 수 있으며, 통밀 쿠스쿠스(couscous)는 맛있는 고섬유 부식이다. 빵, 크래커와 무발효 빵(flat bread, 발효시키지 않은 반죽으로 불에 구운 빵)은 고섬유 통곡(제1 성분이 100퍼센트 통밀가루)으로 만든 것이어야 한다.

가끔은 견과도 즐겨라

아몬드, 호두, 피스타치오, 마카다미아 등의 견과는 당신의 요리를 향상시켜 줄 수 있는 훌륭한 재료이나 캔에 든 것을 통째로 먹으려고 찬장을 열어서는 안 된다. 조금만 먹어도 당신의 몸이 필요로 하는 양의 단일불포화 지방을 얻고 입맛을 돋울 수 있다. 맛이 나도록 하기 위해 견과를 토스터에 넣어 굽거나 팬에 올리브유를 뿌리고 구워라. 아울러 당신은 과다한 열량 없이 덤으로 훌륭한 맛을 내는 아몬드 조각을 사용할 수 있다. 견과 한줌은 약 100칼로리이므로 주의해서 사용해야 하며, 당신이 긴 산악 여행을 할 계획이 아니라면 많은 양의 땅콩을 먹지 마라.

고온공기로 뻥튀긴 팝콘을 먹자

텔레비전을 보면서 먹을 음식을 찾는다면, 아마도 당신에겐 고온공기로 뻥튀긴 팝콘(air-popped popcorn)이 최선의 선택일 것이다. 공기 뻥튀기(air popper)는 대개 20달러 미만이며, 자연적으로 수분을 함유하고 있는 팝콘 낱알 위로 뜨거운 공기를 불어 넣는 식으로 작동한다. 팝콘 낱알의 단단한 껍질 안에서 수분이 가열되면, 끝내 껍질이 파열되어 팝콘이 된다. 고온공기로 뻥튀긴 팝콘을 만드는 데는 식용유나 요리용 스프레이가 필요하지 않다. 이러한 팝콘은 뜨거울 때 먹으면 맛이 좋으며, 손가락에 기름이 묻지도 않아 소파에서 진짜 휴식을 취하게 된다. 일반 팝콘 낱알이 담긴 4.5킬로그램짜리 자루는 구비해야 할 훌륭한 재료이다.

이러한 조리법들은 영감을 얻기 위해 사용하고, 당신 자신의 입맛에 맞는 새로운 야채와 향신료를 가지고 실험하라. 인근에 농산물 시장이 있다면 당신은 제철의 가장 신선한 과일과 야채를 구할 것이며, 이전에 먹어보지 못한 새로운 음식을 시도해 볼지도 모른다. 당신이 어떤 재료에 끌린다면 그것을 조리할 때 첨가식품이나 대용식품으로 사용하라. 요리는 창조적인 경험이며 가사가 아니다. 따라서 실험하라. 이 모든 조리법은 최소한의 지방, 적절한 양의 칼로리와 풍부한 맛으로 다양한 과일과 야채의 건강을 증진시키는 특성을 극대화하도록 고안됐다.

색깔 코드 조리법

오렌지 – 바나나 – 딸기 콩단백 셰이크

닭 가슴살 일곱 색깔 샐러드

새우, 두부와 브로콜리 볶음

참치 니스식 샐러드

토마토-콩 비스크(bisque)

발사믹 식초와 타임(thyme)으로 팬에 구운 대구

살짝 튀긴 근대

잘게 썬 야채 샐러드

파스타를 위한 콩고기 소스

양배추와 피망을 잘게 썰어 만든 샐러드(slaw)

넙치와 야채 케밥(Kabob)

브렉퍼스트 부리토(breakfast burrito)

치킨과 현미밥

양념한 생선 스튜

시금치, 양파, 버섯, 토마토와 여러 허브를 넣어 만든 계란 흰자 오믈렛

피타 포켓(pita pocket) 참치 샌드위치

새콤달콤한 양배추 쌈

절인 오이 샐러드

발사믹 비네그렛(vinaigrette) 드레싱을 뿌린 셰프 샐러드

오렌지-바나나-딸기 콩단백 셰이크(오렌지색/노란색 ; 빨간색/자주색)

콩단백 셰이크는 거의 모든 주스와 과일로 만들 수 있다. 다음 요리는 우리가 좋아하는 것들 중 하나이다. 냉동 과일을 사용하면 셰이크가 아주 걸쭉해질 것이며, 신선한 과일을 사용하면 취향에 따라 약간의 각 얼음을 추가해도 좋다. 1인분.

일반 또는 바닐라맛 분리 콩단백 가루 28그램(또는 단백질 공급량이 20그램 정도)

물 1/2컵

오렌지 주스 1/2컵(오렌지색/노란색)

신선한 또는 냉동 딸기 1.5컵(빨간색/자주색)

바나나 1/2개

모든 재료를 믹서에 넣고 곱게 간다.

1인분의 영양학적 분석

칼로리: 282, 단백질: 25g, 지방: 2g, 탄수화물: 49g, 섬유질: 8g, 알파카로틴: 16㎍, 베타카로틴: 42㎍, 베타크립토산틴: 123㎍, 루테인+제아크산틴: 171㎍

닭 가슴살 일곱 색깔 샐러드

조리된 닭 가슴살이 준비되어 있다면 이 다양한 색깔의 샐러드를 매우 신속히 만들 수 있다. 여분의 닭 가슴살을 준비해 두면 냉동하였다가 필요할 때면 언제든지 녹여 쓸 수 있어 좋다. 이 샐러드에는 모든 색깔 그룹이 표현되어 있고 드레싱이 재료들을 훌륭하게 보완한다. 1인분.

샐러드

닭 가슴살 반토막 2개, 데리야끼 소스에 절여 구운 후 냉장한 것

배 1개, 껍질을 벗긴 후 깍두기 모양으로 썬 것

적포도 10개(빨간색/자주색)

작은 캔 감귤 1캔, 캔 속 액체 뺀 것(노란색/오렌지색)

노란색 피망 1개, 채 썬 것(노란색/녹색)

당근 1개, 채 썬 것(오렌지색)

아보카도 1/4개, 깍두기 모양으로 썬 것(노란색/녹색)

파 2개, 썬 것(흰색/녹색)

방울토마토 10개(빨간색)

브로콜리 꽃 부분 1컵(녹색)

유럽 양상추 모듬 또는 생시금치 패키지 1개

드레싱

현미식초 1테이블스푼

85

간장 2티스푼

설탕 1/2티스푼

생강가루 1/8티스푼

참기름 1/4티스푼

흰 후추 1/8티스푼

구운 닭 가슴살을 길고 가늘게 썰어 다른 샐러드 재료와 함께 큰 샐러드 그릇에 담는다. 작은 그릇에는 드레싱 재료들을 휘저어 섞는다. 샐러드 위에 드레싱을 뿌리고 버무린다.

1인분의 영양학적 분석
칼로리: 328, 단백질: 32g, 지방: 5g, 탄수화물: 42g, 섬유질: 10g, 알파카로틴: 689㎍, 베타카로틴: 2524㎍, 베타크립토산틴: 204㎍, 루테인+제아크산틴: 1392㎍

새우, 두부와 브로콜리 볶음(녹색; 흰색/녹색)

볶음은 기름을 최소한으로 사용하면 가장 건강에 좋은 요리방법들 중 하나이다. 재료들은 한 입에 먹기 좋은 크기로 썰기 때문에 빠르게 조리되며, 아삭아삭하면서 연할 정도로 살짝 볶아 영양소가 유지되도록 한다. 새우와 연한 녹색 브로콜리의 아름다운 조합은 두부가 곁들여져 단백질이 풍부해지고 톡 쏘는 생강/마늘 소스에 의외의 재료인 케첩이 가미되어 특색 있는 맛을 낸다. 2인분.

생새우 340그램, 신선 혹은 냉동, 껍데기와 내장을 제거한 것

신선한 브로콜리 꽃 부분 4컵

들러붙지 않도록 뿌리는 팬 스프레이

마늘 1쪽, 다진 것(흰색/녹색)

6밀리미터 두께로 썬 신선한 생강뿌리, 껍질 벗긴 것

파 1개, 잘게 썬 것(흰색/녹색)

단단한 두부 113그램, 1.3센티미터 크기 주사위 꼴로 썬 것

소스 재료

저염 간장 2테이블스푼

청주 또는 닭고기 국물 2테이블스푼

현미식초 2티스푼

설탕 1/2티스푼

준비된 케첩 1테이블스푼(빨간색)

흰 후춧가루 1/8티스푼

옥수수녹말 3티스푼

새우가 얼은 상태라면 포장 설명에 따라 해동시킨다. 브로콜리 꽃 부분을 끓는 물에 1분간 담근 후 헹구지 말고 물기를 뺀다. 그런 다음 뚜껑을 닫아 잠시 따로 놓아둔다. 소스 재료들을 작은 소스 팬에 넣고 중간보다 약간 높은 불로 조리하며 혼합된 재료들이 끓으면서 진해지고 맑아질 때까지 잘 휘젓는다. 조리된 소스를 따로 놓아둔다.

큰 프라이팬에 팬 스프레이를 뿌린다. 팬을 센 불로 가열한다. 뜨거

워지면 마늘, 생강과 파를 넣고 몇 초간 흔들어 볶는다. 그러나 마늘이 갈색으로 변하지 않게 주의한다. 새우를 넣고 새우가 완전히 조리되어 분홍색으로 될 때까지 계속해서 볶는다. 두부와 더운물에 데친 브로콜리 꽃 부분을 넣고 두부가 뜨겁게 익을 때까지 2분간 흔들어 볶는다. 마지막으로 준비된 소스를 뿌려 잘 섞이도록 살짝 휘젓는다.

완성된 볶음 요리를 현미밥 위에 얹는다.

1인분의 영양학적 분석
칼로리: 358, 단백질: 50g, 지방: 8g, 탄수화물: 23g, 섬유질: 6g, 베타카로틴: 1471μg, 루테인+제아크산틴: 4303μg, 라이코펜: 1276μg

참치 니스식 샐러드(노란색/녹색 ; 빨간색 ; 오렌지색/노란색)

정통 니스식 샐러드에는 항상 참치, 감자와 깍지콩이 포함되고 드레싱에는 식초가 들어가지 않는다. 다음 요리는 토마토와 짙은 녹색 로메인 양상추를 추가하여 색깔이 더 다채롭다. 2인분.

로메인 양상추 4컵, 한입에 먹기 좋은 크기로 찢어 놓은 것(노란색/녹색)

물이 담긴 캔 참치 170그램, 얇게 저민 것

프렌치 컷 깍지콩 2컵, 아삭아삭하면서 연할 정도로 찐 후 차게 냉장한 것
　(노란색/녹색)

신선한 토마토 1개, 주사위 꼴로 썬 것(빨간색)

붉은 햇감자 작은 것 2개, 연해질 때까지 삶은 후 차게 냉장하여 얇게 썬 것

드레싱

올리브유 2테이블스푼

신선한 레몬 주스 1테이블스푼(오렌지색/노란색)

설탕 1/4티스푼

딜(dill) 말린 것 1/4티스푼 또는 생것 1티스푼

소금 1/4티스푼

막 갈은 후추(입맛에 따라)

디종풍(Dijon-style) 겨자 1/2티스푼

작은 그릇에 드레싱 재료들을 넣고 휘젓거나 단지에 넣어 흔들어 준 후 잠시 따로 놓아둔다. 로메인 상추 잎을 두 접시에 나눠 놓는다. 참 치, 콩, 토마토, 올리브와 감자를 로메인 상추 잎 위에 가지런히 얹고 그 위에 드레싱을 뿌린다.

1인분의 영양학적 분석

칼로리: 306, 단백질: 29g, 지방: 7g, 탄수화물: 34g, 섬유질: 9g, 알파카로틴: 186μg, 베타카 로틴: 2246μg, 베타크립토산틴: 2246μg, 루테인+제아크산틴: 3862μg, 라이코펜: 2723μg

토마토-콩 비스크(bisque)(흰색/녹색; 오렌지색; 빨간색)

토마토 수프를 만들기 위해 잘 익은 토마토를 구할 수 없다면 캔 플 럼 토마토를 사용해도 된다. 이러한 토마토가 더 좋은 맛을 내기 때문 이다. 아울러 캔 토마토는 가열 처리를 거쳐 그 속에 든 유익한 라이코 펜이 인체에 의해 더 많이 흡수될 수 있다. 일반적으로 토마토 수프의

신맛은 전유나 크림을 넣으면 부드러워 지는데, 비스크에는 두유를 섞어 건강에 좋은 단백질을 추가로 공급할 수 있다. 8인분.

올리브유 1테이블스푼

양파 중간 크기로 2개, 얇게 썬 것(흰색/녹색)

당근 중간 크기로 1개, 껍질을 벗기고 잘게 썬 것(오렌지색)

마늘 6쪽, 굵게 썬 것(흰색/녹색)

이탈리아 플럼 토마토 캔 410그램짜리 4개, 토마토 자체에서 우러나온 즙에 담긴 것(빨간색)

오레가노 잎 생것 1테이블스푼 또는 말린 것 1티스푼

설탕 약간

소금과 막 갈은 후추

저염 닭고기 국물 4컵

올스파이스(allspice) 가루 1/2티스푼

플레인 두유 2컵

우스터셔 소스(Worcestershire sauce) 1티스푼

큰 수프 냄비에 기름을 넣고 중간 불로 가열한다. 양파, 당근과 마늘을 넣고 야채가 야들야들해질 때까지 약 8~10분 정도 조리한다. 캔 토마토(즙 포함), 오레가노, 설탕, 소금과 후추를 첨가한다. 5분 조리한 후 토마토를 으깬다. 여기에 닭고기 국물과 올스파이스를 넣고 천천히 끓인다. 불을 약하게 줄이고 일부분만 뚜껑을 덮은 후 45분 동안 뭉근

히 끓인다. 솥 안의 수프를 믹서에 넣어 퓌레로 만들며, 다시 수프 냄비에 넣고 두유와 섞은 후 조미료로 간을 맞추고 푹 끓인다.

1인분의 영양학적 분석
칼로리: 111, 단백질: 7g, 지방: 4g, 탄수화물: 14g, 섬유질: 4g, 알파카로틴: 291㎍, 베타카로틴: 882㎍, 루테인+제아크산틴: 107㎍, 라이코펜: 19959㎍

발사믹 식초와 타임(thyme)으로 팬에 구운 대구

이 요리는 생선을 재료로 가장 쉽게 조리하는 방법들 중 하나로, 발라먹기 쉽고 팍팍하지 않으면서 매우 맛있고 만들기 수월한 요리이다. 이 요리법은 어떤 종류의 생선으로도 가능하고 뼈와 껍데기가 없는 닭 가슴살에도 적용할 수 있다. 생선은 두께 2.5센티미터를 기준으로 약 10분간 조리해야 한다. 닭 가슴살에는 조리시간이 약 15분 정도 필요할 것이다. 2인분.

신선한 대구 살코기 450그램

소금과 막 갈은 후추(입맛에 따라)

올리브유 2티스푼

발사믹 식초 2테이블스푼

신선한 타임 1테이블스푼

생선 앞뒤로 소금과 후추를 뿌려 간을 맞춘다. 뚜껑이 있는 큰 프라이팬을 중간보다 약간 높은 불로 가열한다. 뜨거워지면 올리브유를 두른다. 기름이 데워지면 팬에 대구를 올려놓고 불을 중간으로 낮춰 5분간 조리하거나, 생선의 아랫면이 갈색으로 변하거나 껍질이 노릇노릇해질 때까지 조리한다. 조심스럽게 생선을 뒤집고 중간보다 약간 낮은 불로 줄인 후 뚜껑을 덮는다. 약 5분 이상 조리한다. 포크로 생선살이 발라지면 다 익은 것이므로 팬에서 꺼내어 접시에 놓는다. 다시 중간보다 약간 높은 불로 올리고 발사믹 식초를 첨가해 주걱으로 팬을 긁으면서 빨리 조리한다. 불을 끄고 생선을 다시 팬에 옮겨놓고 생선을 뒤집어가며 약간의 식초를 양면에 끼얹는다. 신선한 타임을 흩뿌리고 음식을 즉시 내어 놓는다.

1인분의 영양학적 분석
칼로리: 228, 단백질: 40g, 지방: 6g, 탄수화물: 1g

살짝 튀긴 근대(녹색)

근대는 "다 성장한" 시금치와 같은 맛이 난다. 맛이 아주 좋고 영양이 풍부하다. 일반적으로 흰색과 붉은색 근대를 슈퍼에서 볼 수 있지만 자주색, 오렌지색, 그리고 밝은 노란색의 새로운 근대를 찾는다면 지역의 농산물 시장을 들러보아야 할 것이다. 이러한 간편한 근대 조리법은 시금치에도 동일하게 사용할 수 있다. 2인분.

신선한 근대 1묶음(녹색)

올리브유 1.5티스푼

자주색 양파 1/4, 아주 얇게 썬 것(빨간색/자주색)

마늘 2쪽, 다진 것(흰색/녹색)

소금(입맛에 따라)

근대를 깨끗이 씻고 줄기를 잘라낸다. 잎을 크게 썰어서 여과기에 넣고 말린다. 큰 프라이팬을 중간보다 약간 높은 불로 가열하고 올리브유를 뿌린다. 기름이 데워지면 자주색 양파를 넣고 양파가 야들야들해질 때까지 익히면서 저어준다. 마지막으로 소금으로 간을 맞추고 재빨리 섞어서 즉시 내어 놓는다.

1인분의 영양학적 분석
칼로리: 67, 단백질: 2.5g, 지방: 3g, 탄수화물: 8g, 섬유질: 2.5g, 알파카로틴: 55㎍, 베타카로틴: 4389㎍

잘게 썬 야채 샐러드(모든 색)

색깔 코드 전체를 포괄하는 조리법이 하나 있다면, 이 조리법이 그것일 것이다. 이 조리법은 모든 종류의 색깔 그룹이 포함되어 매우 아름다운 샐러드를 만들 수 있게 해준다. 밝은 색의 야채와 검은 올리브의 대조는 눈을 사로잡기에 충분하다. 드레싱에는 신선한 바질(basil, 허브의 일종)이 들어 있으며 부어 놓으면 갈색으로 변하므로 내어 놓기 직전에 드레싱을 부어야만 한다. 다음날이 되면 샐러드는 보기에 예쁘지는 않지만 여전히 맛은 좋다. 갓 만들었을 경우에 흰 그릇에 담아서 내어 놓으면 보기에 가장 좋다. 8인분.

3. 색깔 코드를 사용하기

신선한 브로콜리 1다발(녹색)

신선한 꽃양배추 1개(녹색)

생것 꼬마 당근 2컵(오렌지색)

방울토마토 1바구니, 2등분한 것(빨간색)

오이 큰 것 1개, 껍질을 벗기고 주사위 꼴의 큰 조각으로 썬 것(노란색/녹색)

빨간색 피망, 채 썬 것(빨간색/자주색)

노란색 피망 1개, 채 썬 것(노란색/녹색)

자주색 양파 작은 것 1개, 아주 얇게 썬 것(빨간색/자주색)

작은 블랙 올리브 1컵

잘게 썬 신선한 파슬리 1/4컵

드레싱

올리브유 2테이블스푼

발사믹 식초 1테이블스푼

신선한 레몬 주스 2테이블스푼(오렌지색/노란색)

신선한 바질 잎 1/2컵

소금 1티스푼

막 갈은 후추 1/2티스푼

디종풍 겨자 1/2티스푼

마늘 3쪽(흰색/녹색)

큰 냄비에 물을 붓고 가열한다. 물이 끓을 때까지 기다리면서 브로콜리와 꽃양배추를 한입에 먹기 좋은 크기의 작은 조각으로 쪼갠다. 물이 끓으면 브로콜리, 꽃양배추와 당근을 넣고 2분간 끓이거나 야채가 약간 연하지만 아직 아삭아삭할 정도로 끓인다. 물을 따라낸 후 즉시 찬물로 잘 헹군다. 냉장고에 넣어 30분간 차갑게 식힌다.

모든 드레싱 재료를 믹서에 넣고 바질과 마늘이 퓌레가 될 때까지 간다. 드레싱은 걸쭉할 것이며 따로 놓아둔다.

큰 그릇을 내어 놓고 데친 야채를 토마토, 오이, 피망, 양파, 올리브, 그리고 파슬리와 섞는다. 드레싱을 뿌리고 버무려 즉시 내어 놓는다.

1인분의 영양학적 분석

칼로리: 90, 단백질: 5g, 지방: 2g, 탄수화물: 4g, 섬유질: 11g, 알파카로틴: 960㎍, 베타카로틴: 1954㎍, 베타크립토산틴: 136㎍, 루테인+제아크산틴: 440㎍, 라이코펜: 908㎍

파스타를 위한 콩고기 소스

갈은 콩고기 대용식품의 좋은 점들 중 하나는 함께 요리하는 재료가 무엇이든 그 재료의 맛을 내기 쉽다는 것이다. 갈은 고기는 흔히 칠리, 타코 및 파스타 소스처럼 양념을 많이 한 요리에 사용되기 때문에 종종 콩고기 대용식품을 고기와 구분할 수 없게 된다. 4인분.

올리브유 1테이블스푼

마늘 2쪽, 다진 것(흰색/녹색)

양파 중간크기로 1개, 굵게 썬 것(흰색/녹색)

셀러리 2줄기, 잘게 썬 것(흰색/녹색)

당근 중간크기로 1개, 껍질을 벗기고 주사위 꼴로 잘게 썬 것(오렌지색)

버섯 113그램, 얇게 썬 것(흰색/녹색)

녹색 피망 1/2개, 주사위 꼴로 잘게 썬 것(노란색/녹색)

캔 퓌레 토마토 800그램짜리 1개(빨간색)

바질 말린 것 1티스푼 또는 신선한 것 1.5테이블스푼

오레가노 말린 것 1티스푼 또는 신선한 것 2티스푼

로즈메리 말린 것 1/2티스푼 또는 신선한 것 1티스푼

갈은 올스파이스 1/8티스푼

소금 1.5티스푼

막 갈은 후추 1/2티스푼

설탕 1티스푼

적포도주 2테이블스푼

물 2테이블스푼

갈은 콩고기 340그램

갈은 파마산 치즈 2테이블스푼

잘게 썬 신선한 파슬리 2테이블스푼

큰 수프냄비에 올리브 오일을 뿌리고 중간보다 약간 높은 불로 가열한다. 뜨거워지면 마늘, 양파, 셀러리, 당근, 버섯과 녹색 피망을 넣는다. 야채가 갈색으로 변하지 않을 정도로 연해질 때까지 약 4분간 살짝 튀긴다. 중간보다 약간 낮은 불로 낮추고 토마토 퓌레, 바질, 오레가노,

로즈메리, 올스파이스, 소금, 후추, 설탕, 포도주와 물을 넣고 저어 섞는다. 뚜껑을 닫고 30분간 부글부글 끓여 맛이 베이도록 한다. 소스가 너무 걸쭉해진 것 같으면 테이블스푼으로 물을 조금씩 첨가해 조절한다. 갈은 콩고기, 파마산 치즈와 파슬리를 넣고 콩고기가 완전히 가열될 때까지 몇 분 더 저으면서 끓인다. 통밀 파스타 위에 얹어서 내어 놓는다.

1인분의 영양학적 분석
칼로리: 247, 단백질: 24g, 지방: 5g, 탄수화물: 32g, 섬유질: 11g, 알파카로틴: 641μg, 베타카로틴: 2077μg, 루테인+제아크산틴: 225μg, 라이코펜: 33090μg

양배추와 피망을 잘게 썰어 만든 샐러드(slaw)(녹색 ; 노란색/녹색)

이 요리는 색깔이 아름다운 또 다른 샐러드이다. 이 요리는 마요네즈가 많이 든 델리식 샐러드라기보다는 녹색 양배추, 당근과 피망으로 이루어지고 애너하임 붉은 고추(Anaheim chile)로 만든 양념 맛이 강한 드레싱을 사용한다. 이 샐러드는 보통의 베지 버거(veggie burger, 고기를 안 쓴 버거) 식사에 부식으로 환상적이나, 나는 또한 이를 추수감사절에 내놓아 극찬을 받아 왔다. 다음날 당신이 남은 요리를 상추 대신 샌드위치에 사용하면 색깔이 다양하고 건강에 좋은 식사가 된다. 12인분.

녹색 양배추 작은 것 1개(녹색)

당근 큰 것 2개, 갈은 것(오렌지색)

3. 색깔 코드를 사용하기

노란색 피망 1개, 속을 도려내고 씨앗을 발라내어 채 썬 것(노란색/녹색)

빨간색 피망 1개, 속을 도려내고 씨앗을 발라내어 채 썬 것(빨간색/자주색)

자주색 양파 큰 것 1/2개 또는 작은 것 1개, 절반으로 자른 후 아주 얇게 썬 것(빨간색/자주색)

잘게 썬 신선한 파슬리 1/4컵

드레싱

캔에 든 연녹색 애너하임 붉은 고추 1캔

타라곤(tarragon, 허브의 일종) 또는 현미 와인 식초 1/2컵

라임 주스 1테이블스푼

올리브유 4테이블스푼

디종풍 겨자 1테이블스푼

마늘 2쪽(흰색/녹색)

설탕 2티스푼

소금 1.25티스푼

갈은 커민(cumin) 1/2티스푼

타바스코 1/4티스푼

막 갈은 후추(입맛에 따라)

갈은 라임 껍질 2티스푼

캐러웨이(caraway) 씨 1테이블스푼(선택사항)

양배추 속을 도려낸 다음, 거친 바깥 잎들을 벗겨내 버린다. 양배추를 반으로 잘라서 아주 얇게 썬다. 여과기에 놓고 매우 뜨거운 물로 헹군 후 약간 부드러워질 때까지 약 2분간 가볍게 짠다. 그런 다음 찬물로 헹군다. 양배추를 한 움큼씩 집어 키친타월에 놓고 말린다. 그렇게 한 움큼씩 말리면서 계속 양배추를 큰 그릇으로 옮긴다. 양배추를 모두 헹구고 말렸으면, 그릇에 당근, 피망, 양파와 파슬리를 넣는다. 캐러웨이 씨를 제외한 드레싱 재료들을 모두 믹서에 넣고 곱게 간다. 드레싱과 함께 캐러웨이 씨를 뿌리고 잘 버무린다. 내어 놓기 전에 잘 냉장해서 맛이 잘 베이도록 한다.

1인분의 영양학적 분석
칼로리: 73, 단백질: 1g, 지방: 5g, 탄수화물: 8g, 섬유질: 2g, 알파카로틴: 409㎍, 베타카로틴: 863㎍, 베타크립토산틴: 136㎍, 루테인+제아크산틴: 178㎍

넙치와 야채 케밥(Kabob)(노란색/녹색 ; 빨간색 ; 흰색/녹색)

생선 케밥은 구미에 당기는 요리이고 간단히 만들 수 있다. 꼬치를 꿰고 양념 소스를 미리 만든 다음 굽거나 바비큐 할 수 있다. 살이 무르지 않으면 어떤 생선이라도 이 조리법으로 요리할 수 있으며, 닭 가슴살도 마찬가지이다. 당신의 입맛에 따라서 야채를 다양하게 선택해라. 하지만 버섯, 토마토와 피망이 가장 많이 쓰인다. 당신이 케밥을 바비큐 할 계획이고 나무 꼬치를 사용하려 한다면 꼬치를 꿰기 전에 물에 잠시 담가서 타지 않도록 하라. 다음 조리법으로는 접시 당 큰 꼬치 1개 또는 작은 꼬치 2개를 만들 수 있다. 4인분.

신선한 넙치 살코기 1킬로그램

소금과 후추(입맛에 따라)

빨간색 피망 1/2개(빨간색/자주색)

노란색 피망 1/2개(노란색/녹색)

노란색 양파 1개(흰색/녹색)

방울토마토 16개(빨간색)

양송이버섯 중간크기로 16개(흰색/녹색)

양념 소스

저염 간장 8테이블스푼

마늘 4쪽(흰색/녹색)

1.3센티미터 두께로 썬 신선한 생강뿌리 1조각

흑설탕 2테이블스푼 + 2티스푼

현미 와인 식초 2테이블스푼 + 2티스푼

넙치 살코기를 2.5센티미터 크기 깍두기 모양으로 잘라 꼬치 8개에 가지런히 꿸 수 있도록 준비한다. 소금과 후추를 뿌리고 따로 놓아둔다. 빨간색 및 노란색 피망을 2.5센티미터 크기 깍두기 모양으로 자른다. 양파를 8조각으로 자르고 각각을 꿰기 쉽게 2조각으로 다시 쪼갠다. 버섯을 씻고 줄기를 잘라낸다.

생선, 피망, 양파 조각, 버섯과 토마토를 큰 꼬치 4개 또는 작은 꼬치 8개에 꿴다. 만약 당신이 바로 케밥을 요리할 계획이 아니라면 기름종

이로 살짝 덮어서 냉장한다.

　양념 소스용 모든 재료를 믹서에 넣어 돌린다.

　브로일러를 예열하고 차가운 브로일러 팬에 팬 스프레이를 뿌린다. 브로일러 팬을 몇 분간 열기 아래 두어 가열한 다음 뜨거운 팬 위에 꼬치를 조심스럽게 놓는다. 이렇게 하면 생선과 야채가 빨리 구워진다. 스푼으로 양념 소스를 생선 위에 적당히 뿌리고 3~4분간 또는 생선과 야채가 갈색으로 변하기 시작할 때까지 굽는다. 꼬치를 뒤집고 양념 소스를 뿌린 후 다시 2~3분간 굽는다. 스푼으로 남은 양념 소스를 생선 위에 뿌리고 내어 놓는다.

1인분의 영양학적 분석

칼로리: 335, 단백질: 52g, 지방: 6g, 탄수화물: 19g, 섬유질: 3g, 알파카로틴: 75㎍, 베타카로틴: 490㎍, 베타크립토산틴: 204㎍, 루테인+제아크산틴: 80㎍, 라이코펜: 1861㎍

브렉퍼스트 부리토(breakfast burrito)(빨간색; 노란색/녹색; 흰색/녹색)

　부리토는 종종 고기, 치즈와 사우어 크림으로 채워지고 고지방 밀가루 토르티야로 싸여 있다. 다음 요리는 무지방, 통곡 옥수수 토르티야 속에 고단백 계란 흰자 및 콩 소시지가 들어가고 맛을 돋우는 아보카도와 토마토 살사가 가미된다. 2인분.

　　아보카도 1/4개(노란색/녹색)

　　옥수수 토르티야 4개

　　무지방 팬 스프레이

콩 소시지 패티 2개

계란 흰자 6개

파 1개, 잘게 썬 것(흰색/녹색)

조리된 토마토 살사(빨간색)

아보카도의 껍질을 벗기고 주사위 꼴로 썰어서 따로 놓아둔다. 토르티야를 호일에 싸서 180도 오븐에 넣고 가열한다. 그러면서 계란과 소시지를 준비한다. 들러붙지 않는 큰 프라이팬 또는 무지방 팬 스프레이를 뿌린 큰 프라이팬을 중간보다 약간 낮은 불로 가열해서 소시지 패티를 으깨고 소시지가 충분히 구워질 정도로 저어준다. 소시지를 뚜껑이 있는 그릇에 옮겨서 따로 놓아둔다. 종이타월로 팬을 닦아내고 팬 스프레이를 뿌린 후 다시 가열한다. 계란 흰자를 포크로 휘저어 가열된 팬에 붓는다. 자주 휘저어서 요리해 스크램블드에그를 만든다.

속을 채우기 위해 두 접시 각각에 2개의 토르티야를 놓는다. 두 토르티야에 소시지, 계란 흰자와 아보카도를 고르게 나눈다. 잘게 썬 파와 살사를 위에 뿌리고 토르티야를 만다.

1인분의 영양학적 분석

칼로리: 310, 단백질: 33g, 지방: 5g, 탄수화물: 36g, 섬유질: 9g, 알파카로틴: 15㎍, 베타카로틴: 170㎍, 베타크립토산틴: 18㎍

치킨과 현미밥(녹색; 오렌지색; 흰색/녹색)

이 조리법은 보통의 버거와 프라이를 대체하는 즉석식품으로 인기가 있는 치킨과 쌀밥 요리에 비해 더 건강에 좋고 보다 색깔이 다양한 것이다. 대체로 식당가에서 내놓는 치킨과 쌀밥 요리에는 흰쌀이 많이 들어 있고 대게 기름기가 더 많은 닭 넓적다리 살을 사용하며 야채가 적게 들어 있다. 다음 요리는 통곡 현미와 닭 가슴살을 사용하고 야채가 풍부하다. 4인분.

닭 가슴살 반쪽 4개, 뼈와 껍데기를 제거한 것

소금과 후추(입맛에 따라)

무지방 팬 스프레이

브로콜리 꽃 부분 2컵, 한입에 먹기 좋은 크기의 쪼갠 것

올리브유 1티스푼

잘게 썬 청경채 2컵(녹색)

당근 2개, 성냥개비처럼 채 썬 것(오렌지색)

노란색 양파 1/2개, 얇게 썬 것(흰색/녹색)

마늘 2쪽, 다진 것(흰색/녹색)

파 1개, 잘게 썬 것(흰색/녹색)

다진 신선한 생강뿌리 2티스푼

갓 지은 현미밥 2컵

병에 든 데리야끼 소스

닭 가슴살 양면에 소금과 후추로 간을 한다. 뚜껑이 있는 큰 프라이 팬에 팬 스프레이를 뿌린다. 팬을 중간보다 약간 높은 불에 놓고 1분간 가열한다. 팬에 닭 가슴살을 얹고 5~7분간 또는 고기가 갈색이 되기 시작할 때까지 익힌다. 닭 가슴살을 뒤집고 팬에 뚜껑을 덮은 후 불을 중간보다 약간 낮게 한다. 닭고기가 자체 육즙으로 조리되도록 12~15분간 또는 충분히 조리될 때까지 기다린다. 불을 끄고 팬에서 닭 가슴살을 꺼내 자른 다음, 다시 팬에 넣고 뚜껑을 닫아 보온한다.

닭고기가 조리되는 동안 뚜껑을 닫은 중간 크기의 소스 팬에서 물 6컵을 끓인다. 물이 끓으면 브로콜리 꽃 부분을 넣고 1분간, 즉 브로콜리가 연녹색으로 변하고 약간 연해질 정도로 데친다. 브로콜리에서 물을 빼고 헹구지는 않는다.

큰 프라이팬을 센 불로 가열하고 올리브유를 뿌린다. 브로콜리, 양배추, 당근, 양파, 마늘, 그리고 파와 생강을 넣고 3~4분간 야채가 아삭아삭하면서 연해질 때까지 흔들어 볶는다. 입맛에 따라 소금과 후추로 간을 한다.

지은 현미밥을 4개의 그릇에 나눈다. 쌀 위에 야채와 잘라 놓은 닭 가슴살을 얹은 다음 입맛에 따라 데리야끼 소스를 뿌린다.

1인분의 영양학적 분석
칼로리: 332, 단백질: 34g, 지방: 5g, 탄수화물: 12g, 섬유질: 1g, 알파카로틴: 1235㎍, 베타카로틴: 2414㎍, 루테인+제아크산틴: 1174㎍

양념한 생선 스튜(빨간색; 노란색/녹색; 흰색/녹색)

이 스튜는 검보(gumbo) 스튜처럼 피망, 마늘, 커민, 고춧가루 (cayenne pepper)와 월계수 잎으로 양념한다. 이 조리법은 매우 융통성이 있어 당신은 다양한 야채 및 해산물로 실험해 볼 수 있다. 냉동 새우 및 관자는 널리 시판되고 있으며 이 요리를 빠르고 쉽게 해주지만, 아무 종류의 생선을 사용해도 좋다. 일부 수산물시장들에서는 차우더 (chowder) 수프용 모듬 생선을 판매하며, 이는 이번 요리에 딱 맞고 생선 살코기들을 통째로 사는 것보다 훨씬 덜 비싸다. 4인분.

올리브유 1테이블스푼

주사위 꼴로 썬 노란색 양파 1컵(흰색/녹색)

굵게 썬 빨간색 피망 1/2컵(빨간색/자주색)

굵게 썬 녹색 피망 1/2컵(노란색/녹색)

얇게 썬 버섯 3/4컵(흰색/녹색)

마늘 2쪽, 곱게 다진 것(흰색/녹색)

저염 닭고기 육수 1컵

주사위 꼴로 썬 토마토가 든 캔 410그램짜리 2개(빨간색)

갈은 커민 1/2티스푼

고춧가루 1/4티스푼

소금 1/4티스푼

막 갈은 후추 1/4티스푼

월계수 잎 1개

신선 또는 냉동의 조리된 새우 230그램, 껍데기와 내장을 제거한 것

신선 또는 냉동 관자 170그램

잘게 썬 신선한 파슬리 1테이블스푼

큰 수프 냄비에 올리브유를 뿌리고 중불로 가열한다. 양파, 피망, 버섯과 마늘을 넣고 8~10분간 자주 저으면서 조리한다. 닭고기 육수, 토마토, 커민, 고춧가루, 소금, 후추와 월계수 잎을 넣는다. 뚜껑을 연 채 가끔 저어주면서 30분간 부글부글 끓인다. 이 소스에 새우와 관자를 넣고 뚜껑을 닫아 다시 10~15분간(관자의 크기에 따라) 관자가 익고 요리가 충분히 가열되도록 부글부글 끓인다. 마지막으로 간을 조절하고 월계수 잎을 꺼낸 후 파슬리를 넣어 저은 다음 내어 놓는다.

1인분의 영양학적 분석

칼로리: 215, 단백질: 23g, 지방: 5g, 탄수화물: 21g, 섬유질: 1g, 알파카로틴: 10µg, 베타카로틴: 703µg, 베타크립토산틴: 276µg, 루테인+제아크산틴: 82µg, 라이코펜: 19950µg

시금치, 양파, 버섯, 토마토와 여러 허브를 넣어 만든 계란 흰자 오믈렛

(흰색/녹색; 노란색/녹색; 빨간색)

오믈렛은 개별적으로 만들면 가장 쉬운 음식이므로, 이 조리법은 1인분용이다. 당신이 계란 흰자만으로 오믈렛을 만들어본 적이 없다면, 당신은 계란 흰자 오믈렛이 얼마나 맛있는지 알면 놀랄 것이다. 중간 크기의 들러붙지 않고 테두리가 경사진 오믈렛 팬을 사용하면 최선을 결

과를 얻을 수 있다. 1인분.

들러붙지 않도록 뿌리는 팬 스프레이

신선한 시금치 잎 1컵, 행구고 수건으로 토닥거려 말린 것(노란색/녹색)

잘게 썬 양파 2티스푼(흰색/녹색)

신선한 버섯 2개, 주사위 꼴로 썬 것(흰색/녹색)

주사위 꼴로 썬 신선한 붉은 토마토 2테이블스푼(빨간색)

올리브유 1티스푼

계란 흰자 4개, 포크로 깬 것

신선한 허브 잘게 썬 것 1티스푼 또는 말린 허브 1/4 티스푼

들러붙지 않도록 하는 팬 스프레이를 오믈렛 팬에 뿌린다. 팬을 중간보다 약간 높은 불로 가열한다. 시금치 잎, 양파, 버섯과 토마토를 넣고 야채가 연해질 때까지 약 2분간 살짝 튀긴다. 야채를 팬에서 작은 접시로 옮기고 따로 놓아둔다. 종이타월로 오믈렛 팬을 닦아내고 다시 가열한 후 올리브유를 뿌리고 빙빙 돌려 기름이 팬에 골고루 퍼지도록 한다. 계란 흰자를 부어 넣고 오믈렛의 가장자리가 일어나면 들어 올려 안 익은 부분이 밑으로 가게 한다. 오믈렛이 되어 가면 잠시 뒤집어 반대쪽을 익힌다. 살짝 튀겨 놓아둔 야채와 허브를 얹고 반으로 접어 내어 놓는다.

1인분의 영양학적 분석

칼로리: 135, 단백질: 17g, 지방: 5g, 탄수화물: 7g, 섬유질: 2g, 알파카로틴: 26㎍, 베타카로틴: 3224㎍, 루테인+제아크산틴: 6715㎍, 라이코펜: 696㎍

피타 포켓(pita pocket) 참치 샌드위치(오렌지색; 노란색/녹색; 빨간색)

참치를 마요네즈가 가득한 기름기 많은 참치 샐러드로 만들면 흔히 건강에 도움이 되는 참치의 효과가 사라진다. 이번 요리는 물이 담긴 캔에 든 날개다랑어(albacore) 참치를 두부 드레싱, 야채 및 렐리시(relish) 소스와 혼합함으로써 부담이 적으면서 더 맛있고 색깔이 보다 다양하다. 이러한 참치 샐러드는 고섬유질 통밀 피타 빵으로 싼다. 4인분.

두부 드레싱

단단한 두부 3/4컵

신선한 레몬 주스 2테이블스푼(오렌지색/노란색)

겨자가루 1/4티스푼

소금 1/2티스푼

흰 후추 1/8티스푼

설탕 1.25티스푼

통곡 피타 포켓 빵 4개

물에 담긴 캔에 든 날개다랑어 참치 340그램짜리 1개

셀러리 2줄기, 주사위 꼴로 작게 썬 것(흰색/녹색)

잘게 썬 양파 1/4컵(흰색/녹색)

당근 중간 크기로 2개, 껍질을 벗기고 간 것(오렌지색)

토마토 1개, 주사위 꼴로 작게 썬 것(빨간색)

준비한 달콤한 피클 렐리시 소스 2테이블스푼

모듬 야채 2컵, 헹구고 종이타월로 말린 다음 굵게 썬 것; 혹은 알팔파 또는 브로콜리 싹(노란색/녹색)

먼저 두부 드레싱을 만든다. 모든 재료를 믹서에 넣고 곱게 간다.

피타 빵을 절반으로 자른다. 참치 캔에서 물을 따라낸 후 참치를 중간 크기의 그릇에 넣고 포크로 얇게 벗겨낸다. 두부 드레싱, 셀러리, 양파, 당근, 토마토와 렐리시 소스를 넣어 섞는다. 그런 다음 굵게 썬 상추 또는 싹을 넣고 부드럽게 버무린다. 참치 혼합물을 피타 포켓에 채워서 내어 놓는다.

1인분의 영양학적 분석
칼로리: 360, 단백질: 37g, 지방: 5g, 탄수화물: 47g, 섬유질: 7g, 알파카로틴: 643㎍, 베타카로틴: 1507㎍, 루테인+제아크산틴: 834㎍

새콤달콤한 양배추 쌈(녹색 ; 빨간색 ; 흰색/녹색)

갈은 콩고기가 재료로 들어가면서 그 요리의 맛을 내는 데 탁월한 역할을 한다는 예가 여기 더 있다. 이 요리에는 많은 재료가 있지만, 아주 빨리 함께 좋은 맛을 내고 다시 데우기 쉽기 때문에 노력할 만한 가치가 있다. 8인분.

작은 녹색 양배추 1개(녹색)

갈은 콩고기 340그램

현미밥 1컵

잘게 썬 양파 1/3컵(흰색/녹색)

소금 1/2티스푼

캐러웨이 씨 1티스푼(선택사항)

말린 타임 1/2티스푼

막 갈은 후추(입맛에 따라)

올리브유 2티스푼

캔 토마토 퓌레 800그램짜리 1개(빨간색)

옅은 갈색 건포도(golden raisin) 1/2컵

흑설탕 1/4컵

신선한 레몬 주스 1테이블스푼(오렌지색/노란색)

현미식초 1티스푼

소금 3/4티스푼

갈은 생강 1티스푼

오븐을 180도로 예열한다.

양배추 속을 도려내고 주의해서 큰 바깥쪽 잎 8개를 벗겨내 헹군 후 따로 놓아둔다. 남은 양배추를 채 썬다. 6~7컵은 될 것이다. 채 썬 양배추를 헹구고 따로 두어 물기를 뺀다. 큰 소스 팬에 물을 끓이고 큰 양배추 잎 8개를 5분간 익힌다. 찬 수돗물 아래서 식힌 다음, 물기를 빼고 따로 놓아둔다. 큰 그릇에 갈은 콩고기, 밥, 파, 소금, 캐러웨이 씨, 타임과 후추를 넣고 완전히 섞일 때까지 버무린다.

큰 육수냄비에 올리브유를 뿌리고 중간보다 약간 높은 불로 가열한다. 채 썬 양배추를 넣고 가끔 저어주면서 양배추가 야들야들해질 때까지 약 10분간 조리한다. 토마토 퓌레, 건포도, 흑설탕, 레몬 주스, 식초, 소금과 생강을 넣고 젓는다. 중간보다 약간 낮은 불로 낮추고 뚜껑을 닫은 후 15분간 부글부글 끓여 맛이 베이도록 한다.

소스가 끓는 동안 각 양배추 잎의 중앙에 속 재료 약 1/2컵을 넣어 양배추 잎들을 채운다. 잎의 밑 부분을 접어 속 재료를 덮은 다음에 양측에서 접고 말아 올려 위 부분을 덮는다.

양배추 롤을 한 층에 담을 만큼 큰 찜그릇(casserole)에 양배추/토마토 혼합 재료 절반을 넣는다. 그 위에 양배추 롤을 얹은 다음, 나머지 양배추/토마토 혼합 재료로 덮는다. 찜그릇을 호일로 덮고 예열된 오븐으로 옮겨 1시간 동안 굽는다.

1인분의 영양학적 분석
칼로리: 186, 단백질: 11g, 지방: 2g, 탄수화물: 34g, 섬유질: 7g, 베타카로틴: 467㎍, 루테인 +제아크산틴: 279㎍, 라이코펜: 16545㎍

절인 오이 샐러드(흰색/녹색)

절인 오이는 다양한 방법으로 만들 수 있으며, 항상 기분을 상쾌하게 해준다. 다음 요리는 현미 와인 식초, 간장, 생강과 함께 약간의 참깨를 곁들여서 아시아풍의 맛을 낸다. 오이는 절여지면서 수분을 내보내고 연해지므로 이 요리는 적어도 30분 전에 미리 준비해야 한다. 4인분.

오이 큰 것 2개(흰색/녹색)

양념한 현미 식초 1/4컵

저염 간장 1테이블스푼

설탕 1티스푼

고춧가루 1/8티스푼 또는 입맛에 따라

소금 1/4티스푼

6밀리미터 두께로 썬 신선한 생강뿌리, 껍질 벗기고 잘게 썬 것

참기름 1/8티스푼

딜(dill) 신선한 것 1티스푼 또는 말린 것 1/2티스푼

잘게 썬 파슬리 1테이블스푼

오이의 양 끝부분을 잘라낸다. 껍질을 벗기고 아주 얇게 썰어 내어 놓을 그릇에 넣는다. 남은 재료들을 작은 그릇에 넣고 섞는다. 드레싱을 맛보고 입맛에 따라 간을 조절한다. 오이 위에 붓고 살짝 버무려 30분간 냉장한다.

1인분의 영양학적 분석
칼로리: 10, 단백질: 0g, 지방: 0g, 탄수화물: 2g, 섬유질: 1g, 알파카로틴: 4μg, 베타카로틴: 8μg

발사믹 비네그렛(vinaigrette) 드레싱을 뿌린 셰프 샐러드

(노란색/녹색; 빨간색)

전형적인 셰프 샐러드는 지방이 높고 영양가가 낮다. 즉 아이스버그 양상추, 치즈, 계란 노른자와 사우전드 아일랜드 드레싱이 주요 재료이다. 이번 요리에서는 단백질을 고려해 계란 흰자와 채식주의자용 칠면조를 사용하고 색깔 코드를 충족시키기 위해 로메인 양상추, 시금치, 파와 토마토를 포함시키며 심장 건강에 좋은 올리브유 비네그렛 드레싱을 사용한다. 2인분.

드레싱

올리브유 2티스푼

발사믹 식초 2티스푼

마늘 1쪽, 다진 것(흰색/녹색)

디종풍 겨자 1/2티스푼

소금 1/4티스푼

막 갈은 후추(입맛에 따라)

로메인 양상추 2컵, 한입에 먹기 좋은 크기로 찢어 놓은 것(노란색/녹색)

신선한 시금치 잎 2컵(노란색/녹색)

파 1개, 잘게 썬 것(흰색/녹색)

토마토 2개, 얇게 썬 것(빨간색)

계란 흰자 12개, 완숙시켜 주사위 꼴로 썬 것

채식주의자용 칠면조 12조각

잘게 썬 신선한 파슬리 2테이블스푼

요리를 내어 놓기 약 반시간 전에 상추와 시금치를 잘 씻어 말린다. 냉장고에 넣어 차게 한다. 드레싱 재료를 그릇에 넣어 혼합하거나 단지에 넣어 흔든 후 따로 놓아둔다. 내어 놓을 준비가 되면 상추, 시금치, 파와 토마토에 드레싱을 뿌려 버무리고 두 접시에 가지런히 놓는다. 각접시의 야채 위에 계란 흰자 절반과 칠면조 절반을 나눠 놓는다. 잘게 썬 파슬리를 뿌려서 내어 놓는다.

1인분의 영양학적 분석
칼로리: 305, 단백질: 46g, 지방: 4g, 탄수화물: 9g, 섬유질: 6g, 알파카로틴: 139μg, 베타카로틴: 3997μg, 루테인+제아크산틴: 3163μg, 라이코펜: 3721μg

1주일분의 색깔 코드 식사를 위한 구매목록

현대 미국인의 생활습관이 된 숨 가쁜 생활에서는 식사시간을 낼 여유가 거의 없다. 많은 사람들이 뛰면서 식사를 해결하고 자리에 앉아서 제대로 차려진 식사를 하는 사치는 엄두도 못 낸다. 집안 찬장을 채울 때 당신은 단순히 허리둘레를 증가시키기보다는 건강에 도움이 되는 식품을 미리 고려해야 한다.

매일 식품을 구매할 필요는 없지만, 당신은 가능한 한 식품이 신선하기를 원한다. 다음 목록에 있는 식품들은 신선한 생선을 제외하고는 대

114

부분 며칠은 갈 것이다. 만약 당신이 냉동보다 신선한 생선을 선호한다면 구입 후 24시간 이내에 해먹어야 하므로 더 자주 장을 보아야 할 것이다. 아래에 열거된 식품들은 제2장에서 소개한 음식들을 준비하도록 해준다.

구매목록(첫째 날에서 넷째 날)

▶ 육류/생선/가금류
물이 담긴 캔 날개다랑어 참치
닭 가슴살
대구

넙치
새우, 신선 또는 냉동
얇게 썬 칠면조 가슴살, 샌드위치용

▶ 콩단백
단단한 두부
냉동 콩 버거 패티
연한 두부
콩 캐나다 베이컨

갈은 콩고기(soy ground round)
두유
콩 너깃 시리얼
분리 콩단백 가루

▶ 과일
바나나
모듬 베리(냉동)
블랙베리, 신선 또는 냉동
블루베리, 신선 또는 냉동
망고
승도복숭아
오렌지 주스, 신선 및 냉동 농축액
오렌지

캔 감귤
캔털루프
포도
라임
배
파인애플
파인애플 주스
딸기, 신선 또는 냉동

▶ 야채
아보카도
당근, 큰 것 및 꼬마

모듬 샐러드 야채
버섯

115

브로콜리

녹색 양배추

꽃양배추

셀러리

골파

오이

깍지콩(green bean), 신선 또는 냉동

녹색 피망

레몬

라임

양파, 자주색 또는 노란색

파슬리

피망, 빨강, 노랑 및 녹색

감자

로메인 양상추

파

근대

방울토마토

토마토, 신선 및 캔

▶ 유제품

계란 흰자

무지방 코티지 치즈

무지방 우유

무지방 모짜렐라 치즈

파마산 치즈

▶ 곡물

현미

빻은 밀

잉글리시 머핀, 통곡

으깬 귀리(rolled oats)

통곡 빵

통곡 햄버거 빵

통밀 쿠스쿠스

통밀 파스타

▶ 미각 증진 식품과 양념

올스파이스

발사믹 식초

바질(basil), 신선 또는 건조

블랙 올리브

캐러웨이 씨

골파

감

정향(clove)

커민, 간 것

디종 겨자

딜(dill)로 양념한 피클

육두구(nutmeg)

올리브유

오레가노

잣

고춧가루(red pepper flake)

적포도주

적포도주 식초

현미 식초

로즈메리, 신선 또는 건조

저염 간장

타바스코

딜, 신선 또는 건조   타라곤 식초
마늘   타임
생강뿌리   호두
꿀   흰 후추, 간 것
케첩   박하, 신선 또는 건조

▶ 기타
캔 풋고추, 덜 매운 것   참기름
저염 닭고기 국물   토마토 수프
올리브유 팬 스프레이   살구잼
준비된 피자 소스   옥수수녹말
적포도주   우스터셔 소스(Worcestershire sauce)
청주

구매목록(다섯째 날에서 일곱째 날)

▶ **육류/생선/가금류**
물이 담긴 캔 날개다랑어 참치   새우와 관자
닭 가슴살

▶ **콩단백**
단단한 두부   콩 소시지 패티
갈은 콩고기(soy ground round)   얇게 썬 콩 칠면조
두유   채식주의자용 칠리
콩 너깃 시리얼

▶ **과일**
바나나   파파야
모듬 베리(신선 또는 냉동)   복숭아
캔털루프   파인애플
키위   라즈베리
레몬   딸기, 냉동
라임   수박

▶ 야채

알팔파 싹	레몬
아보카도	모듬 야채
브로콜리	버섯
녹색 양배추	양파
당근	파슬리
셀러리	피망, 녹색과 빨간색
청경채	시금치, 생것
옥수수(자루)	로메인 양상추
오이	파
마늘	토마토, 신선 및 캔 퓌레
생강뿌리, 신선	노란색 양파
녹색 양배추	

▶ 유제품

계란 흰자	무지방 우유
플레인 무지방 요구르트	

▶ 곡물

현미	통밀 피타 빵
옥수수 토르티야	통곡 크래커
통곡 빵	

▶ 미각 증진 식품과 양념

발사믹 식초	올리브유
월계수 잎	오레가노
바질(basil)	현미 식초
캐러웨이 씨	로즈메리
고춧가루(cayenne pepper)	참기름
감	참깨
커민, 간 것	간장
겨자가루	데리야끼 소스
생강, 간 것	타임
매운 고춧가루(hot red pepper flake)	

▶ 기타

바비큐 소스
빵가루
캔 저염 닭고기 국물
캔 토마토(플럼, 스튜 및 소스)
꿀
겨자

옅은 갈색 건포도(golden raisin)
적포도주
렐리시(relish) 소스
새콤달콤한 소스
토마토 살사
혼합 야채 주스

이제 당신은 장보기를 마쳤고 부엌은 색깔 코드 식사를 위한 준비가 되어 있으므로 당신은 집에서 새롭고 건강한 방식으로 식사할 수 있다. 그러나 오늘날 이것만으로는 부족하다. 전체 식사의 절반 이상이 패스트푸드점, 테이크아웃 레스토랑과 정식 레스토랑에서 이루어지므로 당신은 식당에서 제공하는 식사들 속에서 당신의 식습관을 유지하는 특별한 기술을 필요로 한다. 다음 장에서는 이 외식이란 고지방, 고당분, 저건강 정글에서 생존하는 일부 핵심적인 기술을 소개한다.

4 당신의 색깔 코드와 여행하며 식사하기

레스토랑에서 식사할 때마다 당신은 무엇을 먹고 그것이 어떻게 요리되는지에 대해서 주의를 기울여야 한다. 그러나 당신이 집에서 다양한 색깔의 식사를 요리해보았다면, 거리와 레스토랑에서 식사할 때 그러한 지식을 적용하기가 쉬울 것이다.

값비싼 레스토랑에서 색깔 코드 식사는 어떤 모습일까? 최근 나는 학술대회에 참석하면서 뉴욕의 고급 레스토랑에서 식사할 기회가 있었다. 우리 식탁의 한 젊은 의사는 큰 갈빗살, 프렌치프라이드 양파 링, 사운전드 아일랜드 드레싱이 듬뿍 뿌려진 아이스버그 양상추 샐러드와 디저트로 핫퍼지 아이스크림선디(hot-fudge sundae)를 주문했다. 그는 틀림없이 의과대학에서 영양학을 배우지 않았을 것이다. 나는 발사믹 식초를 뿌린 짙은 녹색 상추 샐러드, 오렌지 소스가 곁에 있는 구운 넙치 요리(Dover sole), 스튜드 토마토와 찐 아스파라거스, 브로콜리, 꽃양배추 및 당근 등 찐 야채, 그리고 디저트로 키위, 라즈베리, 딸기, 블루베리 등이 포함된 모듬 과일을 주문했다. 내 계산으로는 내 식사가 그날의 내 색깔 코드를 충족시키는 데 아주 효과적이면서도 그의 것보다 1,000칼로리는 적었다. 나는 당신이 항상 값비싼 레스토랑에서 식사하지는 않는다는 점을 인정하지만 가능한 한 많은 색깔을 띠는 식사를 해야 한다는 생각은 당신이 어디에서 식사하든지 동일하다.

다음은 대부분의 레스토랑에서 색깔 코드를 유지하기 위해 당신이 할 수 있는 몇 가지 간단한 일이다.

1. 당신이 앉을 때 식탁 위에 칩이나 빵이 있다면, 반드시 그것들을 가능한 한 멀리 떨어트려 놓아야 한다. 기름에 튀긴 고지방 토르티야 칩 1인분은 500칼로리가 넘고, 그러한 훌륭한 빵과 롤은 쉽사리 수백 칼로리를 추가한다. 만약 웨이터가 빵이나 칩을 내놓으려 한다면, 대신 주문을 받고 그것들은 부엌으로 다시 가져가라고 요청하라. 일부 레스토랑에서는 생야채(crudités, 식사 전에 소스와 함께 제공되는 생야채 썬 것)를 내어 놓는다. 정말로 배가 고프면 대신 이것을 부탁하고, 아니면 물이나 냉차를 한잔 마시면서 음식이 나올 때까지 좋은 대화를 나눈다.

2. 색깔이 다양한 야채가 든 샐러드를 주문하라. 아이스버그 양상추가 아니라 빨간색 피망, 녹색 피망, 당근, 브로콜리 등 서로 다른 색깔을 내는 야채를 가능한 한 많이 샐러드에 추가하도록 하라. 사우전드 아일랜드와 같은 보통의 고지방 드레싱 또는 비네그렛 (vinaigrette) 드레싱 혹은 블루 치즈보다는 와인 식초나 현미 식초를 사용하라. 맛을 돋우려면 잘게 자른 아보카도나 약간의 올리

122

컬러 다이어트-7가지 색깔 음식이 내 몸 살린다!

브유를 추가해라.

3. 단백질 주음식으로 지방이 적은 닭 가슴살, 칠면조 흰 살코기, 흰 살 생선 또는 기타 종류의 해산물을 주문하라. 1인분은 여자라면 손바닥 정도의 크기가 좋고 남자라면 손바닥 2배 정도의 크기가 좋다.

4. 단백질 주음식의 크기에 따라 당신이 고를 야채의 양이 결정된다. 2가지 이상 서로 다른 색깔의 야채를 선택하되, 야채 분량 크기를 단백질 분량 크기의 최소 2배로 한다.

5. 디저트로는 딸기, 라즈베리와 키위 한 그릇처럼 모듬 과일을 주문하라. 이러한 디저트가 제공되지 않는다면, 오렌지, 사과 또는 배를 부탁하라. 일부 레스토랑에서는 시나몬을 뿌려 구운 사과 또는 배를 제공한다. 이 음식이 설탕 시럽에 담겨 있지 않은 것을 확인하였다면, 즐겨라. 이러한 신선한 또는 구운 과일 디저트를 포크나 나이프로 잘라가며 천천히 먹으면서 마치 고지방/고당분 케이크, 패스트리 또는 파이를 먹고 있는 것처럼 맛을 음미하라.

특대음식을 피하라

"많을수록 좋다"란 함정에 빠지지 마라! 레스토랑은 음식을 많이 제공하기를 좋아한다. 그들의 비용은 대부분 노동력과 관련이 있기 때문에, 그들은 저렴하게 음식을 많이 제공함으로써 손님을 다시 찾아오게 할 수 있다고 생각한다. 만일 당신이 다른 누군가와 식사하고 있다면, 큰 주음식 하나와 샐러드 하나를 둘이 나누어 먹거나 주음식 절반을

"도기백(doggie bag, 먹다 남은 음식을 싸주는 봉지)"에 싸서 집에 가져가라. 다음날 점심으로 먹으면 아주 좋다.

이와 같은 규칙은 음식의 양보다 외형이 더 중요한 값비싼 레스토랑에서는 예외이다. 이러한 레스토랑은 여러 색깔의 소스들을 사용해 소량의 고기, 생선 또는 가금류를 두르고 곁들여서 아름답게 꾸몄지만 때로 양이 너무 부족한 야채를 내어 놓는다. 그러나 이런 레스토랑에서 식사를 하면, 대개 찐 야채를 더 부탁하거나 야채 요리를 별도로 주문하기가 쉽다. 유럽 대륙 요리사들은 색깔이 다양한 식사의 가치를 안다.

레스토랑에서의 식사는 대화를 나누고 사람들을 만나는 가운데 즐거운 경험이어야 한다. 당신이 레스토랑으로 걸어 들어갈 때 세련된 사회 경험을 위하여 앉는 모습을 그려보라. 예전에는 생일이나 기념일 같은 특별한 경우에만 밖에서 식사를 하곤 했다. 그러나 오늘날 미국인들은 외식을 하는 경우가 적어도 50퍼센트이다.

대부분 주중에 외식하는 이유는 요리할 시간이 없기 때문이다. 학부모회 모임이나 운동회와 같이 아이들을 위한 특별 이벤트가 있을 수 있고, 혹은 늦게까지 이어지는 업무회의가 있을 수도 있다. 당신이 주중에 외식하게 될 때 엄청난 양의 음식으로 고된 하루 일을 한 자신을 보상하거나 스테이크와 양파 링 같은 고지방 음식으로 배를 두둑이 채워 자신의 불안을 잠재울 수 있다고 생각하지 마라. 당신은 벌목꾼이 아니며, 따라서 그렇게 음식을 먹어서는 안 된다. 만약 당신이 무언가를 어적어적 씹고자 한다면, 와인 식초 또는 레몬을 뿌린 큰 샐러드와 와인 한잔을 주문하고 이어 큰 접시에 담긴 찐 야채나 야채수프를 먹어라.

당신의 색깔 코드를 완성시키는 데 집중함으로써 당신은 레스토랑 메뉴에서 찾을 수 있는 대부분의 음식보다 양은 더 많아도 열량은 더 적은 음식을 먹게 될 것이다.

지방에 집중하라: 레스토랑 스타일

당신이 섭취하는 지방의 양을 조절하는 것은 레스토랑에서 마주치는 또 다른 큰 장애물이다. 왜냐하면 지방은 모든 식품에 있기 때문이다. 지방은 식탁 위에도(버터, 마가린, 칩), 음식 요리과정에도(튀기거나 찜), 또 재료 자체 속에도(버터, 치즈) 있다. 당신이 음식을 준비하지 않기 때문에 당신이 원하는 것을 얻을 수 있으려면 재료와 요리과정에 대해서 적절히 질문하는 법을 배워야 한다.

- 생선 또는 닭고기를 바싹 튀기는 대신 오븐이나 그릴에 구워 달라고 요청하라.
- 소스를 뿌리지 말고 따로 달라고 하거나 아예 버터 소스를 빼달라고 요청하라.
- 쌀 또는 감자 대신 찐 야채를 2배 달라고 부탁하라.

국제 색깔 코드

세계적으로 많은 요리가 야채, 과일, 통곡, 허브와 향신료를 많이 사용하기 때문에 색깔 코드에 잘 맞는다. 여기서 세계의 요리를 잠깐 둘러보면서 가장 건강에 좋은 메뉴 재료들을 추천한다.

중국과 일본

중국 현지에서 먹는 중국 음식은 세계에서 가장 건강한 음식 중의 하나이나, 미국 내 중국인의 음식은 세계에서 가장 기름진 음식 중 하나이다. 중국에는 적어도 뚜렷이 구별되는 4가지 지역 음식이 있으며, 각각은 지리, 기후와 역사적 영향의 차이를 반영한다. 예를 들어 쓰촨 요리는 고추와 고추기름을 사용해 아주 양념 맛이 강한 음식을 요리한다. 중국 북부 요리는 국수와 만두 같이 밀 중심의 음식을 강조한다. 중국 남부 광둥 지방에서는 흰쌀밥과 끓이거나 기름을 최소한으로 사용해 볶은 야채를 먹는다. 남부 출신의 많은 중국인이 1800년대에 캘리포니아로 이주하였으므로 광둥 음식은 기름과 아주 달콤한 소스를 사용하는 중국계 미국인 음식의 기본이 되었다. 새콤달콤한 소스, 그리고 후난 비프, 쓰촨 치킨과 슈레디드 포크(잘게 썬 돼지고기 요리) 같이 기타 중국 요리들에서 유래한 튀김 요리는 기타 지역들에서 도입되어 미국인의 고지방 미각에 맞게 변모됐다. 포춘 쿠키(운수를 적은 쪽지가 든 과자)는 미국 내 도처에 산재한 중국 음식점을 겨냥하여 마케팅 도구로서 한 일본계 미국인에 의해 로스앤젤레스에서 개발됐다.

웨이터에게 기름을 최소한으로 첨가하여 흔들어 볶거나 찐 요리를 달라고 요청하라. 찐 야채를 주문하고 가능한 한 많은 아시아 특유의 색깔 코드 식품들을 먹도록 하라. 청경채는 맛이 독특하고 브로콜리에 함유된 건강 보호 물질들과 동일한 것들을 일부 포함하는 훌륭한 중국 배추 요리이다. 중국 음식점에서 제공하는 대부분의 수프는 기름기가 적다. 완탕 수프 또는 맵고새콤한 수프 1컵을 즐겨보라. 흰쌀밥은 너무

컬러 다이어트-7가지 색깔 음식이 내 몸 살린다!

많이 먹지 말고(반 컵 정도로 제한하라) 손바닥 분량의 찐 생선 또는 닭고기를 먹을 때는 야채를 2배로 늘려라.

일본 음식은 중국과 비슷하며, 흰쌀, 조리한 야채, 절인 야채와 해산물을 주요 재료로 한다. 콩단백은 흔히 두부나 미소수프에 들어 있다. 스시 바는 특히 인기가 있고 미국의 스낵커블(snackable)처럼 1개만 먹고 말 수가 없다. 먹는 개수를 일정하게 제한하라. 밥과 생선의 양에 따라서 여성은 4~6개, 남성은 6~8개 이하로 먹어야 한다. 오이 샐러드로 시작하고 미소수프 1컵을 먹어라. 녹차를 적어도 2잔 마셔라. 녹차는 DNA를 강력히 보호할 수 있는 "카테킨"이란 화합물을 함유하고 있다.

빨간색/자주색 그룹에서는 사과, 자두, 빨간색 피망과 가지를 먹고, 오렌지색에서는 당근, 호박(winter squash)과 고구마를, 오렌지색/노란색 그룹에서는 감귤을 사용한다. 노란색/녹색 및 녹색 야채가 널리 사용되는데, 오이, 깍지콩(green bean), 깍지완두(snow pea), 녹색 피망, 시금치, 브로콜리, 양배추 등이 있다. 음식은 흰색/녹색 그룹의 마늘과 양파로 양념하며, 이 그룹에는 버섯과 아스파라거스도 포함된다. 일부 미국 내 중국 요리는 토마토를 포함하지만, 아시아 요리에는 전통적으로 빨간색 그룹의 식품들이 포함되지 않는다.

동인도

힌두교 사람들은 소를 신성시한다. 인도에서는 세계 어느 곳보다도 채식주의가 더 흔하다. 따라서 동인도 식사는 아시아와 비슷하게 쌀과 야채를 주요 재료로 한다. 불행하게도 중국계 미국인의 음식처럼 인도

4. 당신의 색깔 코드와 여행하며 식사하기

계 미국인의 음식도 미국인의 미각을 만족시키기 위해 지방이 증가되어 있다. 인도 음식과 가장 흔히 관련된 맛은 카레이나 종종 이례적인 조합을 이루어 사용되는 기타 것들도 많다. 많은 미국식 인도 카레는 흔히 닭다리 고기(dark meat)를 포함해 닭고기를 추가하고 있지만 채식주의식 카레도 있는데, 당신은 기름을 조금 넣거나 또는 전혀 넣지 말라고 요청할 수도 있다. 정제 버터(clarified butter, ghee)가 가장 선호되는 식용유이고(코코넛 기름도 사용되지만), 이 경우 음식이 의외로 기름질 수 있다. 이러한 이유로 최고의 선택은 탄두리 치킨(tandoori chicken, 양념한 닭고기를 기다란 꼬챙이에 끼워 탄두르라는 진흙 화덕에서 구워낸 닭요리)과 생선, 토마토를 사용한 요리, 달(dahl, 렌즈콩), 렐리시(relish) 소스, 그리고 케밥(kabob)이다.

색깔 코드로 보면 인도 음식에서는 빨간색으로 토마토와 아울러 빨간색/자주색은 가지, 오렌지색은 고구마와 망고, 오렌지색/노란색은 레몬, 노란색/녹색은 오크라(okra)와 오이, 녹색은 꽃양배추, 그리고 흰색/녹색은 마늘과 양파가 사용된다. 메뉴에서 이런 것들을 찾아보거나 웨이터에게 다양한 요리들 중 어디에 들어 있는지 물어보라.

멕시코와 중남미

대부분의 멕시칸 레스토랑은 잔 당 350칼로리가 넘는 마르가리타(margarita, 테킬라와 과일 주스를 섞은 칵테일)로 수익을 올리는데, 이는 약 100칼로리인 "라이트" 맥주 및 90칼로리인 포도주 한잔과 비교된다. 그들은 또한 식사 전에 기름에 흠뻑 적신 토스타다(tostada,

토르티야를 바삭바삭하게 튀긴 것) 칩을 스낵으로 즐겨 내어 놓는다. 이러한 칩은 바구니 당 약 550칼로리나 된다. 따라서 당신은 웨이터가 음식 주문을 받기도 전에 이미 1,500~2,000칼로리가 된다.

멕시코 음식은 부리토(burrito)와 타코(taco)만 있는 것이 아니라 훨씬 더 다양하다. 당신이 생각하는 멕시코 음식은 아마 텍스-멕스(Tex-Mex, 미국 텍사스와 남서 지역의 다양한 멕시코식 요리)일 것이다. 고지방 케사디야(guesadilla, 토르티야에 치즈를 넣고 반으로 접어 치즈가 녹을 때까지 구운 요리), 타키토(taquito, 토르티야에 쇠고기나 닭고기를 넣고 돌돌 말아 바삭바삭하게 튀긴 요리) 또는 멕시코 피자의 주문은 피하라. 닭고기 또는 새우 파히타(fajita, 고기를 구워서 볶은 야채와 함께 토르티야에 싸서 먹는 요리)를 밀가루 토르티야 대신 옥수수 토르티야와 함께 먹는 것이 최고의 선택이다. 만약 당신이 웨이터에게 사우어 크림, 잘게 썬 치즈와 리프라이드 빈(refried bean, 삶은 콩을 으깨 반죽으로 만들어 기름에 튀긴 요리)을 빼달라고 요구한다면, 구운 닭고기를 넣은 토스타다도 안전한 선택이다. 이러한 레스토랑에서 쓰이고 있는 고지방 미국식 샐러드 드레싱 대신 살사를 사용하라.

원래 멕시코와 남미의 토착 인디언 문화에 의해 개발된 식품으로는 옥수수, 토마토, 고추, 아보카도, 호박(squash), 콩 등이 있다. 붉은 고기, 사우어 크림, 리프라이드 빈에 첨가된 돼지기름과 치즈는 3,000여년 전에 개발된 아주 건강에 좋은 식물성 식사에 스페인이나 미국식으로 추가한 식품이다. 소는 유럽으로부터 남미로 수입되었으며, 아르헨티나 쇠고기 바비큐 식사는 남미 원주민의 식사와 공통점이 아무것도

129

없다. 색깔 코드를 사용해 당신의 식사를 재구성하고 역사를 돌려놓아 이러한 이식된 식품들을 그날 당신의 식사에 색깔을 입히도록 도와주는 식품들로 대체하라. 이와 같은 식품들을 보면 빨간색으로 토마토와 살사, 빨간색/자주색으로 페루 감자, 딸기와 적포도주, 오렌지색으로 캔털루프, 망고와 호박(pumpkin), 오렌지색/노란색으로 오렌지, 탠저린, 레몬, 라임 등 감귤류, 노란색/녹색으로 옥수수, 서양호박과 아보카도, 그리고 흰색/녹색으로 마늘과 양파가 있다.

멕시칸 레스토랑에서 최고의 선택은 생선 또는 가금류, 블랙 빈과 살사를 넣은 부드러운 타코(soft taco), 파히타 또는 토스타다이다. 보다 고급스런 일부 멕시칸 레스토랑에서는 구운 생선 또는 가금류에 신선한 야채나 과일로 만든 살사를 곁들여 제공한다.

그리스, 중동, 이탈리아와 스페인

이 온화한 해변 지역에서는 유럽의 기타 어느 곳보다도 더 많은 신선한 과일과 야채를 구입할 수 있다. 생선과 기타 해산물, 토마토, 피망, 사과, 배, 체리, 견과류, 살구, 감귤류, 그리고 신선하거나 건조시킨 허브는 이 지역 요리에 무지개 색깔을 입히고 맛을 내준다. 마늘, 고추, 현지 야채, 신선한 무화과, 그리고 멜론은 식사에 맛과 향을 더해준다.

불행하게도 이러한 건강에 좋은 많은 요리는 미국으로 건너오면서 변한다. 다음은 당신의 색깔 코드를 유지하는 식사에 관한 몇 가지 조언이다.

컬러 다이어트-7가지 색깔 음식이 내 몸 살린다!

1. 미국의 이탈리안 레스토랑하면 파스타와 피자를 떠올린다. 이 두 요리는 모두 정제된 탄수화물과 지방으로 바뀌었고 식용유가 들어간 파스타 소스 외에는 거의 색깔 코드에 맞지 않는다. 생선, 해산물 또는 닭고기 요리를 주문하고 추가로 파스타를 주문하라. 웨이터에게 파스타에 기름을 넣지 말도록 부탁하고 미트 소스 대신 마리나라(marinara, 토마토, 양파, 마늘과 향신료로 만든 이탈리아 소스)를 따로 달라고 주문하라. 그러면 당신은 입맛에 따라 필요한 양만큼 뿌려 먹을 수 있고 소스가 얼마나 기름진지를 볼 수 있는 기회를 얻게 될 것이다.

2. 그리스 음식도 그리스 현지에서는 건강에 매우 좋지만 미국에서는 그렇지 못하다. 양고기, 사우어 크림과 기름에 구운 양파로 만든 히로(gyro) 샌드위치는 개당 최고 1,000칼로리를 제공한다. 대신에 구운 닭고기, 생선 또는 새우를 넣은 타불리(tabouli) 샐러드와 토마토, 양파와 오이가 든 샐러드를 주문해라.

3. 중동 요리는 이스라엘, 페르시아와 아랍 음식을 나타내는 일반 용어이며 이러한 음식은 그리스 음식과 많이 다르지 않다. 병아리콩(garbanzo)을 갈아 동그랗게 만든 볼을 튀긴 요리인 "팔라펠(falafel)"은 상추 및 참기름 드레싱과 함께 피타 빵에 넣어 제공되며 하나로 통합된 이스라엘의 핫도그와 프렌치프라인 셈이다. 병아리콩 볼은 식용유에 바싹 튀겨 여분의 칼로리를 많이 함유한다. 이러한 문화권에서 자주 제공되는 많은 디저트는 필로(phyllo) 반죽을 사용하며, 이 반죽에는 지방이 함유되어 역시 여분의 칼로리

가 많다.

나는 사우디아라비아에서 고지방 음식들이 엄청나게 많은 점심 뷔페에 가본 적이 있다. 다량의 올리브 오일과 기타 지방들이 첨가되었고, 무화과와 아몬드가 들어 있는 것 등 일부 매우 흥미로운 과일 요리들이 같이 있었다. 페르시아 요리는 양고기와 생선을 많이 사용하는 경향이 있으나 기름이 첨가된 쌀도 사용한다. 당신의 색깔 코드를 사용해 가능한 한 많은 다양한 색깔의 과일과 야채를 먹도록 하라. 어느 하나의 요리를 너무 많이 먹지 말고 이국적인 좋은 음식을 많이 맛보아라.

4. 스페인 요리는 돼지고기 소시지, 새우, 생선, 쌀 등을 넣고 볶은 요리인 빠에야(paella)로 유명하다. 흔히 쌀에 기름이 첨가된다. 다시 말하지만 추가된 지방과 칼로리를 피하고 샐러드, 야채와 구운 닭고기 또는 새우를 주문하라.

당신이 원하는 것을 주문하라

일부 레스토랑의 웨이터는 군침이 도는 특별 메뉴를 나열하면서 고객을 주도한다. 압도당하지 마라. 음식이 어떻게 요리되는지 묻는 것은 무례한 일이 아니다! 무엇보다도 당신은 고객이다. 당신은 메뉴에 있는 음식과 아주 동떨어진 어떤 것을 요청해서는 안 되지만 약간 변형된 요리는 주문해도 좋다. 즉 특정 재료를 빼거나, 아니면 드레싱과 소스를 빼거나 따로 달라고 함으로써 말이다.

요리 용어를 잘 알아두라. 즉 저지방 재료들은 불 위 또는 오븐 속에서 굽거나(roast), 데치거나(poach), 찌거나(steam), 석쇠에 굽거나 (grill), 불 또는 석쇠 위에서 굽거나(broil), 아니면 흔들어 볶지만(stir-fried), "바삭바삭하거나(crispy)", 크림이 많거나(creamy), 빵가루가 묻혀 있거나(breaded), 스캘롭으로 요리한(scalloped, 우유나 소스에 넣고 흔히 빵가루를 뿌려 오븐 등에서 익힌) 또는 그라탱으로 요리한(au gratin, 흔히 빵가루와 치즈를 뿌려 오븐 등에서 노릇하게 익힌) 음식들 은 지방 함량이 높다. 비네그렛 드레싱은 기름과 식초가 모두 들어 있 어, 샐러드에 뿌리지 말고 따로 달라고 하면 섭취량을 조절할 수 있다.

또한 메뉴 전체를 읽어보라. 주음식과 함께 나오는 야채는 충분하지 않을지도 모르므로 메뉴의 샐러드, 부식 및 전채 부분을 살펴봐 식사를 보충하고 과일과 야채 목표량을 성취하도록 하라. 웨이터에게 전분성 부식을 빼고 대신 야채를 2배로 달라고 부탁하라. 드레싱을 뿌리지 않 은 치킨 시저 샐러드(chicken Caesar salad)를 요청하고 야채를 하나 더 주문하라. 돈은 당신이 낸다. 레스토랑 사업은 쉽지 않으며, 당신이 그들을 필요로 하는 것보다 그들이 당신을 더 필요로 한다.

당신의 색깔 코드와 함께 여행하기

여행할 때 색깔 코드를 유지하는 것은 가능하다(하지만 항상 쉽지만 은 않다). 비행기에서는 알코올과 스낵 칩 또는 견과를 피하라. 대신 복 합향의 토마토 주스, 크랜베리 주스 또는 물을 요청하라. 나는 대개 휴 대용 가방에 식사대용 단백질 바를 가지고 다녀 혹시 붉은 고기가 나와 달리 먹을 것이 없을 때를 대비한다. 기내식이 제대로 나왔을 때조차도

133

나는 고지방 음식물들은 모두 치워 플라스틱 포크 및 나이프와 함께 제공되는 플라스틱 용기에 담는다.

당신이 목적지에 도착하면 대부분의 가게가 닫혔을지도 모른다. 이런 경우에도 당신이 챙겨놓은 과일 한 조각과 단백질 바가 유용하다. 아침에는 대부분의 호텔이 아침 뷔페를 과일과 함께 제공한다. 딸기, 허니듀 멜론, 수박과 캔털루프를 먹어라. 만약 당신이 아침 뷔페가 제공되지 않는 호텔 또는 모텔에 며칠간 머물러야 한다면 방안 냉장고에 약간의 과일과 야채를 보관하라. 꼬마 당근, 브로콜리, 방울토마토와 몇몇 베리이면 며칠간 지내기에 어려움이 없을 것이다. 보통 또는 향을 내는 혼합 토마토 야채 주스를 몇 캔 사두어라. 또한 일부 저지방 고기나 콩고기 대용식품을 냉장고에 보관해도 좋다.

당신이 사업차 출장을 왔다면, 집에 있을 때는 가본 적이 없는 일부 유명한 레스토랑에 들르게 될지도 모른다. 그럴 경우에는 그 집의 스페셜 요리를 시켜서 맛보고 같이 식사하는 사람들과 나누는 습관을 가져보아라. 당신의 주음식, 샐러드와 야채가 당신의 색깔 코드와 맞도록 하라. 식사 계획에서 다소 어긋나는 것은 괜찮지만 출장에서 식사가 갈빗살, 크림을 넣은 시금치와 으깬 감자에 이어 소금 친 땅콩과 스카치 위스키로만 이루어진다면 제값을 못할 것이다. 집에 돌아가 이러한 식사를 바로잡겠다고 마음먹을 수 있지만, 다음 출장이 코앞에 있을지도 모른다.

가족모임과 휴일 때의 식사

휴일은 당신의 가족에게 보다 다양한 식사를 소개하고 일부 오랜 습관을 떨쳐버릴 좋은 기회가 될 수 있다. 다음은 주요 휴일을 위한 몇 가지 식사 제안이다.

- **추수감사절, 부활절과 크리스마스.** 가족에게 일부 새로운 야채 요리를 선보여라. 칠면조 흰 살코기 또는 "두부칠면조"(tofurkey, 콩단백으로 만든 칠면조 가슴살)를 준비하라. 여기에 신선한 크랜베리로 만든 크랜베리 소스를 뿌려라. 호박(acorn and winter squash)을 찌고, 호박(butternut squash)을 퓌레로 만들라. 여러 색깔의 야채로 샐러드를 만들고 아이스버그 양상추보다는 짙은 녹색 잎의 양상추를 바닥에 깔아라.
- **휴일 회사 파티.** 이러한 의무적인 파티는 라임이 든 얼음 소다수 한잔으로 즐겨라. 그런 다음 파티 주변에서 말 많은 사람을 찾아 당신의 색깔 코드를 어기도록 유혹하는 치즈와 견과가 있는 식탁으로부터 거리를 두라. 만약 술을 마신다면 독한 술보다는 맛 좋은 적포도주를 마시도록 하고 항상 알코올과 함께 새우, 생선 또는 닭고기와 같은 단백질을 곁들여 위를 보호하고 단백질과 탄수화물 사이의 영양 균형을 맞추어야 한다. 알코올은 당신의 몸이 식사 사이에 혈당치를 유지하는 능력을 막을 수 있다. 나는 빈속에 술 두 잔을 마시고서 기절한 사람들을 본 적이 있다. 당신이 파

135

티를 계획하고 있다면, 녹색 및 빨간색 피망(요컨대 휴일 색)과 기타 다양한 색깔의 야채와 과일을 파티에서 먹을 수 있도록 하라.

- **독립기념일, 현충일, 대통령의 날과 노동절.** 겨자와 렐리시를 얹은 전통적인 핫도그를 콩 핫도그로 대체할 수 있다. 당신은 이것들이 쇠고기 핫도그와 아주 흡사하다는 사실을 알면 놀랄 것이며, 그 안에 무엇이 들어 있는지 걱정할 필요는 없다. 바비큐 그릴 위에서 야채를 굽고, 새우, 닭 가슴살 조각 또는 생선을 꼬치에 끼우되 사이사이를 양파와 피망 같은 야채로 채운다. 고기, 생선 또는 기타 해산물 한 점마다 야채 2~4개를 코치에 끼워라.

- **밸런타인데이와 어버이날.** 벅적벅적 붐비는 레스토랑을 피하도록 하고 건강한 피크닉 또는 집에서의 식사를 계획해 당신이 배운 색깔 코드를 사용하라. 당신의 하루를 식사 이외의 어떤 특별한 활동에 쏟아라. 영화 또는 연극을 보거나 당신이 사랑하는 사람에게 의미 있는 책을 사주는 데 저축한 돈을 사용하라.

이제 당신은 당신의 색깔 코드와 함께 여행하며 식사하기 위해 필요로 하는 도구들을 배웠다. 색깔 코드 식사에서는 야채와 과일이 우선이고 그 다음으로 야채 양의 절반 정도로 저지방 단백질을 섭취한다는 점을 기억하라. 디저트로 여러 과일을 먹어라. 케이크, 쿠키, 패스트리와 칩은 금지 식품이다. 하나만 먹을 수 없다면 아예 아무것도 먹지 마라! 당신의 미각을 재교육하기 위해서 최선을 다하라. 그러면 당신은 자연이 주는 최고의 보약을 당신의 몸에 제공하게 될 것이다.

5 소파를 떠나기

운동은 DNA와 무슨 관련이 있을까? 운동은 칼로리 연소와 근육 강화를 돕는다. 이 두 과정은 모두 DNA 손상의 위험을 증가시키나 동시에 둘은 다 건강에 아주 유익하다. 당신이 운동 중 더 많은 산소를 흡수하고 더 많은 칼로리를 연소시킴에 따라 당신의 DNA는 파괴 잠재력을 지닌 산소 라디칼(oxygen radical)에 더 많이 노출된다. 하지만 색깔 코드에 따라 식사를 함으로써 당신은 근육 조직을 과도하게 손상시키지 않으면서 안전하게 운동할 수 있다. 사실 당신은 이러한 식사를 통해 근육세포가 운동 스트레스에서 회복되는 것을 도와 보다 효율적으로 근육을 강화하게 된다.

근육 강화

당신이 웨이트 리프팅을 하면 근육세포를 형성시켜 건강에 도움이 된다. 새로운 근육 단백질이 만들어지는 과정을 살펴보면, 당신이 특정 운동을 적절한 방법으로 반복할 때 당신의 근육 섬유에는 신경 신호가 반복적으로 전달된다. 근육 활동에서 신전 부분을 하는 동안(이두근 컬 [biceps curl] 운동에서 팔을 내리는 동안) 근육은 피로해진다. 이러한 신전 활동을 통해 보통 겹쳐 있는 근육 섬유들은 서로 약간 떨어지게 되고 감염 또는 종양이 발생할 때 보내지는 것과 동일한 신호를 보내지만, 이 경우에 그러한 신호는 "위성 근육세포"(satellite myocyte)라는 새 어린 근육세포를 동원하고 이 세포들은 손상된 근육 섬유와 합쳐져 섬유를 확장한다. 근육세포 내에서 어느 정도의 DNA 손상은 불가피하나 당신이 운동을 한 후 단백질을 섭취하면 이러한 손상을 최소화할 수 있다. 또한 근육에서 DNA 손상을 최소화하기 위해서는 과일과 야채에 존재하는 항산화물질이 풍부한 식사를 하는 것도 중요하다.

근육을 강화하는 과정에서 당신은 DNA를 손상시키게 되는데도 왜 굳이 근육 강화를 하는가? 운동은 골 강도, 자세 및 건강한 체중을 성취하고 지키는 능력의 유지에 필수적이다. 근육 1킬로그램은 하루에 28칼로리를 연소시키므로 근육이 10킬로그램 증가하면 하루에 280칼로리를 더 연소시키게 된다. 근육을 강화함으로써 당신은 보다 효율적으로 칼로리를 연소시키고, 따라서 식사에 더 많은 여유를 가지면서 건강한 체중을 유지할 수 있다.

걷고 운동하는 데 적응하라

당신의 칼로리 연소 활동을 늘리는 가장 쉬운 방법은 간단하다. 3층 이하를 올라갈 때면 언제나 엘리베이터를 타는 대신 계단을 걸어 올라가라. 저녁식사 후 산책은 칼로리 연소는 물론 소화와 기분전환에도 도움이 된다. 기타 가벼운 활동으로는 정원 가꾸기, 골프, 마당 쓸기, 낙엽 치우기, 나무 심기 등 당신이 좋아하는 재미있는 일들이 있다. 뼈와 근육을 계속 움직여 주기 위해 주말마다 이러한 활동 계획을 잡아라.

당신의 일일 활동을 추적하고 그러한 활동을 유지하도록 하는 하나의 방법은 만보계(pedometer)를 사용하는 것이다. 만보계는 10달러 정도면 구입할 수 있다. 이것은 대개 걸음을 걸을 때마다 위아래로 움직이는 작은 부품이 있어 걸음 횟수를 측정하는 전자 또는 기계 기구이다. 당신이 계단을 올라가든 초원을 가로질러 가든 언제나 만보계는 당신의 걸음을 기록한다. 활동적인 날에 당신은 1만보를 기록할 수도 있다. 일단 당신이 목표 걸음 횟수를 정하였다면, 매일 거기에 도달하려고 노력하라.

이러한 간단한 활동 외에 매일 30~45분씩 러닝머신 위에서 걷거나 실내 자전거를 타라. 이 걸음도 만보계에 기록된다. 만보계를 사용하는 또 다른 이유가 있다. 일부 연구들에서 러닝머신이나 자전거로 30분 동안 운동한 후에는 자신에게 관대해져 개와 함께 걷는 것을 거르거나 소파에 벌렁 드러누울 수도 있는 것으로 나타났기 때문이다. 결과적으로 그날 당신의 전반적 활동은 공식적인 운동 프로그램을 시작하기 전과 동일할 수 있다. 당신의 심장을 건강하게 유지하기 위해서는 규칙적인 운동을 하는 외에 걷는 것이 중요하다.

건강한 중독에 빠져라

이와 같은 습관은 시작하기 어려우나 한번 빠지면 유지하기 쉽다. 나는 이러한 습관을 "건강한" 중독이라 부른다. 운동하기 전에 먼저 스트레칭을 하라. 스트레칭은 가벼운 유산소 운동을 하는 중에도 근육 손상의 방지에 도움을 준다. 만일 스트레칭 방법을 모른다면, 스트레칭에 관한 책을 구입하거나 헬스강사에게 물어 당신에게 맞는 일부 스트레칭을 익혀라. 그런 다음 러닝머신이나 자전거로 10분 동안 워밍업을 한 후 당신의 목표 심장 박동수에 이를 때까지 점진적으로 속도를 올린다. 당신의 목표 심장 박동수는 220에서 당신의 나이를 뺌으로써 계산할 수 있다. 이것이 당신의 최대 심장 박동수이다. 이 수치를 2로 나누면 당신이 운동을 시작할 때 목표 심장 박동수가 된다. 1~2주 후 당신은 이를 10% 올릴 수 있다. 그런 후 몇 주가 더 지나면 목표 속도를 다시 10% 증가시킨다.

운동 과정의 각 시점에서 당신은 운동 중에 대화를 나눌 수 있어야 한다. 목표 심장 박동수로 20분 동안 운동한 후에는 쿨링다운을 시작하고 더 천천히 걷기 시작한다. 만일 당신이 자동 러닝머신이나 실내 자전거를 사용하고 있다면, 점차 쿨링다운을 해주도록 프로그래밍을 할 수 있다. 이러한 종류의 기구는 많은 호텔에 구비되어 있으므로 출장을 갈 때는 가벼운 러닝슈즈 한 켤레, 양말 한 켤레, 운동용 반바지 몇 벌과 티셔츠 하나를 챙기면 된다. 그러면 출장 중에도 운동을 하면서 휴식할 수 있는 모든 준비가 완료된다. 며칠 이상 여행을 할 때마다 이와 같이 운동하는 것은 훌륭한 생각이다.

근육 강화와 유지를 위한 서킷 트레이닝

서킷 트레이닝(circuit training)은 운동 사이 휴식을 거의 갖지 않고 운동을 돌아가면서 하는 웨이트 트레이닝이다. 더 빠르게 진행하고 더 가벼운 중량을 사용하면 심장 건강과 지구력이 향상되는 반면, 더 느리게 진행하고 더 무거운 중량을 사용하면 근력이 강화되고 근육이 커지며 대사가 가속화된다. 당신은 한 운동에서 다음으로 15초에서 30초 이상의 휴식기를 갖지 않고 진행함으로써 어느 운동이라도 서킷 트레이닝에 포함시킬 수 있다. 최대의 효과를 보기 위해서는 서킷 트레이닝을 3회 반복하라.

이는 다량의 운동이 신속하게 이루어지는 것처럼 들리지만, 당신은 매 동작에 집중해야 하고 특히 중량을 내릴 때 그렇다. 이 2차 동작은 약한 근육이 대개 역할을 맡고 강한 근육과 약한 근육(과학용어로는 "주동근"[agonist]과 "길항근"[antagonist]이라 함)에 모두 손상이 일어나는 부분이다. 예들 들어 당신이 이두근 컬(biceps curl)을 할 때 이두근은 팔을 올리는 동안 더 많이 작용하고 삼두근은 팔을 내리는 동안 더 많이 작용한다. 근육을 강화하는 비결은 10회 가량 반복한 후에 이두근에서 작열감(burning)을 느끼는 것이고 12~15회가 될 때까지 주의 깊게 계속하는 것이다. 삼두근은 중량의 균형을 잡아주기 때문에 중요하며, 너무 신속히 움직이면 인대를 다칠 수 있다.

따라서 각각의 운동을 할 때 동작에 집중하고 균형을 유지하라. 만약

141

조절이 안 된다고 느껴지면 운동을 올바르게 할 수 있는 수준으로 중량을 줄여라. 부상 후 근육에 염증이 생기면 DNA를 손상시킬 수 있으며, 당신이 피해야만 하는 것은 바로 이것이다. 이 경우에 "고통이 없으면 얻는 것도 없다"는 옛 격언은 전혀 사실이 아니다. 인대와 관절 손상에서 오는 통증은 웨이트 리프팅을 영원히 못하게 할 수도 있으므로 가능한 한 언제든지 피해야 한다.

만일 운동을 과도하게 하였다면 통증 없이 일상 활동을 재개할 준비가 될 때까지 며칠간 휴식하라. 치유가 이루어지는 동안 이부프로펜, 나프록신, 아스피린과 같은 비스테로이드성 항염제를 사용해 고통과 통증을 경감시켜라. 정상적인 운동범위로 움직여도 불편하지 않을 때까지 손상된 관절에 얼음찜질을 해 염증을 감소시켜라.

당신은 가용한 기구에 따라 많은 다양한 운동을 효과적으로 이용할 수 있다. 나는 당신이 헬스클럽에 있거나 여행 중 헬스클럽을 이용할 수 있어 다음에 소개하는 운동들이 가능하다고 가정했다.

랫 풀다운(Lat pulldown)

이 운동은 대개 머리 위쪽 도르래에 달려 있는 긴 바를 쥐고 하게 된다. 양팔을 같은 너비로 벌려 바를 잡고 벤치에 앉는다. 10도 정도 몸을 뒤로 기울이고 바를 곧장 아래로 가슴뼈까지 당기며, 가슴에 닿을 정도가 되면 몸이 바와 아치를 이루게 한다. 이 운동은 어깨 근육과 등 상부 근육을 강화한다. 10~15회씩 3세트를 하고, 세트 사이에 30초만 휴식한다.

삼두근 푸시다운(Triceps pushdown)

삼두근은 헬스클럽에서 도르래 바를 잡고 밀어 내려 강화할 수 있다. 바가 당신의 몸과 90도 각도가 되도록 쥐고 손목을 아래로 굽히면서 밀어 내린다. 바가 당신의 몸과 90도 각도를 이루는 위치 위로 올라가지 않도록 한다. 기구를 이용할 수 없다면 아령을 사용해서 머리 뒤로 늘어뜨리면 된다. 아령이 견갑골 사이에서 등 쪽으로 내려갈 때까지 팔꿈치를 굽힌다. 다음 천천히 팔을 쭉 펴 아령을 들어올린다. 이 운동은 각각의 팔에 별도로 실시한다. 10~15회씩 3세트를 하고, 세트 사이에 30초만 휴식한다.

이두근 컬(Biceps curl)

이 운동은 한 번에 한쪽 팔에 집중할 때 가장 효과적이다. 아령을 손에 쥐고, 손목에 무리한 힘을 가하지 않은 채 팔이 구부려질 수 있는 한도까지 천천히 아령을 위로 올린다. 다음 아령을 천천히 의식적으로 내린다. 팔을 내리는 동안 근육 섬유가 신전된다. 세트마다 마지막 몇 회를 천천히 하는 것이 특히 중요하다. 10~15회씩 3세트를 하고, 세트 사이에 30초만 휴식한다.

체스트 프레스(Chest press)

이 운동은 팔을 어깨너비로 벌린 상태에서 벤치 프레스(bench press)로 할 수 있다. 매 회마다 천천히 바를 흉골 쪽으로 내린 다음 천천히 바를 올려야 최대의 효과를 볼 수 있다. 벤치 프레스 기구를 이용할 수 없다면 역기를 사용해 평평한 벤치에서 해도 좋다. 그러나 이 경우에는 보조자(spotter)가 있거나 역기를 올려놓을 받침대가 장착된 특수 벤치가 있어야 한다. 10~15회씩 3세트를 하고, 세트 사이에 30초만 휴식한다.

쇼울더 프레스(Shoulder press)

이 운동은 체스트 프레스와 비슷하지만 역기를 어깨에서 수직으로 올린다는 점만 다르다. 팔을 어깨너비로 벌리고 하며, 어깨에 어떤 불편이 있는지 주의를 기울인다. 이 운동은 비스듬한 벤치에 등을 대고 하면 더 안전하다. 이를 서서 한다면 너무 무거운 중량을 사용하거나 중량을 갑자기 올리지 않도록 주의해야 한다. 10~15회씩 3세트를 하고, 세트 사이에 30초만 휴식한다.

니 레이즈(Knee raise)

이 운동은 벤치에 등을 곧게 펴고 누워서 다리를 뻗은 다음, 다리를 들어올리고 무릎을 가슴 쪽으로 굽혀 실시한다. 이는 신속히 이루어질 수 있고 반복 횟수는 20에서 50회 이상으로 점차 늘릴 수 있다. 이는 하복부 근육에 훌륭한 운동이다.

싯업과 복부 크런치(Sit-up and abdominal crunch)

싯업(윗몸 일으키기)은 하기 간단하고 대부분의 사람들에게 익숙한 운동이다. 바닥에 누워 무릎을 구부리고 발을 평평하게 바닥에 댄다.

손을 머리 뒤에 놓고 가능한 한 많이 몸을 일으킬 때까지 천천히 머리를 바닥에서 들어올린다. 다시 등을 곧게 펴고 누울 때까지 천천히 머리를 내린다. 최대의 근육 강화 효과를 보기 위해서는 천천히 내리는 것이 중요하다. 처음에 20회 반복하고 50회 이상으로 올린다.

레그 프레스 또는 스쿼트(Leg press or squat)

이 운동은 허벅지 앞쪽의 아주 큰 근육군인 대퇴사두근을 강화한다. 이 근육은 무릎을 안정화하며, 대사를 증가시키기 위해 강화할 수 있는 최고의 근육이다. 발을 레그 프레스 기구의 발판 위에 놓고 몸에서 멀리 밀어낸다. 편안한 중량으로 시작해서 당신의 체중을 쉽게 밀수 있을 때까지 매우 증량한다. 레그 프레스 기구를 이용할 수 없다면 쪼그려 앉기(squat)를 할 필요가 있다. 어깨를 가로질러 역기를 잡고 천천히 무릎을 굽힌다. 몸을 약간 앞쪽으로 기울이면서 복부 근육을 긴장하게 한다. 등 하부가 뒤로 튀어나오도록 해서는 안 되며, 그럴 경우 그곳에 부상을 입게 된다. 만일 허리에 통증 또는 문제가 있다면, 앉아서 하는 시티드 레그 프레스를 이용해 이 중요한 운동을 하는 동안 허리가 지지를 받을 수 있도록 한다. 10~15회씩 3세트를 하고, 세트 사이에 30초만 휴식한다.

캐프 레이즈(Calf raise)

어깨 사이로 역기를 잡은 상태에서 발끝으로 몸을 가능한 한 높이 들어올린다. 아울러 바닥에서 몇 센티미터 떨어진 발판 위에 서서 어깨에

145

패드를 밀착시키고 발끝으로 몸을 들어올리는 기구가 있다. 이 기구를 이용하면 바닥에 서 있는 경우와 동일한 동작을 더 쉽게 할 수 있다. 10~15회씩 3세트를 하고, 세트 사이에 30초만 휴식한다.

운동 전과 후의 식사를 계획하라

당신이 아직 음식을 소화하는 중이라면 운동을 하기가 힘들며, 직전 식사를 걸렀을 경우에도 운동하기가 힘들다. 따라서 운동 전과 후에 모두 먹는 것에 주의하는 것은 중요하다.

만약 과식하면 장이 근육에서 혈류를 빼앗아 당신은 결국 경련을 일으킬 것이다. 식후 약 30분 동안에는 운동을 해서는 안 되며, 운동하기 직전에 단백질이 과다한 식사는 피해야 한다.

운동 전에 먹어도 되는 최선의 음식은 단백질, 과일, 야채와 약간의 통곡 탄수화물이 포함된 가벼운 식사이다. 색깔 코드 상에서 어느 과일 또는 야채를 먹느냐는 중요하지 않은데, 당신의 몸에 흡수된 보호 물질들은 단지 한 끼 식사만이 아니라 며칠 또는 몇 주 동안 당신이 먹은 것을 반영하기 때문이다.

또한 당신이 지난 며칠 동안 정상적으로 식사를 하였다면 다량의 탄수화물을 섭취할 필요도 없다. 당신은 마라톤에서 금메달을 따려고 하는 것이 아니라 그저 운동에 충분한 에너지를 필요로 하기 때문이다.

요약하면 운동 전에 특별한 식사 계획은 필요하지 않지만 식후 적어도 30분은 기다려야 하고, 운동 전에는 과식하지 말아야 한다.

반면 운동을 마친 후에 당신 손바닥 크기 분량의 단백질과 소량의 탄수화물(과일 한 조각 같은)을 섭취하고 당신의 체액 균형을 회복시켜 줄 정도의 물을 마시는 것이 매우 중요하다.

갈증은 얼마만큼의 체액이 필요한지를 알려주는 훌륭한 모니터이며, 운동 중에 땀을 많이 흘리지 않았다면 물로 갈증을 풀어도 좋다. 특별한 스포츠 음료를 마실 필요는 없다. 당신이 물을 얼마나 필요로 하는지 알아보려면 운동 전과 후에 자신의 체중을 재라. 감량한 체중 1킬로그램 당 1잔의 물을 마셔라. 만일 당신이 운동 후 단백질 고형식을 먹고 싶지 않다면, 단백질 셰이크 또는 바가 신체에 영양분을 쉽게 흡수시키는 훌륭한 방법이다. 일부 업체들은 이런 목적으로 고안된 근육 회복용 바를 판매하고 있다. 단백질은 운동 후 근육 단백질의 분해를 감소시킴으로써 근육과 관절의 통증과 작열감을 최소화하는 작용을 한다.

색깔 코드에 따른 과일과 야채를 매일 일곱 접시 먹으면 운동 중 산소에 의한 손상으로부터 근육세포를 보호하도록 돕는 식물성 생리활성 영양소(phytonutrient)를 제공한다.

과일과 채소 섭취 외에 웨이트 리프팅 후 근육 섬유 손상을 감소시키는 것으로 입증된 비타민 E 등 일부 항산화 보조제들이 있다. 근육세포들 사이에 전해지는 신호는 감염, 종양 및 심장병과 관련된 신호와 동일한 종류이다. 이러한 신호가 세포들 간에 전달되면 DNA가 손상을 받기 쉬운데, 이와 같은 손상을 차단하는 보호 물질들이 과일과 야채에 있다. 다음 장에서는 식사로 충분하지 않을 경우에 당신의 DNA를 보호하기 위해 다양한 보조제와 허브들을 사용하는 방법을 살펴볼 것이다.

6 보조제: 건강을 증진시키는 알약과 식품

지난 50년 동안 의학계의 통설(또 25년 전 내가 의과대학에서 배웠던 것)은 건강을 위해 필요한 영양분은 전부 4가지 기본 식품군에서 얻을 수 있다는 것이었다. 그러나 이는 사실이 아닌 것으로 판명되었다. 실제로 설득력 있는 과학과 쓰라린 경험을 통해 우리는 건강하기 위해서는 일부 보조제들이 정말로 필요하다는 사실을 알게 됐다. 왜냐하면 그것들은 대부분의 미국인들이 일상적으로 섭취하는 것이 아니기 때문이다. 신생아의 척수가 적절히 융합되지 않아 발생하는 중증 선천성 기형인 이분척추(spina bifida)는 임신부의 엽산 결핍에 기인하는 것으로 밝혀졌다. 그리고 칼슘 결핍은 골다공증을 초래하는 것으로 나타났다.

전형적인 미국인의 식사를 조사해본 결과 대부분의 미국인들이 엽산과 칼슘을 충분한 양으로 섭취하지 못하고 있다는 사실이 밝혀져 충격적이었다. 문제는 짙은 녹색 잎 상추와 유제품 같이 어디서나 구할 수 있는 식품에서 이러한 물질들이 존재하지 않는다는 것이 아니라 미국인들이 그런 식품을 충분히 섭취하지 않는다는 것이다.

이 문제에 관해서는 소비자들이 의학계보다 상당히 앞서 있으며, 적어도 지난 20년 동안 보조제를 섭취하여 왔다. 사실 비타민과 미네랄 보조제는 미국에서 복용되는 가장 흔한 비처방 알약으로 전체 미국인의 약 40퍼센트가 이러한 알약을 복용한다고 보고하고 있다.

이와 같은 보조제는 건강식을 대체하지는 못하나 전형적인 "좋은" 식사와 병행하면 전반적으로 당신의 영양 건강을 개선하는 데 도움이 될 것이다. 실제로 연구들은 아침에 비타민을 복용하는 것을 기억하는 사람들은 또한 올바르게 먹는 것과 헬스클럽에 가는 것도 기억한다는 점을 보여준다. 매일 완벽하게 먹지는 못할 것이므로(특히 당신이 여행을 한다면) 비타민과 미네랄을 복용하면 좋은 건강을 유지하기 위해 당신이 필요로 하는 물질들을 지속적으로 공급받을 수 있다.

아마 당신은 일부 비타민들에서 발생 가능한 부작용과 문제에 대해 읽어본 적이 있을 것이다. 우선, 이는 타당하지 않은 듯하다. 어떻게 천연 비타민이 유독할 수 있는가? 적당한 양으로 섭취하였다면 그렇지 않다. 가장 유독한 비타민은 비타민 A이며, 이 비타민의 경우에도 일일권장량의 5배를 복용해야 장기적인 문제가 발생한다.

가령 당신이 매일 먹어야 할 알약을 모두 복용하면서 건강식을 따른다고 하자. 부작용은 없을까? 당신이 식사를 통해 보조제에서 얻는 것들을 중복해서 섭취한다고 해도 어느 비타민이나 미네랄이든 권장량의 2배는 넘지 않을 것이다. 이 정도는 당신의 몸이 쉽게 다룰 수 있다. 비타민과 미네랄 권장량 각각은 생물학적 근거와 후한 수준 이상의 안전 요인을 감안하여 결정되기 때문이다. 비타민은 안전할 뿐만 아니라 당신의 좋은 건강을 촉진시킨다.

다음 내용을 읽어가면서 간단한 프로그램으로 시작하여 보강하라. 만약 당신이 지나치게 열광한 나머지 너무 많은 알약을 복용하려 하면, 지쳐서 중요한 알약의 복용을 중단할 가능성이 있다. 이러한 이유로 아래 논의는 특정 비타민, 미네랄과 허브 식이 보조제들의 복용과 관련해 제시된 증거의 중요도와 강도 순서로 배열했다.

핵심적인 비타민과 미네랄 그룹

- **종합비타민/종합미네랄 알약 하나**에는 400마이크로그램의 엽산, 약 5,000IU의 비타민 A(절반은 베타카로틴), 45~60밀리그램의 비타민C, 약 15~30IU의 비타민 E, 20밀리그램의 아연, 3밀리그램의 구리와 일일권장량(RDA)에 가까운 비타민 B 복합체가 들어 있다. 이것은 RDA 수치의 모든 비타민과 미네랄을 함유하는 기본 비타민 알약이다. 이를 복용하고 동등한 양을 식사로 섭취해도 아무 문제가 없다.

- **비타민 E, 하루에 400IU.** 종합비타민/종합미네랄 알약에는 이 비타민이 RDA 권장량인 약 15~30IU밖에 함유되어 있지 않다. 이는 비타민 E 결핍증을 예방하기 위한 것으로 비타민 E의 항산화 효과를 얻을 수 있는 정도는 아니다. 200~800IU이면 노인의 면역기능 향상에 가장 효과적이고 심장질환을 예방하는 항산화 활동을 보인다.

- **비타민C, 하루에 500밀리그램.** 하루에 20밀리그램만 섭취해도

151

괴혈병(scurvy)을 예방할 수 있으나 항산화제로서 비타민C의 효과가 부분적으로 인정되어 RDA가 하루에 60밀리그램으로 증량되었다. 과일과 야채를 충분히 먹는다면 비타민 C를 꽤 섭취할 수 있다. 인체는 총 1,500밀리그램을 저장하며, 하루에 약 45밀리그램을 소변으로 배출한다. 하루에 250밀리그램 이상을 섭취하면, 당신은 인체가 비타민 C를 분해하여 소변 속 "수산"(oxalate)이란 화학물질로 체외 배설하는 능력을 증가시킨다. 하루에 2,000mg 이상이면 일부 사람들에게 신장 결석을 유발하나 하루에 500밀리그램은 안전하다. 당신이 권장량대로 과일과 야채를 먹는다면 약 200밀리그램의 비타민 C를 섭취하게 된다. 따라서 여기에 500밀리그램을 추가해도 안전하다.

• **칼슘, 하루에 1,000~1,500밀리그램.** 나이가 들면서 칼슘을 흡수하는 능력은 떨어진다. 고대인은 식물성 식품에서 하루에 약 1,600밀리그램을 섭취하였지만, 우리는 식이 칼슘의 소량만을 흡수하도록 진화했다. 식사에서 탄산칼슘(calcium carbonate) 형태로 칼슘을 섭취하는 것도 효과적이겠으나 나이가 들어감에 따라 위 점막에서 산 분비가 감소하기 때문에 칼슘을 흡수하는 능력이 떨어진다. 따라서 위산을 필요로 하지 않고 탄산칼슘보다 더 효율적으로 흡수되는(50% 대 30%) 칼슘 형태인 구연산칼슘(calcium citrate)을 사용하는 것이 나을 수 있다.

이상과 같이 소위 4가지 기본 식품군을 보완하기 위해 내가 제안하는 4가지 기본 비타민 보조제가 있다. 언젠가 당신이 필요로 하는 비타민, 미네랄과 기타 보호 물질들이 모두 당신이 먹는 음식 속에 들어 있기를 희망해본다. 그러한 날이 오기까지는 위에서 제시한 식이 보조제가 영양과학에 의해 강력하게 추천된다. 이러한 보조제 외에 당신이 섭취하기를 바랄지도 모르는 기타 보조제가 몇 가지 있어 소개한다. 이것들은 기본을 넘어서고 싶어하는 보다 영양에 조예가 깊은 사람들에게 유용하다.

- **셀레늄, 셀레노메티오닌(selenomethionine) 형태로 하루에 50~200마이크로그램.** 미국에서 많은 곳의 토양에는 셀레늄 함량이 낮다. 셀레늄은 손상을 일으키는 산소 하전 분자를 무해한 분자로 전환시키는 "글루타티온 페록시다제"(glutathione peroxidase)라는 효소의 기능에 필수적이기 때문에 산화 손상으로부터 DNA를 보호하는 데 중요하다. 셀레늄을 하루에 200마이크로그램 보충한 한 연구에서 전립선암과 유방암 발생률이 감소한 결과가 미국 남동부에서 관찰됐다. 이 연구는 피부암에 대한 셀레늄의 효과를 시험하도록 설계되었으므로 위의 결과를 확인하기 위해 현재 추가 연구들이 진행되고 있다.
- **녹차 추출물 캡셀, 250~500밀리그램.** 이 캡셀 하나에는 폴리페놀(아주 강력한 항산화물질)의 하나로 가장 활성적인 폴리페놀로 생각되는 EGCG(epigallocatechingallate)가 250~500밀리그램 함유되어 있다. 녹차는 찻잎을 딴 후 가열하거나 쪄서 만든다. 녹

차는 아주 좋은 항산화물질인 "카테킨"(catechin)이란 강력한 화학물질을 함유하나 녹차나무에서 잎을 따 그냥 마르도록 놔두면 이 화학물질은 소실된다. 녹차 잎이 건조되는 동안 찻잎 속 천연 생성 효소가 카테킨을 분해해 잎이 갈색으로 변한다(아래 홍차 참조). 그러나 찻잎을 즉시 찌거나 가열하면 이러한 과정을 차단해 카테킨이 분해되는 것을 막을 수 있다. DNA를 산화로부터 보호하는 능력을 알아본 일부 실험들에서 녹차는 항산화제인 베타카로틴보다 2,500배나 더 강력했다.

녹차는 또한 종양세포가 새로운 혈관을 성장시키는 것을 막는데, 이러한 혈관형성은 종양이 체내에서 성장하고 전이하는 주요 방법들 중 하나이다. 많은 제약사들이 종양에 의한 혈관 성장을 차단하는 비싼 약물을 개발하고 있으며, 이와 같은 약물을 "혈관형성 억제제"(angiogenesis inhibitor)라 한다. 이러한 신약은 암환자에게 평생 투여해야 한다. 따라서 천연산물이면서 저렴한 녹차가 비싼 약물보다 더 일리가 있다.

홍차는 찻잎의 정상적인 산화가 일어나도록 해서 만든다. 이러한 잎에도 녹차와 동일한 화합물들이 일부 들어 있다. 우리 연구소는 녹차와 홍차의 특성을 모두 연구하고 있다. 세계적으로 소비되는 전체 차의 80퍼센트 정도가 홍차이므로 둘 다 효과가 있는지를 아는 것은 중요하다. 통상적인 권장량은 매일 녹차 또는 홍차 4잔이다. 그러나 폴리페놀을 농축시킨 녹차 추출물 캡슐이 있으며, 이 캡슐 하나는 녹차 4~6잔과 대등하고 카페인 함량도 낮다. 이와 같은 녹차 또는 홍차 대체품은 암 등 많은 만성 질환을 예방하기 위한 방법으로 사용될 수 있다.

- **알파 리포산(alpha lipoic acid).** 이 항산화제는 실험용 쥐의 노화를 지연시키는 것으로 캘리포니아대학(버클리)에서 시행된 연구에서 밝혀졌다. 식품에서는 미량으로만 발견되기 때문에 알파 리포산 보조제를 복용하는 것은 일리가 있다. 일반적으로 건강한 사람이라면 하루에 20~50밀리그램을, 당뇨환자인 경우에는 하루에 300~600밀리그램을 섭취한다.

- **유비퀴논(ubiquinone, coenzyme Q10), 하루에 30밀리그램.** 이것은 몸에서 만들어지므로 실제로 비타민은 아니다. 이 효소는 심장 내 근육세포를 포함하여 근육세포에서 특수한 역할을 하는 것으로 보인다. 이것은 혈액에서 LDL 콜레스테롤을 운반하는 입자에 집중되며 콜레스테롤의 산화를 막는다. 이러한 작용은 죽상경화증을 촉진하는 혈관벽의 염증을 예방하는 데 유용하다.

- **피크노제놀(pycnogenol), 하루에 100밀리그램.** 이것은 프랑스산 소나무 껍질에서 추출한 물질이다. 주성분은 녹차에서 발견되는 것과 비슷한 카테킨을 포함한 페놀 화합물과 안토시아니딘(anthocyanidin)과 프로안토시아니딘(proanthocyanidin)을 포함하는 응축 플라보노이드이다. 이러한 성분들은 항염성이고 강력한 항산화제로 작용할 뿐만 아니라 혈전 형성을 억제한다.

당신이 식사에 채택하고 있는 색깔 코드의 과일과 야채에다 적지만 필수적인 비타민과 미네랄을 결합하면 당신은 DNA를 보호하기 위해 필요한 것을 얻게 된다. 추가로 허브 식이 보조제는 미세조정을 하는 것 정도로만 여겨야 한다. 따라서 먼저 그러한 식사를 충실히 하라. 다음 핵심적인 보조제를 추가하라. 마지막으로 당신이 원하는 추가적인 보조제와 허브를 선택하라. 여기서 나는 당신에게 당신이 알고 있는 정보를 고려해 선택을 하라고 말하는 것이다. 이러한 보조제를 섭취하기로 결정하는 것은 당신의 권리이고, 그러한 권리는 1994년 미국 의회를 통과한 "식이보조제건강교육법"(Dietary Supplement Health and Education Act)에 의해 인정되고 있다.

위에 제시한 보조제가 당신의 건강을 유지하기 위한 것이라면, 아래에 언급한 허브 보조제는 자기 스스로 돌보는 편이 나은 일부 흔한 질환을 가진 사람에게 도움을 줄 수 있다. 나는 오늘날 시장에서 가장 인기 있는 허브들 중 일부를 간단히 소개하고자 한다. 훨씬 더 자세히 쓸 수도 있지만, 여기서는 식물의 세계에서 허브가 베푸는 은혜를 간략히 소개하는 정도로만 의도했다. 다음 내용을 읽어 보면 당신은 이러한 허브가 어떻게 당신에게 유익할 수 있는지를 대략 알게 될 것이다.

에키네시아(Echinacea)

항생제가 일반화되기 전에 에키네시아는 1950년대까지 미국의 약국에서 감기 치료제로 시판되었다. 에키네시아는 면역기능을 향상시키는 것으로 생각된다. 에키네시아과에는 미국 중서부의 옥수수밭 언저리에서 자라는 드린국화(purple coneflower)가 포함되나 여러 종의 에키네시아가 현재 허브 식이 보조제용으로 재배되고 있다. 에키네시아(주로 뿌리 부분)는 중서부의 아메리카 원주민들이 치통, 기침과 인후통을 완화하기 위해 사용했다. 놀랍게도 에키네시아에는 많은 화합물이 존재하지만 이 식물의 활성물질은 알려져 있지 않다. 통상 용량은 6 : 1 에키네시아 뿌리 추출물 하루에 225밀리그램이다. 활성성분이 알려져 있지 않으므로 특정한 표준 내용물에 대한 권고사항은 없다.

시험관 실험에서 다양한 에키네시아 추출물은 백혈구의 기능을 활성화했다. 그러나 현재까지 인간을 대상으로 한 연구 결과는 매우 다양하게 나오고 있다. 시판되는 에키네시아 병에는 쉬지 않고 6주 이상 이 허브를 사용하지 말라는 주의사항이 있으나 그럴 경우에 인간에서 에키네시아의 효능이 떨어진다는 증거는 없다.

무엇보다도 에키네시아는 안전하다. 반면 강력한 항생제와 같이 서양의학이 제공하는 대체제는 오용될 뿐만 아니라 위험하다. 항생제는 세균 감염에 사용하도록 되어 있고 이 경우에 잘 듣는다. 그러나 감기는 바이러스가 원인이므로 항생제로 치료해도 효과가 없다. 오히려 항생제는 감염에 내성을 보이는 균주의 출현을 촉진한다. 따라서 다음번에 병이 나면 쓸데없이 감기에 사용한 항생제에 대해 생긴 세균 내성을 극복하기 위해 새롭고 더 비싼 항생제가 필요할지도 모른다.

중국 홍국(Chinese red yeast rice)

1920년 미국 농무부(USDA)에 의해 농산물로 등재된 홍국은 수백 년 동안 중국 식사의 기본적인 일부를 이루어왔다. 중국식탁의 중심을 이

157

루고 있다. 홍국은 "모나콜린"(monacolin) 계열 물질들을 함유하며, 이러한 물질들의 하나는 지난 20년간 세계에서 가장 많이 팔린 콜레스테롤 저하제들 중 하나인 메비놀린(mevinolin, lovastatin)과 동일한 성분이다. 하루에 몇 십 원으로 이 홍국은 심장질환으로 인한 사망을 30퍼센트 감소시킬 수 있다. 홍국은 콜레스테롤 저하제보다 저렴할 뿐만 아니라 더 안전하다. 인간 용량의 500배 이상을 쥐와 토끼에게 투여하였지만 아무 독성 효과도 관찰되지 않았다. 콜레스테롤 저하제의 경우에는 근육통과 간 기능 장애를 일으킬 수 있다. 이 식물성 식이 보조제의 우월성을 증명하기 위해 더 많은 과학적 증거가 필요하겠지만, 나는 언젠가 이것이 심장질환 예방의 주축이 될 것이라고 예상한다. 홍국은 향신료로도 사용되므로 알약으로 복용하는 대신 음식에 첨가할 수도 있다. 통상 용량은 약 2.4그램의 쌀/효모 분말 복합 캡슐이고, 캡슐 전체 중량에서 효모는 약 0.4%를 차지한다. 이 용량에서 로바스타틴과 동일한 모나콜린의 양은 약 6밀리그램이며, 이는 로바스타틴의 통상적 초회용량인 20밀리그램과 비교된다.

피버퓨(Feverfew)

피버퓨는 데이지과에 속하는 숲속 다년생 식물로 당신은 현지 건자재센터의 정원 섹션에서 볼 수 있다. 발칸반도 산악지역이 원산지인 것으로 생각되며 유럽에서 수세기 동안 재배되어 왔다. 피버퓨를 허브로 사용한 것은 적어도 2000년 전으로 거슬러 올라간다. 실험실 연구들에서는 피버퓨가 혈관에 영향을 미치고 편두통의 강도를 증가시킬 수 있

는 "히스타민"이란 물질의 방출을 억제하는 것으로 밝혀졌다. 이 허브
는 시험 자극이 주어지기 전에 존재하면 허브의 작용이 증강된다. 이러
한 관찰에 따라 피버퓨는 편두통의 예방에 사용되고 있다. 파르텐올리
드(parthenolide)가 활성성분이며, 이 물질을 알려진 양으로 전달하도
록 제제는 표준화되어 있다. 매일 125밀리그램의 잎(파르텐올리드 함
량 0.2퍼센트)이 편두통 예방에 추천된다.

전통 의학은 문제의 원인을 바로잡지 못하는 진통제를 제공한다. 편
두통은 대개 2단계 과정을 통해 유발된다. 첫째, 스트레스가 목과 두피
의 근육 긴장을 초래하고 이에 따라 혈관이 조인다. 둘째, 이렇게 한동
안 조인 후 혈관은 이완되고 박동한다. 그러면 매 박동마다 혈관이 신
전되어 특유의 박동성 편두통을 야기한다. 나는 이러한 두통 때문에 일
상생활을 못하는 환자들과 다량의 진통제에 중독된 기타 많은 사람들
을 보았다. 편두통으로 고통받는 많은 환자들에게 피버퓨를 적절히 사
용하면 삶의 질을 향상시킬 수 있다.

톱야자(Saw palmetto)

남성이 나이가 들면 전립선 비대와 요류 감소가 사실상 확실시된다.
나는 남성이 나이를 10년씩 먹음에 따라 소변줄기가 그리는 아치가 감
소한다는 내용의 논문을 쓴 한 비뇨기과 의사를 기억한다. 나는 영화나
연극을 보러갈 때마다 남자들이 소변기 앞에 길게 줄을 서 있으면 더
젊은 무리의 남자들 뒤에 서려 한다. 남성은 나이가 들어가면 소변보는
것이 더 느려진다는 사실을 알기 때문이다. 톱야자는 요류를 증가시키

159

기 위해 널리 사용되고 이 목적에 꽤나 유용한 것으로 보인다. 또한 톱 야자가 효과를 보이면 성 수행능력이 개선된다고 보고한 남성들도 있 다. 이러한 효과가 실제 신경 주위의 부종 감소와 같이 전립선의 긍정 적인 변화 때문인지, 아니면 단순히 위약 효과인지는 현재 확인되지 않 은 상태이다. 서양의학에서는 전립선의 신경전달 화학물질에 영향을 미치는 약물을 사용해 때로 관찰되는 요도의 수축을 억제한다. 이와 같 은 약물을 복용하고 따뜻한 물에 목욕을 하면 대개 효과가 있다. 슈도 에페드린과 기타 항히스타민제를 함유하는 감기약을 전립선비대 환자 가 복용해서는 안 되는데, 이러한 약물은 전립선에서 요도를 수축시켜 더 많은 배뇨장애를 일으키기 때문이다.

톱야자를 사용한 역사는 오래됐다. 이 늘 푸른 야자는 플로리다, 사 우스캐롤라이나, 서인도제도와 중미가 원산지로 마야사람들이 처음으 로 상처 치료를 위한 찜질약, 복통과 이질 치료제 등 다양한 목적에 사 용했다. 아메리카 인디언들은 열매를 식용하고 남성 요로 질환의 치료 에도 사용했다. 활성성분은 아직 알려져 있지 않다. 대부분의 제조사들 은 열매의 지방산과 스테롤 함량에 맞춰 제제를 표준화한다. 권장용량 은 지방산과 스테롤을 85~95퍼센트 함유하도록 표준화된 10:1 열매 추출물 160밀리그램 하루에 2회이다.

인삼(Ginseng)

인삼은 에너지와 스태미나를 위해 널리 섭취되고 있으나 특정한 치 유작용은 없다. 인삼은 "어댑토젠"(adaptogen)이라 불리는데, 이는 인체에 작용해 스트레스 상황에 적응하게 한다는 것을 의미한다. 중국 인 삼은 파낙스 진셍(panax ginseng, 인삼의 학명)이라고도 불리고 고려 인삼(Korean ginseng)과는 다르다. 인삼은 중국 북부의 삼림지대가 원산지이지만, 우리가 알고 있는 중국 인삼의 대부분은 위스콘신의 적 토에서 재배되고 그곳에서 인삼은 귀한 작물이다.

인삼은 5천년 이상 중국인들이 사용해왔다. 이는 현존하는 중국 최 고(最古)의 한방의서에 기록되어 있다. 이러한 〈신농본초경(神農本草 經)〉(5세기 말)에서는 인삼을 "오장을 보하고, 정신을 안정시키며, 혼백 을 진정시키고, 외부로부터 침입하는 나쁜 사기(邪氣)를 제거해주며, 눈을 밝게 하고, 마음을 열어주며, 더욱 지혜롭게 하고…"라고 하였다. 현대인의 삶에도 나쁜 처방은 아닌 듯하다. 적어도 13가지의 진세노사 이드(ginsenoside) 계열 화합물들이 활성성분인 것으로 생각된다. 통 상 용량은 진세노사이드를 5% 이상 함유하도록 표준화된 5:1 인삼 뿌 리 추출물 100밀리그램 1일 2회이다.

시베리아 인삼은 다른 식물이지만 역시 어댑토젠으로 사용된다. 활 성성분은 "엘류테로사이드"(eleutheroside)라는 화합물이다. 이 식물 은 파낙스 진셍과 동일한 과에 속하나 구소련 일부 지역이 원산지이고 중국과 한국의 특정 지역에서 자생한다. 시베리아 인삼은 중국 한방의 학에서 관절염, 기관지염, 폐질환, 고혈압과 고콜레스테롤 치료제로 사 용된다. 통상 용량은 엘류테로사이드를 0.8퍼센트 함유하도록 표준화 된 10: 1 뿌리 추출물 150~300밀리그램 1일 2회이다.

마늘(Garlic)

마늘은 백합과 식물이며, 음식, 양념과 약용 허브로 생각된다. 현대의 마늘은 아마도 중앙아시아의 야생 조상에서 기원하였을 것이다. 마늘은 5000년 이상 재배되어 왔다. 기원전 3200년경 이집트인들은 마늘에 관해 기록하였으며, 마늘 조각들이 투탕카멘의 무덤에서 발견됐다. 인도에서는 약 2600년 전 마늘의 약물 특성을 기술했다. 마늘은 황 화합물을 함유해 특유의 냄새를 풍기고 "냄새가 고약한 장미" (stinking rose)라는 별명까지 얻었지만 약물 활동도 그 황 성분 때문이다.

이러한 황 화합물은 실험실에서 유방 및 전립선 종양세포의 성장을 억제하는 것으로 나타났다. 일부 연구들은 마늘이 전신에 있는 미세 혈관인 모세혈관의 혈류를 증가시켜 혈압을 감소시킬 수 있다는 것을 보여준다. 콜레스테롤에 대한 효과는 때때로 주장은 되지만 연구들에서 증명하기가 한결같이 어려웠다. 통상 용량은 하루에 마늘 한쪽 또는 신선한 마늘 2그램이다. 코팅된 마늘 알약은 활성성분이 위산에 의해 분해되는 것을 막아 더 멀리 장까지 내려가게 해준다. 마늘 활성성분의 분해와 흡수에 대해서는 연구가 더 필요하나 알약의 일일 통상 권장용량은 표준화된 양의 알리신(체내로 흡수되지 않지만 다양한 마늘 제제를 표준화하기 위해 아직 사용된다)을 함유하는 마늘 분말 650밀리그램이다.

은행잎(Ginkgo biloba)

은행나무는 식물의 세계에서 1억5,000년 된 공룡과 같은 존재이며, 지구상에 가장 오래 살아 있는 종에 속한다. 은행나무는 빙하기 때 거의 멸종되었으나 야생 수목군이 중국 일부 지역에서 살아남았다. 삼림 벌채로 인해 이들은 다시 거의 멸종되었지만, 전설에 따르면 이들을 신성시한 중국 승려들에 의해 멸종을 면했다고 한다. 이 고대 수종은 암컷과 수컷 나무가 따로 있다. 암컷나무는 열매를 맺는다. 썩는 열매가 고약한 냄새를 풍기는 관계로 미국에서는 암컷나무를 키우는 경우가 드물다. 나무가 해충과 오염에 저항성이 있어 도시지역의 길가에서 수컷나무를 자주 보게 된다. 잎은 공작고사리(maidenhair fern) 잎 모양과 흡사하고 엽(lobe)이 2개이므로 구분하기 쉬우며, 그래서 "이엽"(biloba)이란 이름을 갖게 되었다.

잎 추출물은 징코 플라보노이드 글리코사이드(ginkgo flavonoid glycoside)와 테르펜 락톤(terpene lactone)을 함유하며, 이들은 은행잎의 활성물질인 것으로 생각된다. 은행잎은 뇌의 혈류를 증가시키고 알츠하이머와 기타 유형의 치매 초기 단계에서 정신기능을 향상시킬 수 있다는 증거가 어느 정도 있다. 또한 은행잎은 혈소판 활성화 인자를 억제해 항혈전제를 사용 중인 사람들은 이 허브를 피해야 한다는 권장지침이 나왔다. 혈관을 약하게 하는 물질을 사용하는 사람들에게는 금기로 되어 있다. 여기에 작용하는 정확한 메커니즘을 확인하려면 더 많은 연구가 이루어져야 한다.

많은 베이비붐 세대 사람들은 자신의 차 열쇠를 잘 찾기 위해 이 허브를 섭취한다. 나는 종종 이들이 너무 많은 업무에 시달리고 경미한 기억상실을 겪는다는 사실을 알게 된다. 이러한 흔한 형태의 기억상실은 은행잎에 반응하지 않는다. 통상 용량은 하루에 징코 플라보노이드 글리코사이드를 22~27퍼센트 또 테르펜 락톤을 5~7퍼센트 함유하는 은행잎 추출물 120~240밀리그램이다.

카바(Kava kava)

카바는 수세기 동안 폴리네시아 사회들에서 안전하게 사용되어 왔다. 라틴명은 Piper methysticum으로 "취하게 하는 후추"(intoxi-cating pepper)라는 뜻이다. 카바는 1772년 쿡 선장의 2차 남극해 탐험 때 발견됐다. 유럽 허브 의학에서 카바는 경증 불안 상태, 신경 긴장, 근육 긴장과 경증 불면증에 사용되어 왔다. 알코올을 제한하는 유타주에서는 고속도로 순찰차가 아마도 카바 파티를 마치고 돌아오는 젊은 운전자들을 음주운전으로 불러 세울 것이다. 활성성분은 카바락톤(kavalactone)으로 이를 사용해 제제를 표준화한다. 카바는 피지에서 흔히 사교용 음료로 이용되며, 현재 불안, 긴장과 스트레스에 이 허브를 규칙적으로 사용하는 많은 서양사람들에게는 불안과 긴장을 완화하고 스트레스를 줄여준다.

카바가 보다 강력하고 비싼 항불안제와 수면유도제의 대체제로 사용될 수 있다면 자가치료 선택약이 될 잠재력이 있다. 통상 용량은 불안과 근육 긴장의 해소를 위해서는 표준화된 11:1 뿌리 추출물에 함유된 카바락톤 70밀리그램 하루 1~3회이고, 수면을 위해서는 취침 1시간 전 카바락톤 210~500밀리그램이다.

발레리안(Valerian)

"발레리안"이란 이름은 "건강하다"란 의미의 라틴어에서 유래한다. 이 식물은 진정 효과를 보인다고 해서 주로 수면제로 사용된다. 발레리안은 그리스와 로마인들에 의해 기술되었는데, 이들에게는 북유럽에서 전해졌을 것으로 추정된다. 이 식물은 코를 찌르는 냄새로 인해 많은 사람이 불쾌해 하는데, 운동용 두꺼운 면양말에서 나는 냄새와 비슷하다. 이 냄새는 갓 추출한 허브의 화합물들이 분해되어 형성되는 "아이소발레르산"(isovaleric acid)이란 화합물에서 나는 것이며, 허브에는 이러한 냄새가 없다. 그러나 이 식물의 냄새는 고양이와 같은 작은 동물에게 아주 매혹적이다. 전설에 따르면 하멜른의 피리 부는 사나이는 발레리안으로 쥐를 유혹해 마을 밖으로 데려나갔다고 한다. 제1차 및 제2차 세계대전에서 발레리안은 전투 스트레스 반응(combat stress reaction)의 치료에 사용됐다. 발레리안은 여전히 미국과 영국 약전에 진정제로 등재되어 있다. 활성성분은 발레렌산(valerenic acid)으로 생각되며, 통상 용량은 발레렌산 0.8퍼센트를 함유하도록 표준화된 추출물 350~500밀리그램이고 취침 45분~1시간 전에 복용한다.

세인트존스워트(St. John's wort)

　세인트존스워트는 고대 이래로 악령으로부터 사람을 보호할 수 있다는 평판이 있어 왔으나 근래에는 우리 사회에 만연한 흔한 우울증에 효과적인 것으로 밝혀졌다. 1700년대 이래로 허브전문가들은 세인트존스워트를 이러한 목적에 사용해왔지만, 상처 치유제, 이뇨제와 좌골신경통 등 신경 압박 치료제로 사용한 것은 고대 그리스의 갈레노스와 히포크라테스 시대로 거슬러 올라간다. 이 식물은 400여 종이 세계적으로 분포되어 있다. 미국에서는 특히 북부 캘리포니아와 남부 오레곤에서 많이 자라며, 여기서 세인트존스워트의 또 다른 흔한 이름(Klamath weed)이 유래한다.

　이 허브의 작용기전은 아직도 논란이 되고 있다. 일부 교과서들은 이를 졸로푸트(Zoloft)나 푸로작(Prozac)과 비슷한 세로토닌 재흡수 억제제라고 하는 반면, 다른 일부는 이를 엘라빌(Elavil)과 비슷한 모노아민 옥시다제 억제제라고 한다. 우리 연구팀이 진행하고 있는 연구들은 그 작용기전을 탐색하려 한다. 세인트존스워트의 활성성분은 한때 하이퍼리신(hypericin)이라고 생각되었으나 현재는 또 다른 화합물인 하이퍼포린(hyperforin)이 활성성분일 수도 있다는 증거가 있다. 꽃잎이 5개인 작고 노란 세인트존스워트 꽃의 추출물이 어쩌면 현대인이 겪는 가장 흔한 일부 정신 문제들의 해결에 열쇠를 쥐고 있을지도 모른다. 통상 용량은 하이퍼리신 0.3퍼센트 또는 하이퍼포린 3~5퍼센트를 함유하도록 표준화된 5:1 꽃 상단부/잎 추출물 하루에 300~900밀리그램이다. 최단 치료기간은 4~6주이다. 세인트존스워트는 유럽에서 시판되는 가장 인기 있는 허브들 중 하나이다.

이러한 허브들은 자연이 베푸는 은혜로 그러한 은혜는 식물의 세계에 대한 우리의 이해가 커지기를 기다리고 있다. 어떤 의미에서 이것은 색깔 코드가 시작한 일이라고 할 수 있다. 식물성 식품들 중에는 약효를 지닌 것이 많다. 식사와 보조제를 통해 다양한 식물성 식품의 섭취를 늘리면 우리는 최적의 영양을 성취할 수 있을 뿐만 아니라 허브에 들어 있는 수많은 천연 화학물질들이 언젠가 일상생활의 고통과 통증으로 시름하는 우리에게 도움을 줄 수 있을지도 모른다.

확산되고 있는 자가치료와 대체의학은 현대 의학이 향후 10년 사이 닥칠지도 모를 재정적 대재앙을 피하도록 도움을 줄 수 있다. 오늘날 우리는 독일에서 완결된 허브 의학 시스템을 가지고 있으며, 거기서 발간한 "독일 커미션 모노그라프 E"(The German Commission Monograph E)라는 생약책은 흔히 사용되는 수많은 허브들 각각의 제조법을 구체적으로 설명한다. 미국에서 가장 잘 팔리는 허브들 가운데 상당수가 여기서 유래한다. 허브를 시도해본 적이 없는 미국 소비자들은 분명 자신들이 들은 것들 중 일부 효과를 얻고자 하는 욕망을 느낄 것이다. 그러나 그들은 아직 회의적인데, 주로 안전성에 대한 우려와 아울러 제품 라벨에 표기된 종류와 양의 허브를 실제로 섭취할 수 있느냐란 의심 때문이다.

다음 장에서는 색깔 코드 식사에서 자주 먹지 않거나 소량으로 먹지만 그 맛과 다양성의 강화에 도움이 되는 과일과 야채, 향신료와 견과에 대해 소개한다. 우선 당신은 색깔 코드에서 우리가 제시한 일곱 가지 과일과 야채의 섭취에 집중해야 한다. 그러나 이러한 식사 계획을 따라 함에 따라 당신은 무지개 색을 더 다양화해 일부 새롭고 흥미로운 맛을 포함시키고 싶을 것이다.

7 식물성 식품의 세계를 발견하기

　지구상에는 식용식물의 종류가 15만 종이나 되지만, 우리는 겨우 색깔 코드에 60여 종만 올렸다. 이는 보통의 미국인이 먹는 몇 접시 안 되는 식사에 비하면 큰 진보이긴 하지만, 수렵채집인이 섭취한 800종 이상에 이르려면 아직 갈 길이 멀다. 식물성 식품은 과일과 야채는 물론 향신료, 견과와 씨도 포함한다. 수렵채집인이 야생에서 먹은 양의 과일과 야채를 섭취하는 것은 실용적이지 못하므로 당신이 먹는 것은 건강을 증진시키는 유익한 화학물질들의 풍부한 공급원이어야 한다.

　색깔 코드는 당신의 식사에 영양분과 식물성 생리활성 화학물질(phytochemical)의 다양성을 증가시키는 일을 시작하나, 훨씬 더 많은 식물성 생리활성 영양소가 향신료, 견과, 씨와 생소한 과일에 존재한다. 아시아 시장들은 미국 농산물 시장들보다 더 많은 종류의 과일과 야채를 제공한다. 전통적으로 중국과 일본 같은 아시아 사회들에서는 감, 스타프루트(starfruit)와 기타 우리가 거의 먹지 않는 과일들을 섭취해 왔다. 그들은 또한 청경채 등 다양한 암녹색 야채들과 잘 알려져 있지 않고 흔히 아시아에서만 이름이 존재하는 야채들을 많이 먹는다.

이 장에서 당신은 더 건강에 좋은 다양한 맛으로 색깔 코드를 강화해 줄 과일, 야채, 견과, 씨와 향신료에 대해 알게 될 것이다.

식상한 식단을 다양화하라

추정치들 간에는 차이가 있지만, 평균적으로 미국인들의 20퍼센트 만이 하루에 5접시 이상의 과일과 야채를 먹는다. 이러한 사실은 그리 좋게 들리지 않지만, 사정은 이보다 훨씬 더 나쁘다. 한 접시가 그리 많 지 않기 때문이다. 다음은 내가 이미 제시한 일반 지침에 더해 넓힌 1접 시에 대한 공식적인 정의이다.

- 과일 중간 크기로 1조각
- 잎이 많은 생야채 1컵
- 100퍼센트 과일 또는 야채 주스 3/4컵(180밀리리터)
- 요리된 혹은 캔에 든 야채(콩 또는 완두 포함) 또는 과일 1/2컵
- 말린 과일 1/4컵

시장조사에서 대부분의 미국인들은 같은 과일과 야채를 계속 반복해 서 구입하고 있는 것으로 나타났다. 실제로 가장 많이 고른 과일과 야 채 상위 5가지는 다음과 같다.

- 양상추(아이스버그)

- 토마토(소스 포함)
- 감자(주로 프렌치프라이)
- 바나나
- 오렌지(주로 주스로)

이들 중 일부는 건강에 좋고 일부는 입맛을 돋아 더 많은 과일과 야채를 식사에 추가하도록 하지만 다양성이 결여된 것만은 분명하다. 다양성은 영양 개선에 필수적이다. 색깔 코드를 사용함으로써 당신은 식사를 넓혀 최소한 일곱 가지 서로 다른 색깔의 과일과 야채를 당신의 식사에 포함시키는 방법을 알았다. 이 장에서 당신은 이전에 먹어보지 못하였을지도 모를 과일과 야채를 선택함으로써 당신의 식사를 더 다양화하는 방법을 알게 될 것이다. 아울러 그러한 식사에 포함될 향신료와 견과에 대해서도 소개한다.

새로운 과일과 야채를 맛보라

많은 과일과 야채는 온화한 기후에서 재배되며, 당신은 그러한 과일을 구입하기 위해 따로 전문상점에 들러야 할지도 모른다. 캘리포니아에서는 250종의 과일과 야채가 재배되는데, 전국으로 유통되는 과일과 야채의 50퍼센트를 차지한다. 다음에 언급하는 기타 주와 국가들도 이러한 과일과 야채를 재배한다. 적도 위와 아래는 계절이 반대이기 때문에 이런 과일과 야채를 연중 먹을 수 있으므로 현지 전문시장에 들르면 된다. 당신이 사는 지역에 아시안 마켓이나 히스패닉 마켓이 있을 경우

농산물 코너를 둘러보면 흔하지 않은 과일과 야채를 많이 보게 될 것이다. 한편 냉동 과일과 야채 그리고 무가당 캔 과일도 있어 사는 곳에 관계없이 일부 과일과 야채를 즐길 수 있다.

아보카도(Avocado)

아보카도는 대부분의 미국인들에게 슈퍼볼 선데이에 먹는 과카몰리(guacamole, 으깬 아보카도에 양파, 토마토, 고추, 소금 등을 넣은 멕시코 요리)의 주재료로 잘 알려져 있으나 과일들 중에서도 일부 독특한 특성을 지닌다. 아보카도의 녹색은 아보카도가 기타 어느 과일보다도 더 많은 루테인을 함유한다는 사실을 말해준다. 또한 아보카도에는 글루타티온(glutathione)과 콜레스테롤 흡수를 억제하는 파이토스테롤(phytosterol)이 들어 있다. 아울러 아보카도는 올리브와 비슷하게 단일불포화 지방을 함유하고 다른 과일과 야채의 맛을 돋운다. 또한 아보카도는 마요네즈 또는 마가린 대신 빵에 발라먹기도 한다. 깍두기 모양으로 썬 아보카도는 샐러드에 샐러드 드레싱 대신 사용할 수 있다. 아보카도는 고대의 중남미 사람들에게 "고환 과일"(testicle fruit)로 알려져 있었고 최음제로 유명했다. 그러나 이 맛좋은 과일이 인간의 정력을 증가시킨다는 증거는 없다.

아보카도는 캘리포니아, 플로리다, 뉴질랜드와 남미에서 중요한 작물이다. 아보카도의 인기가 대단한 캘리포니아에서는 매년 엄청난 양이 생산된다. 해스(Hass) 아보카도가 가장 인기 있는 품종의 하나이다. 이스라엘과 스페인에서도 상업적 재배가 이루어지고 있다. 서로 다른 품종의 아보카도를 맛보다 보면 지방과 수분 함량이 다르다는 점과 어떤 아주 다른 맛을 알게 된다. 당신이 맛보는 특정 아보카도의 지방 함량이 높을수록 그 맛과 질감은 좋아진다. 아보카도는 이미 노란색/녹색 그룹에 들어 있다. 그럼에도 불구하고 색다른 과일이다.

무화과(Fig): 고대인의 미각을 감미롭게 해주었다

1600년대에 정제된 설탕과 1800년대에 캔디 바가 등장하기 이전의 세계를 상상해보라. 달콤한 과일은 에너지를 회복시켜 주기에 아주 귀중했다. 무화과 잎은 에덴동산에서 아담과 이브의 은밀한 부위를 가리는 데 중요했지만, 열매 자체도 역사 내내 매우 귀중하게 여겨졌다.

사실 탄수화물과 칼륨 함량을 고려하면 무화과는 아마도 고대 그리스 올림픽 게임에서 스포츠 드링크에 버금가는 역할을 하였을 것이다. 무화과는 초기 그리스 운동선수들에 의해 훈련용 음식으로 사용되었으며, 영예의 상징으로서 우승자에게 수여한 최초의 올림픽 "메달"이었다. 그리스 의사들은 무화과가 엄청난 회복 효능을 보인다고 주장했다. 나는 그 정도까지는 생각하지 않지만, 미각 증진제와 천연 감미료로서 무화과는 식사에 추가할 가치가 있는 식품이라고 본다.

말린 무화과는 만족스러운 간식거리이며 달콤하고 맛좋은 요리 첨가물이다. 사실 무화과는 클레오파트라가 즐겨 먹었던 과일로 전해지고 있다. 그녀를 죽게 한 뱀이 그녀에게 전해진 것도 무화과가 든 바구니를 통해서였다고 한다. 빽빽하고 달콤한 과육은 오도독오도독 씹히는 독특한 씨와 함께 구운 음식에 제격이고 고기, 가금류, 생선, 야채, 그

173

리고 기타 과일과 잘 어울린다. 무화과는 다양한 음식 조리에 감미료로 사용할 수 있는 천연 감미료이다. 색깔 코드 면에서 무화과는 흔히 붉은색 과육을 가지고 있으므로 빨간색/자주색 그룹에 속한다.

구아바(Guava)

흔한 구아바는 노란색 껍질에 하얀색, 노란색 또는 분홍색 과육을 가진 과일이다. 모양은 둥글거나 배 모양이고 지름은 최고 7센티미터이다. 과육은 작고 단단한 씨가 많고 옅은 사향 냄새가 난다. 구아바는 날로 먹거나 잼, 젤리와 통조림으로 가공하기도 한다. 신선한 구아바는 식물성 생리활성 영양소가 풍부하며 오렌지색/노란색 그룹에 속한다.

키위(Kiwi fruit): 중국에서 캘리포니아와 뉴질랜드로

키위의 역사는 중국의 장강(長江) 계곡에서 시작됐다. 중국에서 "양도(楊桃)"라고 불리는 키위는 황제들에 의해 진미로 여겨졌다. 이들은 이 과일의 뛰어난 맛과 선명한 녹색 색깔을 즐겼다. 이러한 지식은 1800년대 중반에서 1900년대까지 다른 나라들로 퍼졌다. 영국왕립원예학회의 한 수집가가 1847년 샘플을 고국으로 보냈으며, 또 다른 수집가가 1900년 종자를 영국으로 보냈다. 이 식물은 1904년 처음 중국에서 미국으로 수출되었으며, 종자는 1906년 뉴질랜드로 전해졌다. 키위는 오늘날 세계적으로 시판되는데, 주로 뉴질랜드, 미국, 이탈리아, 일본, 프랑스, 그리스, 스페인, 호주와 칠레에서 생산되고 있다.

캘리포니아에서는 늦가을에 키위를 수확하기 때문에 미국과 캐나다 소비자들은 자국에서 생산된 신선한 과일이 흔하지 않은 겨울철에도 신선한 키위를 먹을 수 있다. 적절한 보관과 취급으로 캘리포니아 키위는 10월부터 5월까지 최장 8개월 동안 먹을 수 있다. 뉴질랜드의 수확철은 정반대이다. 이렇게 두 수확철이 달리 조화를 이루어 소비자들은 일 년 내내 신선한 키위를 즐길 수 있다. 키위는 녹색/노란색 그룹에 속하며, 딸기, 바나나와 파파야가 혼합된 맛에 비유되는 달콤한 맛을 낸다.

금귤(Kumquat)

금귤은 동아시아가 원산지이나 남부 캘리포니아와 플로리다를 포함한 아열대지방 전역에서 재배되고 있다. 이 귤은 2.5~3.7미터 높이의 나무에서 자란다. 밝은 오렌지색이 감도는 노란색 색조의 열매는 원형 또는 난형이고 지름은 약 2.5센티미터이며, 약간 신맛이 난다. 과육은 즙이 많으며 먹을 수 있는 껍질은 달콤하고 과육질이다. 금귤은 날것 또는 통조림으로 먹을 수 있으며, 혹은 잼과 젤리로 만들 수 있다. 중국에서는 흔히 설탕 졸임으로 만든다. 금귤나무의 가지는 미국 일부와 기타 지역에서 크리스마스 장식용으로 사용된다.

가장 흔한 품종인 난형 금귤(Nagami kumquat)은 중국 남부가 원산지이고 지름이 약 2.5센티미터인 노란색 열매를 맺는다. 원형 금귤(Marumi kumquat)은 일본이 원산지이고 지름이 2.5센티미터 정도인 오렌지와 비슷한 열매가 달린다. 계란형 메이와(Meiwa) 금귤은 과육과 껍질이 달콤하고 중국에서 널리 재배되는 교배종이다. 미국에서는 라임, 감귤(mandarin)과 기타 감귤류 과일로 교배종을 만들었다. 금귤은

7. 식물성 식품의 세계를 발견하기

오렌지색/노란색 그룹에 속한다.

리치(Lychee fruit)

리치는 중국 남부의 광둥과 푸젠성이 원산지이다. 나는 중국 식당에서 디저트로서 오렌지 또는 탠저린 조각과 함께 리치가 나온 것을 보고 이 과일을 알게 됐다. 리치는 커다란 흰 진주처럼 생겼으며 맛이 훌륭하고 달콤하다. 과일 안에는 큰 갈색 씨가 있지만 먹지 않는다. 동남아시아, 하와이, 플로리다와 캘리포니아에서 재배된다. 리치는 분홍색 또는 딸기처럼 빨간색을 한 질긴 가죽 같은 껍질로 덮여 있으므로 빨간색/자주색 그룹이다.

망고(Mango)

망고는 동남아시아에서 기원하였으며, 여기서 4000년 동안 재배되었다. 망고는 아열대와 열대지방의 많은 곳으로 확산됐다. 망고나무는 18미터 높이로 자란다. 망고나무는 인도에서 신성한 역할을 하며 사랑의 상징이다. 망고 잎은 힌두인의 집 현관 밖에 걸리고, 결혼식에서는 축복을 하고 부부가 자녀를 많이 갖도록 해달라는 의미로 사용된다. 미국에서 판매되는 대부분의 망고는 멕시코, 아이티, 카리브해 지역과 남미에서 수입된다. 세계적으로 1,000종 이상의 망고가 있다. 망고에는 파파야에서 발견되는 파파인(papain)과 비슷한 특성의 소화 효소가 함유되어 있으며, 이 효소는 자연적으로 들어 있는 섬유질과 함께 소화를 도울 수 있다. 99그램 분량의 망고는 거의 4,000IU의 베타카로틴을 함유한다. 색깔 코드에서 오렌지색 그룹에 속한다.

파파야(Papaya)

기원이 다소 애매하지만 파파야는 멕시코와 중남미가 원산지인 카리카(carica) 2종 이상이 합쳐져 생긴 것으로 보인다. 오늘날 파파야는 열대지방 전역과 아열대지방의 가장 따뜻한 곳에서 재배된다. 파파야 열매는 약간 달콤하며 상큼하고도 톡 쏘는 듯한 사향 냄새가 나는데. 이는 일부 품종과 기후들에서 보다 뚜렷하다. 파파야는 많은 나라에서 인기 있는 아침식사 과일로 샐러드, 파이, 셔벗, 주스와 캔디에 사용된다. 덜 익은 과일은 호박처럼 요리할 수 있다. 덜 익은 과일은 "파파인" (papain)이란 단백질 소화 효소가 들어 있는 유즙을 함유하는데, 이 효소는 소화 작용에 있어 동물 효소인 펩신(pepsin)과 아주 비슷하다. 이 유즙은 다양한 소화불량 치료제와 연육제(meat tenderizer)의 제조에 사용된다. 즙이 아주 많은 과육은 짙은 노란색 또는 오렌지색에서 연어 살빛에 이르는 색깔이다. 과일 속 빈 공간의 내벽에는 둥글고 주름 잡힌 수많은 검은 씨가 붙어 있는데, 크기는 완두콩만하다. 식물성 생리 활성 영양소와 색깔 면에서 파파야는 오렌지색 그룹에 속한다.

패션프루트(Passion fruit)

자주색 패션프루트는 브라질 남부에서 파라과이를 거쳐 아르헨티나 북부에 이르는 지역이 원산지이다. 노란색 품종은 기원을 모르며, 아마 브라질의 아마존 지역이 원산지이거나 교배종일 가능성이 있다. 호주

177

에서는 자주색 패션프루트가 많이 자랐고 1900년 이전에 퀸즈랜드 해안지역에서 부분적으로 재배되었다. 하와이에서는 호주에서 가져온 자주색 패션프루트 종자를 1880년에 처음 파종하였으며, 이 덩굴식물은 집 정원에서 인기를 끌게 되었다. 거의 원형이거나 난형인 열매는 직경이 4~8센티미터이고, 매끈하고 윤기 있는 질긴 껍질을 하고 있으며, 희미하고 미세한 흰 점이 있는 짙은 자주색에서 연한 노란색 또는 호박색에 이르는 색조를 띤다. 열매 속은 오렌지색, 과육질의 즙과 250개나 되는 작은, 단단한, 짙은 갈색 또는 검은색의 씨를 함유하는 향기로운 이중벽 작은 낭들로 채워져 있다. 그 독특한 맛은 매혹적인데, 사향, 구아바향과 달콤/새콤한 또는 새콤한 향을 낸다. 노란색 품종은 일반적으로 자주색보다 더 크나 자주색의 과육이 덜 시고 향과 맛이 더 풍부하며 즙의 비율이 더 높다(35~38퍼센트). 자주색과 노란색 패션프루트 사이에서는 수많은 교배종이 만들어졌는데, 흔히 두 품종 사이의 중간에 해당하는 색깔과 기타 특성들을 보인다. 자주색 패션프루트는 빨간색/자주색 그룹에 속하는 반면, 노란색 품종은 노란색/오렌지색 그룹에 속한다.

감(Persimmon)

동양 감은 중국과 일본에서 중요하고 광범위하게 재배되는 과일로 19세기에 프랑스와 기타 지중해 국가들에 도입되어 제한적인 범위에서 재배됐다. 이보다 조금 후 미국에 소개된 감은 현재 캘리포니아에서 소규모로 상업적 재배가 이루어지고 있고, 멕시코만 연안 주들에서는 주

178

로 집 정원에서 볼 수 있다. 캘리포니아에서 판매되는 감은 주로 2가지 종류로 납작하고 아삭아삭한 후유(fuyu)와 도토리 모양의 하치야(hachiya)가 있다. 그러나 감에는 수백 종이 있다. 일본 사회에서는 감이 미국에서의 사과와 동일한 위치에 있다. UCLA가 수집해 놓았던 다양한 감나무들은 1960년 내가 지금 일하고 있는 UCLA 의료센터의 부지를 마련하기 위해 베어졌다. 1920년대 캘리포니아의 재배업자들은 수십 종의 희귀한 감나무를 팔려고 내놓았었다.

감은 지름이 5~8센티미터이고 노란색에서 붉은색을 띠어 다소 토마토와 비슷한 모습이다. 미국의 대서양 연안 시장으로 공급되는 주요 품종인 하치야는 말랑말랑하게 익을 때까지는 떫다. 후유 품종은 더 달고 간식으로 적합하며, 1970년대와 1980년대 아시아인의 캘리포니아 이주 이래로 재배가 붐을 이루어왔다. 아메리카 자생 감은 멕시코만 연안 주들에서 북쪽으로 중부 펜실베니아와 중부 일리노이에 이르는 지역에서 자란다. 열매는 지름이 최고 5센티미터이고 대개 다소 납작하며 암적색에서 적갈색이다. 대부분의 열매에는 몇 개의 다소 크고 납작한 씨가 들어 있다. 미국 감은 일반적으로 동양 종보다 말랑말랑하게 익은 상태에서 더 맛있는 것으로 생각되며, 상당량을 야생에서 수확한다. 일부 우수 품종들은 이름을 지어 보급돼서 상업적으로 재배되고 있다.

감은 디저트 과일로 신선하게 흔히 설탕 또는 리큐르(liqueur; 증류수에 과일, 허브, 향신료 등을 넣고 설탕 등을 첨가하여 만든 혼성주)와 함께 먹거나, 아니면 스튜로 만들거나 잼으로 요리한다. 감은 카로틴 성분으로 인해 오렌지색 그룹에 속한다. 또한 비타민 C의 좋은 공급원이다.

석류(Pomegranate): 구약성경의 과일

석류는 이란에서 인도 북부의 히말라야에 이르는 지역이 원산지이고 고대 이래로 지중해 전역에 걸쳐 재배되고 이식되어 왔다. 석류는 껍질이 두껍기 때문에 광범위하게 이종교배가 이루어지지 않아 성서시대이래 비교적 변화하지 않은 것으로 생각된다. 석류는 인도 전역과 동남아시아의 건조 지역, 말레이반도, 동인도제도와 열대 아프리카에서 널리 재배되고 있다. 석류나무는 1769년 스페인 정착자들에 의해 캘리포니아에 도입되었다. 현재는 주로 캘리포니아와 애리조나의 건조 지역에서 열매를 얻기 위해 재배되고 있다.

열매는 수직으로 깊게 수차례 칼집을 낸 다음 손으로 가른다. 그러면 즙이 담긴 작은 낭들의 덩어리가 도드라져 먹을 수 있다. 또한 이 낭들은 다양한 요리에 뿌리면 매혹적인 장식도 된다.

석류는 흔히 주스로 섭취하며 여러 가지 방법으로 주스를 만들 수 있다. 낭들을 꺼내 전용 압착기(basket press)로 짜거나, 아니면 석류를 절반으로 잘라 보통의 오렌지 주스 압착기로 짜서 즙을 추출할 수 있다. 또 다른 방법은 먼저 석류를 약간 데운 후 양손 사이에 넣고 굴려 내부를 물렁물렁하게 하는 것이다. 그런 다음 꼭지 부분에 구멍을 내고 유리잔 위에 놓아 즙이 흘러나오도록 하며, 이따금 과일을 짜줘 즙이 전부 나오게 한다. 즙은 다양한 방법으로 사용할 수 있다. 즉 생즙으로 마시거나, 젤리나 셔벗이나 콜드 또는 핫 소스를 만들거나, 또 케이크나 구운 사과 등에 맛을 내는 데 사용한다. 석류 시럽은 그레나딘 (grenadine, 석류즙)으로 시판되고 있다. 아울러 즙은 와인으로 만들 수도 있다. 석류는 색깔 코드에서 빨간색/자주색 그룹에 맞는다.

스타프루트(Starfruit)

이 독특한 모양의 과일은 포르투갈 무역상들이 인도로부터 아프리카와 남미에 소개했다. 이 노란색 과일은 횡단면으로 잘랐을 때 별모양이 된다. 이 과일은 또한 카람볼라(carambola)로도 알려져 있는데, 이는 포르투갈어로 "푸드 애피타이저"(food appetizer)를 의미한다. 스타프루트는 말레이시아에서 광범위하게 재배되어 4만8,000톤 이상이 생산되고 1만1,000톤 이상이 수출된다. 이 과일은 미국 내 일부 지역에서 식료품점의 농산물 특산품 코너에 등장하기 시작했다. 스타프루트는 노란색/오렌지색 그룹에 속한다.

워터크레스(Watercress, 물냉이)

워터크레스는 겨자과의 허브로 워터크레스 샌드위치에 재료로 들어가 아주 유명하다. 이 식물은 중동에서 기원했다. 고대 그리스와 페르시아의 장군들은 병사들에게 건강을 유지하도록 하기 위해 워터크레스를 먹으라고 명령했다.

17세기에는 특히 워터크레스 수프가 영국에서 아주 유명했다. 당시 영국 의사이자 허브전문가였던 니콜라스 쿨페퍼(Nicholas Culpeper)는 자신의 저서 〈허브대전〉(Compleat Herbal)에서 크레스 수프가 봄에 피를 맑게 해주고 두통을 완화하는 데 좋은 요리라고 기술했다. 워터크레스는 장식으로 이용되고 샐러드에도 사용된다. 워터크레스는 줄기를 물에 담그고 잎은 비닐봉지로 느슨하게 덮어 냉장고에 보관해야 한다. 대부분의 서양인들은 워터크레스를 날로 먹는다. 동양에서는 워터크레스를 데쳐서 물기를 없앤 다음 잘게 썰어서 약간의 참기름 드레싱과 버무린다. 중국인은 흔히 워터크레스에 약간의 소금, 설탕과 와인을 넣어 흔들어 볶거나 워터크레스를 수프에 사용한다. 워터크레스는 녹색 그룹에 지배적인 식물성 생리활성 화학물질인 이소티오시아네이트(isothiocyanate)를 함유하므로 색깔 코드에서 녹색 그룹에 맞는다.

이 정도는 아무것도 아니다

색다른 과일과 야채는 훨씬 더 많다. 이 장에서 소개한 내용은 맛보기 수준에 불과하다. 내가 당신이 먹어보지 못한 식물성 식품들을 간단히 설명한다 해도 족히 책 한 권 분량은 될 것이다. 앞서 논의한 품종들 외에 컬티바(cultivar)란 특수 품종이 있다. 컬티바는 특정한 바람직한 특성을 갖도록 하기 위해 호환 가능한 식물을 이종 교배시켜 개발한 특수 품종을 말한다. 이처럼 변이는 끝이 없고 다양성은 헤아릴 수 없는 수준이다. 얼마나 많은 다양성이면 충분할까? 인간 게놈에 대한 우리의 이해가 증가함에 따라 우리는 얼마나 많은 다양성이 최적인지를 알게 되겠지만, 색깔 코드는 첫 단추를 잘 꿰는 길임이 확실하다.

당신이 키우거나 수집할 수 있는 허브와 향신료

워터크레스가 중요한 화학물질을 식사에 제공할 수 있는 것과 마찬가지로, 기타 많은 가정용 허브도 맛뿐만 아니라 나름의 유익한 화학물질도 식사에 추가함으로써 당신의 식사에 독특한 다양성을 제공한다. 이러한 허브로는 타라곤(tarragon), 오레가노(oregano), 골파(chive), 딜(dill), 박하(mint), 타임(thyme), 파슬리(parsley), 로즈메리(rosemary), 세이지(sage) 등이 있다. 허브는 소금 대신에 많은 음식의 맛을 증진시키기 위해서 사용될 수 있다. 저지방 조리법은 흔히 맛을 유지하기 위해서 향신료를 더 필요로 하는데, 허브가 칼로리 추가 없이 이러한 요구를 충족시킬 수 있다. 당신은 건조시킨 허브 모듬을 구입하거나 스스로 신선한 허브를 키우고 거둘 수도 있다.

스스로 허브를 키우기

일반적으로 허브는 햇빛이 잘 들고 토양이 좋은 곳에서 키울 때 가장 잘 자란다. 대부분의 허브는 냉온을 견딜 수 없으므로 미국의 많은 지역에서는 실내에서 키워야 할 것이다. 실외 정원이라면 봄에 파종하고 잡초를 자주 뽑아주어야 한다. 실내인 경우 뿌리 성장과 적절한 배수가 이루어질 정도로 큰 화분을 사용해야 한다. 이러한 화분을 부엌 창가와 같이 햇빛이 잘 드는 곳에 두고 자주 물을 주어라.

대부분의 허브(특히 골파, 박하와 타라곤)는 나누거나 잘라 번식시킬 수 있다. 허브를 거두기 위해서는 식물의 꼭대기와 중앙 주위의 잎 또는 줄기를 가위로 자른다. 자른 것을 차가운 물속에서 씻고 종이타월로 가볍게 두드려서 말린다.

바질(Basil, 나루풀)

바질은 고대 이탈리아와 프랑스에서 신성한 허브로 여겨졌다. 여성은 바질을 따지 못하게 되어 있었다. 오직 남성 종교 지도자만이 특별한 의식을 통해 바질을 따도록 되어 있었다. 바질 식물은 약 50센티미터 높이로 자란다. 왕성한 성장을 촉진하기 위해서 꽃눈이 올라오면 바로 잘라준다. 향신료로서 바질은 신선한 상태에서 사용하면 가장 좋다. 말리면 향을 대부분 상실하나 말린 바질이 허브로 시판되고 있다. 바질을 토마토 소스, 페스토(pesto, 이탈리아 음식 소스)와 생선 요리에 사용하라. 바질은 신선한 또는 요리된 야채에 맛을 돋아준다.

골파(Chive)

골파는 고대 그리스시대 이래로 신선한 상태로 즐겨왔다. 골파의 약한 양파 향은 수프, 소스와 샐러드에 맛을 돋아준다. 골파는 양파 및 마늘과 매우 비슷하므로 이미 색깔 코드에서 흰색/녹색 그룹에 들어 있다.

딜(Dill)

로마인들은 딜을 음식에 첨가하면 힘이 세진다고 생각했다. 따라서 검투사들에게 혈투에 대비해 힘을 강화하도록 딜을 얹은 음식을 제공했다. 딜은 빨리 자라는 경향이 있어 그리 오래 가지 않는다. 만일 당신이 이 허브를 키우려고 한다면, 봄과 여름 내내 2~3주마다 딜을 더 심어야 할 것이다. 딜은 피클을 만드는 데 사용하는 것으로 가장 유명하나 소스와 샐러드에도 사용할 수 있다. 특히 생선과 야채에 좋다.

박하(Mint)

박하는 야생하는 몇 종을 포함해 20개 품종이 있다. 대부분의 미국인들은 추잉검과 하드캔디에서 나는 페퍼민트, 스피어민트와 윈터그린 같은 향으로 박하에 익숙하다. 얼 그레이 차(Earl Grey tea)에 첨가되는 향인 베르가못(bergamot)도 박하이다. 페퍼민트는 식도와 위 사이의 괄약근을 이완시켜 과식 후 갇힌 가스를 방출시킴으로써 소화를 돕는다. 이 때문에 많은 레스토랑에서 전통적으로 저녁식사 후에 박하를 내어 놓고, 많은 제산제에 박하가 들어간다. 박하는 내한성의 다년생 식물이다. 자주 잘라내지 않으면 정원 전체에 퍼지기 쉽다. 박하는 별도의 용기에 보관해야 할 것이다. 박하를 장식으로 이용하거나 음료, 수프, 소스, 샐러드와 디저트, 특히 과일 셔벗에 향신료로 사용하라. 박하는 신선 또는 건조 어느 상태에서도 좋다.

오레가노(Oregano)

오레가노는 지중해 동부에서 기원하였다. 이 허브는 제2차 세계대전 후 미국에서 인기를 끌게 되었는데, 이탈리아에 주둔한 군인들이 이를 고국으로 가져와 파스타 소스와 기타 이탈리아 음식에 향신료로 사용하였기 때문이다. 줄기 또는 잎과 꽃을 따서 말려 나중에 사용할 수 있다. 오레가노는 이탈리아, 그리스와 멕시코 요리에 쓰이는 대표적인 향신료이다. 아울러 오레가노는 많은 다양한 종류의 야채 샐러드에 흥미를 돋울 수 있다.

파슬리(Parsley)

파슬리는 많은 중요한 식품과 향신료들을 포함하는 대규모 허브 식물과에 속하는 일부 식물의 일반명이다. 산형과(傘形科, Apiaceae)라는 과에 속하는 약 3,000종의 식물들 가운데 파슬리는 하나의 속이다. 5갈래로 갈라지는 꽃은 이 과 전체에 걸쳐 상당히 일정하다. 그러나 잎사귀 밑에 있는 2갈래로 갈라지는 씨방에서 발육하는 열매는 아주 다양하다. 이 과의 식물들에는 당근, 파스닙(parsnip), 셀러리, 딜, 회향(fennel), 캐러웨이(caraway), 아니스(anise)와 코리앤더(coriander)가 있다. 독미나리(hemlock)와 같이 일부 종은 독성을 보인다. 기타 많은 종은 약용 허브(약초)로 사용되어 왔다. 파슬리 식물은 서서히 자라므로 자리를 잡을 때까지는 조심해서 김을 매야 한다.

파슬리는 약 30~40센티미터 높이에 이르며, 실내외에서 잘 자란다. 파슬리에는 잎이 곱슬곱슬한 것과 평평한 것의 2가지 품종이 있는데, 잎이 평평한 파슬리가 향이 더 강하다. 파슬리를 장식이나 소스와 수프의 향신료로 사용하라. 파슬리는 비타민 C의 풍부한 공급원이며, 마늘 향을 없애는 데 사용할 수 있다. 파슬리 기름 캡슐은 식사 후 입 냄새 제거용으로 시판되고 있다. 향신료로서 파슬리는 많은 밋밋한 음식의 맛을 돋운다. 파슬리를 야채에 뿌리거나 어느 요리든 화려한 장식으로 넣어보도록 하라.

로즈메리(Rosemary)

로즈메리는 중세시대의 애호 식물이었는데, 약용 가치가 있다는 생각에서뿐만 아니라 사랑의 맹세를 상징하기 때문이었다. 로즈메리는 사실 늘 푸른 관목이다. 냉온에 민감하며, 실내에서 키울 경우에 주 2회 나뭇잎에 분무기로 물을 뿌리도록 추천한다. 로즈메리는 "카르노스산"(carnosic acid)이란 식물성 생리활성 화학물질을 함유하기 때문에 독특한 맛이 난다. 이 식물성 화학물질은 실험실 실험에서 토마토의 라이코펜과 같은 기타 식물성 화학물질들과 함께 암세포를 사멸시키는 것으로 나타났다. 로즈메리를 구운 닭 가슴살에 사용하되 향이 강하므로 너무 많이 넣지 마라. 로즈메리는 건조 상태인 경우가 가장 좋으며, 밀폐된 병에서 잘 보관된다.

세이지(Sage)

전통에 의하면 세이지는 세례 요한 축일(Midsummer Day, 6월 24일) 동틀 무렵 첫 햇살이 가장 높은 산을 비출 때 수확하게 되어 있다. 이에 대한 과학적 이유는 없다. 세이지는 충분히 자라 높이가 약 90센티미터에 이르면 수확한다. 세이지는 잘 관리하면 5년 이상도 산다. 건조시킨 세이지가 신선한 세이지보다 선호된다. 세이지는 토마토 수프에 좋고 가금류와 잘 어울린다.

7. 식물성 식품의 세계를 발견하기

프렌치 타라곤(French Tarragon)

타라곤은 그 이름이 시사하듯이 프랑스가 아니라 아시아 북부가 원산지이다. 이 식물은 정원을 뒤덮을 수 있으므로 별도의 화분에 심는 것이 최선이다. 신선한 타라곤이 건조시킨 것보다 더 좋으며, 일부 식료품점의 농산물 코너에서 구입할 수 있다. 유일하게 식용 가능한 부위는 잎이다. 타라곤을 버섯과 함께 닭고기에 쓰고, 수프와 소스에 넣어 보라.

타임(Thyme)

이 허브는 강한 향기를 풍긴다. 타임은 중세시대 프랑스, 스페인과 이탈리아에서 기침약과 소화제용으로 수도원의 정원에서 재배되었다. 타임에서 가장 활성적인 성분인 티몰(thymol)이 함유된 용액은 감기용 목캔디와 베이퍼럽(vapor rub)에 사용된다. 타임은 땅에 바짝 붙어 퍼지는 경향이 있다. 일반적으로 최소한으로 물을 주어도 된다. 많은 허브처럼 타임은 건조 상태로도 시판된다. 수프와 소스의 맛을 내기 위해 사용할 수 있다.

고추, 피망과 고추기름

고추는 페루의 선사 유적지에서 발견된 적이 있다. 고추는 콜럼버스가 1493년 고추씨를 가지고 스페인으로 돌아가기 훨씬 전에 중남미에서 널리 재배되었다. 고추속(Capsicum)은 일년초로 재배되어 새로 열매를 맺는 온갖 다양한 종류의 고추들로 이루어진다. 즉 비타민 A와 C

가 풍부한 빨간색, 녹색과 노란색 고추들을 말하며, 이들은 양념과 야채 식품으로 사용된다. 고추는 렐리시로 사용하거나, 절이거나, 또는 고춧가루로 만들어 양념으로 사용한다. 고추의 매운 맛은 매캐한 증기와 화끈거리는 맛을 특징으로 하는 물질인 캡사이신(capsaicin)에서 오며, 이 화합물은 고추 내부의 격막들 안에 존재한다. 1876년에 처음 분리된 캡사이신은 위액 분비를 자극하고 과다 섭취하면 염증을 유발한다. 익으면 빨간색이 되는 매운 품종들로는 흔히 갈아서 식초와 섞어 핫 소스로 만드는 타바스코(tabasco)와 종종 "캡시쿰"(capsicum)이라 불리는 기다랗고 매운 카이엔 칠리 페퍼(cayenne chili pepper)가 있다. 프랑스령 기아나의 카이엔에서 기원하였다고 전해지는 카이엔 페퍼는 세계적으로 많은 지역에서 생산되고 있다.

맛이 순한 피망(bell or sweet pepper)은 더 크고 색깔이 다양하며 일반적으로 종 모양이고 주름이 져 있으며 불룩하다. 샐러드와 조리 음식에 사용된다. 피망은 캡사이신을 만드는 유전자가 결여되어 있어 전혀 맵지 않다. 이러한 품종들은 대개 이식 60~80일 후 색깔이 옅은 녹색일 때(빨강 또는 노랑 색소가 나타나기 전) 수확한다. 그러나 빨간색과 노란색 품종은 대개 녹색 피망보다 더 높은 가격에 팔린다. 빨간색 피망은 비타민 C의 좋은 공급원이다.

영어에서 사용되는 "피미엔토"(pimiento)란 용어는 스페인어로 고추(pepper)를 의미하며, 독특한 맛을 보유하지만 매운 맛이 결여된 일부 순한 고추 품종들에 적용된다. 여기에는 유럽의 파프리카 등이 있다. 피미엔토는 흔히 "피멘토"(pimento)라고 발음되는데, 피멘토는 올스파이스(allspice, 서인도제도산 나무 열매를 말린 향신료)이므로 혼동하지 말아야 한다.

고추는 원산지 이외에서는 비내한성 일년초이다. 고추는 밭에 직접 파종하거나 온실 또는 온상에서 육종한 모종을 6~10주 후 이식해 재배한다. 고추는 순한 것, 매운 것과 아주 매운 것이 시판된다. 고추의 매운 맛 정도를 평가하기 위한 척도도 있다. 이러한 매운 맛은 일단 당신이 익숙해지면 오히려 쾌감이 된다. 과학자들은 고추 먹기를 좋아하는 사람들이 고추를 섭취한 직후 쾌감 호르몬인 엔도르핀이 증가하는 것을 확인했다. 고추는 또한 발한과 약간의 대사율 증가를 가져온다. 일부 연구들은 고추를 먹는 사람들에서 약간의 체중감소를 보여줬다. 고추는 저지방 요리의 맛을 증가시키기 위해 사용할 수 있다.

견과를 조금은 즐겨라

견과를 먹으면 살찔 수 있다는 점은 의문의 여지가 없다. 한줌을 먹어도 견과는 이미 고지방인 식사에 많은 여분의 칼로리를 추가한다. 그러나 견과가 중요한 칼로리 공급원인 나라들에서의 식사는 식물성 식품이 풍부하고 칼로리가 낮은 경향이 있다.

그렇다고 당신이 동남아시아로 이동할 수도 없는 노릇이다. 미국에서 식사로 견과를 섭취하는 방법은 단순히 식사에 견과를 추가하기보다는 다른 뭔가를 견과로 대체하는 것이어야 한다. 미각 증진 식품으로 절제해 섭취한다면, 견과는 건강에 유익한 식사의 일부가 될 수 있다. 견과는 맛이 좋을 뿐만 아니라 같은 비율에서 견과는 영양소들로 가득

차 있다. 대부분의 견과는 건조된 나무 열매의 씨이다.

땅콩은 견과가 아니다

흔히 견과로 여겨지는 땅콩은 실제로 콩류이다. 땅콩은 완두 및 콩과 동일한 과에 속한다. 견과는 식물에서 나오기 때문에 자연적으로 콜레스테롤이 없다. 비록 견과는 그 크기에 비해 칼로리가 높지만, 아울러 "영양소가 집약된"(nutrient-dense) 식품으로 여겨진다. 견과는 그 칼로리에 비해 영양소를 많이 함유한다.

견과에는 식물성 생리활성 화학물질, 미네랄과 좋은 지방이 있다

일부 견과는 티아민, 니아신, 인, 아연과 엽산의 좋은 공급원이며, 다른 일부는 셀레늄, 구리, 마그네슘, 망간과 비타민 E의 훌륭한 공급원이다. 견과는 또한 다양한 식물 화합물이 풍부하다. 예를 들어 플라보노이드는 모든 견과에서 발견된다. 이 항산화물질은 체내에서 암과 심혈관 질환을 유발할 수 있는 물질의 형성을 감소시키도록 돕는다. 그 크기에 비해 견과는 또한 식물에서 최고의 단백질 공급원들 중 하나이다.

견과는 일반적으로 지방이 많다. 대부분의 경우 견과 칼로리의 75% 이상이 지방에서 유래한다. 하나의 예외가 밤으로, 그 칼로리의 8퍼센트만이 지방에서 온다. 견과의 지방은 대부분 단일불포화와 다중불포화 지방이다. 포화 지방과 달리(흔히 붉은 고기와 유제품에 존재), 이러한 지방은 혈중 콜레스테롤을 증가시키지 않는 것으로 보인다. 소량으로, 단일불포화와 다중불포화 지방은 오히려 콜레스테롤을 저하시킬 수 있다. 호두와 아몬드는 오메가-3 지방산의 풍부한 공급원이나 아무리 좋아도 지나치면 탈이다. 견과 한줌은 수백 칼로리가 될 수 있다. 모든 기름이 테이블스푼 당 140칼로리나 된다.

견과 다이어트 책이란 것은 결코 없을 것이다

견과는 지방 함량이 높기 때문에 칼로리가 높다. 따라서 당신이 현재 체중을 유지하려 한다 하여도 식사에 견과를 추가하면 체중 증가는 불가피하다. 대신 당신은 다른 식품을 대체해 견과를 섭취할 수 있을 것이다. 이렇게 하는 하나의 방법은 약간의 육류를 견과로 대체하는 것이다. 예를 들어 견과 28그램은 육류 28그램을 대신할 수 있다. 견과는 USDA 피라미드에서 육류 그룹의 일부로 고려되는데, 견과에 대해 지방 함량이 높다는 점을 고려하지 않은 채 단백질 공급원으로 여겼기 때문이다. 캘리포니아 식품 피라미드에서는 견과가 피라미드 꼭대기에서 기름과 설탕 대신에 미각 증진 식품으로서 자리하고 있다. 내 견해로는 견과는 기타 식품에 맛을 가미하기 위해 필요에 따라 사용되어야 한다고 본다. 스낵을 먹는 사람이라면 견과를 한줌으로 먹는 대신 견과를 일일이 세어야 한다. 아무것도 첨가하지 않고 볶은 캐슈 28그램(약 18개의 캐슈)은 165칼로리 정도이다. 조각낸 아몬드나 캐슈를 구우면 견과 맛을 증진시키고 여분의 칼로리가 거의 없이 야채 요리에 많은 맛을 가미할 수 있다. 당신이 매일 칼로리를 아주 많이 소비해 칼로리에 대해 전혀 걱정할 필요가 없지 않는 한, 견과를 하루 28그램 이상 섭취하지 않는다는 것을 규칙으로 삼아야 한다.

이제 시작이다

이 장은 견과, 허브와 향신료를 포함하는 식물성 식품의 세계에 대한 간략한 소개에 불과하다. 이를 출발점으로 삼아 당신은 식물성 식품 세계의 다양성을 탐구할 수 있다. 당신이 시도할 수 있는 조리법이 제3장에 있다. 기억해야 할 점은 기본으로 시작하고 당신의 계획에 이러한 식품을 서서히 추가하여 그저 추가만 하는 대신에 기타 식품을 이런 식품으로 대체할 수 있도록 해야 한다는 것이다. 좋은 것도 지나치면 당신에게 해가 될 수 있다. 이는 특히 여분의 칼로리를 보유한 견과와 같이 미각 증진 식품인 경우에 사실이다. 과일과 야채인 경우에 당신은 대개 배가 부르기 전에 포만감을 느낄 것이나, 식물성 식품의 세계를 탐구하기 시작하면서는 당신의 상식을 활용하라. 다음 장에서는 영양에 관한 가장 흔한 신화 15가지에 대한 진실을 소개한다. 이는 당신이 지금까지 알고 있던 모든 것을 적절한 시각에서 바라보게 도움을 줄 것이다.

7. 식물성 식품의 세계를 발견하기

8 영양에 관한 신화 15가지

가끔 내가 환자들에게 무엇을 먹어야 하는지에 대한 이야기를 마치고 나면, 그들은 친구나 심지어 의사로부터 들은 내 이야기와 일치하지 않는 일부 정보를 가지고 내게 이의를 제기한다. 나는 항상 시간을 내서 자세히 대답해준다. 이렇게 해야 내가 환자의 신념체계에 더 가까이 다가가 그들에게 변화의 동기를 부여할 수 있기 때문이다. 새로운 긍정적 정보를 배운다는 것은 좋은 일이다. 그러나 당신은 자신의 지식과 전해들은 근거 없는 믿음(신화)을 비교할 때 그러한 새 정보를 이용하는 능력을 보여야 한다. 새 영양 계획을 시작하면서 친구와 가족으로부터 질문을 받을 경우에 당신은 아래의 예들을 이용해 대답할 수 있을 것이다.

음식에 대한 혼란이 왜 그리도 많이 존재하는가?

영양에 대해 그렇게 많은 혼란이 존재하는 것은 왜일까? 우리는 모두 먹는다. 따라서 우리는 모두 무엇이 옳은지를 알 것이라고 생각한다. 음식에 대한 신화를 영구화하는 것은 미디어인가, 졸지에 유명해진 자칭 다이어트 전문가들인가, 아니면 우리 자신의 소망적 사고인가? 만일 당신이 자신에게 맛있는 음식을 먹고 있다면, 그것은 또한 당신에게 유익할 것이라고 생각하는 유혹에 빠질 수 있다. 당신은 단 한 가지만 바꾸면 그간의 식습관을 유지할 수 있다는 유혹에 빠질 수 있다. 당신은 이러한 사고방식을 정당화할 수 있고 하나도 바꿀 필요가 없다고 생각할 수도 있다

이 책은 당신의 식사 전체를 바꾸어야 한다는 내용이다. 나는 당신이 소위 나쁜 음식만 빼기를 원하는 것이 아니라 당신의 식사가 다시 건강하게 되기를 원한다. 그러므로 그간 당신이 들어온 쉽지만 잘못된 대답들을 모두 올바로 이해시키고자 한다.

신화 1
당신이 체중 감량을 위해 할 일이란 좋아하는 음식을 줄이는 것뿐이다

살을 빼기 위해서는 살 빼는 것에 대해 말한다고 되는 것이 아니고 입을 다물어야 한다는 옛 농담에 위와 같은 생각이 담겨 있다. 사실 당신이 하루에 2,500칼로리를 훨씬 상회해 소비하는 키가 상당히 큰 남자나 여자가 아니라면 단순히 좋아하는 음식을 줄여 체중을 감량하는 방법은 아주 비효과적이다. 이 정도로 많은 칼로리를 소비할 경우에 음식 섭취량을 줄이는 어느 다이어트도 효과는 일시적일 것이다. 반면 당신이 하루에 단지 1,500칼로리만 소비하는 사람이라면, 이러한 방법으

로 체중을 감량하다가는 감량이 매우 더뎌 좌절하고 말 것이다.

결국 스트레스가 쌓여 단 한번이라도 과식하게 되면 당신은 일주일 내내 주의해서 이룩한 진전을 역전시킬 것이다. 한 육중한 남자가 단순히 자신의 스테이크를 절반으로 줄이는 방법으로 10킬로그램을 뺐다고 허풍을 떨어도 내 경험상으로 보면 그는 다음 위기가 닥치면 결국 다시 자신의 체중으로 돌아가게 된다. 당신에게 진정한 도전은 당신이 먹는 음식의 양만이 아니라 종류를 바꿔 식습관을 영원히 변화시키는 것이다. 체중 감량이 유일한 목표는 아니다. 색깔 코드의 과일과 야채를 포함시키는 건강한 방식으로 살을 빼면 체중을 감량하면서 동시에 당신의 DNA도 보호할 수 있다

신화 2
식사에서 지방을 모두 제거하는 것만이 당신이 할 일이다

거의 10년 동안 영양 전문가들은 간단히 식사에서 지방을 제거하는 것이 체중을 감량하는 길이라는 생각을 밀어붙였다. 1980년대에는 지방 칼로리의 비율이 낮은 식사를 하는 나라들에서 심장병, 암과 당뇨병이 적었다는 사실에 기초해 비만 전문가들 사이에 거의 만장일치의 분위기가 형성됐다. 1988년 미국의 공중위생국장은 담배를 끊는 것 다음으로 미국인들이 건강 개선을 위해 할 수 있는 가장 중요한 일은 식사에서 지방 섭취를 감소시키는 것이라고 말했다. 식품업계는 전문가들을 믿었고 1,000여 품목의 무지방 또는 저지방 식품을 출시했다.

두 가지 일이 일어났다. 첫째, "무지방" 식품들은 대부분 지방이 온전한 원래 제품과 동일한 칼로리를 함유했다. 제조사들이 단순히 지방을 설탕으로 대체하였기 때문이다. 기대하였던 칼로리 감소는 일어나지 않았으므로 체중에는 아무런 변화가 없었다. 둘째, 연구들에서 소비자들은 용케 한 끼를 무지방식으로 하였다면 기타 끼니에서는 스스로를 마구 먹도록 놔두는 것으로 나타났다. 다시 한 번 체중에는 아무런 변화가 없었다.

과일과 야채는 지방이 없는 것은 아니나 포만감을 주고, 비슷하게 달콤한 설탕 처리 식품들보다 한입 분량 당 칼로리가 더 낮다. 식사에 과일과 야채를 추가함으로써 당신은 케이크, 패스트리, 칩 등 식사에 불필요한 칼로리를 보태는 고칼로리 스낵 식품을 대체하게 될 것이다.

신화 3
식사에서 당분을 모두 제거하는 것만이 당신이 할 일이다

신화 2에 대한 반응으로 대두된 기타 다이어트들은 당신이 할 일이란 정제된 설탕과 밀가루 식품을 제거하는 것뿐이라고 주장하였고, 이러한 식품은 나쁜 탄수화물이라 불리게 됐다. 이 단순한 접근법은 식사에서 빵과 달콤한 디저트를 제거하면서도 엉덩이 살 로스트, 버거, 갈빗살, 치즈 등 온갖 맛좋은 음식은 남겨두는 이점이 있었다. 만약 빵, 파이, 케이크와 패스트리가 당신의 식사에서 재미로 또는 스트레스를 받을 때 섭취하는 여분의 칼로리라면, 당신은 일정 기간 어느 정도 체중이 줄 것이다. 저지방 식사를 할 수 없는 사람들에게는 이 다이어트가 얼마동안 구세주처럼 반가운 것이었다. 사람들은 10킬로그램 또는 그 이상 감량하였으나, 그들은 결국 한때 매도하였던 정제된 탄수화물 식품을 다시 추가하면서 다시금 체중을 되찾는다.

이 접근법의 가장 좋은 점이 바로 또한 실패의 원인이다. 당신은 가장 좋아하는 고지방 육류와 치즈를 모두 식사에 유지하기 때문에 한동안 중단했다 하여 그러한 식품에 대한 당신의 미각을 잃지는 않는다. 그래서 당신이 탄수화물 식품을 다시 추가하면 체중이 원래로 돌아간다. 대신 색깔 코드를 사용함으로써 당신은 식사에서 식품의 균형을 변화시킬 수 있다. 탄수화물 식품이라고 다 똑같지는 않다. 과일과 야채는 좋은 탄수화물 식품이며, 과일과 야채에서만 함께 발견되는 건강에 유익한 물질들로 이루어진 가상 약국을 당신에게 제공한다. 당신의 식사에 색깔을 추가함으로써 당신은 DNA를 보호하는 물질들을 포함시키고, 더 적은 칼로리로 포만감을 느끼며, 건강에 좋은 섬유질을 제공하게 된다.

신화 4
칼로리를 너무 적게 섭취하면 당신의 몸이 기아 모드로 바뀌어 체중 감량이 멈출 것이다

이것은 전혀 사실이 아니다. 다이어트를 하는 동안 당신 몸의 대사가 적응할 수 있는 최대한도는 전체 칼로리 소비량의 약 15퍼센트이다. 따라서 당신이 정상적으로 하루에 1,500칼로리를 소비한다면, 하루에 800칼로리를 제공하는 아주 낮은 칼로리 다이어트를 하는 동안 당신의 대사는 하루에 225칼로리가 감소해 1,275칼로리가 될 것이다. 결국 당신은 매일 475칼로리가 부족하고 이로 인해 체중이 매주 0.5킬로그램 감소할 것이다. 이렇게 당신의 목표 체중에 접근하면서 체중 감소의 속도가 느려지는 것은 의심할 여지가 없으나, 이는 예측할 수 있고 기아 상태로 바뀌는 것과 아무 관련이 없다. 당신이 이 책을 통해 알게 될 핵심적인 원리들 중 하나는 당신이 얼마나 많은 근육을 타고 났느냐와 남성 또는 여성이냐에 따라 자신만의 최적 목표 체중을 가진다는 것이다. 비만을 정의하는 것은 과체중이 아니라 과지방이다. 상업적인 다이어트 프로그램들은 일부 보험사의 표에 근거해 비현실적인 목표 체중을 제시하고 있는데, 당신이 보통사람보다 더 근육이 많다면 실패하기 십상이다. 당신이 자신의 목표 체중에 도달하였지만 여전히 차트의 이상적인 체중보다는 훨씬 위에 있을 경우에 당신의 체중 감소는 멈추고 당신은 기아 모드로 바뀔 것이다. 그러나 당신의 마음이 아니라 몸이 안다. 당신이 인정하고 싶든 아니든 간에 당신은 목표 체중에 또는 거기에 근접해 있는 것이다.

신화 5
고단백질 다이어트는 케톤증을 일으킨다

케톤체(ketone body)는 지방이 분해되어 생성되고 기아 상태에서 에너지원으로 이용된다. 케톤체는 근육에서 연소되며 중요한 탄수화물을 대신하여 수액이 충분히 공급되는 한 수개월 동안 굶을 수 있게도 한다. 따라서 당신이 무탄수화물 다이어트를 하면 당신의 몸이 고단백질 다이어트의 핵심인 스테이크에서 당신이 섭취하는 지방을 분해하므로 케톤체가 증가한다. 케톤체는 입에서 과일 향의 고약한 냄새를 나게 하며, 당신이 당뇨환자용 소변 검사지를 사용하면 케톤체가 소변으로 배설되었을 경우에 색깔이 푸른색으로 변할 것이다. 이렇게 검사지가 푸른색으로 변하는 모습을 지켜보는 것은 고단백질 다이어트를 하는 사람들에게 만족스러운 경험인데, 자신들의 접근법이 신체 대사에서 진실로 확인되었기 때문이다. 나는 당신을 실망시키고 싶지 않으나 케톤체는 식욕을 조금도 감소시키지 않는다. 케톤체를 인간에게 주사해도 정상적인 배고픔을 억제하지 못한다. 이 책에서 당신은 당신의 소변 중 케톤체를 검출하는 플라스틱 검사지가 아니라 당신이 먹는 음식에 색깔을 입히는 법을 배우게 된다.

신화 6
다이어트는 체중 감량에 효과가 없기 때문에
당신이 할 일이란 운동뿐이다

나는 대단한 운동 지지자이다. 운동은 일단 당신이 체중을 감량한 후 건강한 몸을 유지하는 최선의 방법들 중 하나이다. 만약 당신이 1주일에 3회 운동하고 매회 약 20분 또는 30분 동안 심장 박동수를 끌어올리면, 당신은 운동에 빠질 것이다. 당신은 운동을 기대하면서 엔도르핀 호르몬의 혈중 수치가 상승하고, 운동할 기회를 갖지 못하면 박탈감을 느낄 것이다. 사실 운동은 유일하게 건강에 좋은 중독이다.

불행하게도 운동은 체중 감량에 훌륭한 방법이 아니다. 당신이 사용하는 모든 운동 기구에는 칼로리가 부풀려져 있다. 러닝머신을 팔기 위해서는 시간당 연소되는 칼로리를 흔히 과장하게 된다. 케이크 한 조각이라도 러닝머신에서 연소시키려면 오랜 시간이 걸린다. 그러나 일부 사람들에게는 다이어트와 함께 운동 프로그램을 시작하는 것이 최적이다. 그들의 운동 요법은 식사 패턴을 조직화하며, 그들은 칼로리를 덜 섭취한다. 만약 당신이 운동을 일정한 시간의 러닝머신 또는 자전거 운동으로 제한하면, 하루 중 다른 때에는 활동을 덜해 이러한 운동에 대해 보상할 수도 있다. 이를 막기 위해서는 전반적인 활동에 중점을 두어야 한다. 즉 정원 가꾸기, 걷기, 계단을 이용하기 등과 같은 육체 활동을 포함시켜야 한다. 이 책에서 당신은 칼로리 연소를 증가시키기 위해 근육을 강화함으로써 또 심장을 단련하고 스트레스를 감소시키기 위해 걷거나 달림으로써 당신의 결과를 극대화하기 위해서는 어떻게 운동을 해야 하는지를 배웠다. 당신은 또한 당신의 전반적 활동량을 모니터링하기 위해 만보계를 사용하는 방법을 배웠다.

신화 7
4대 기본 식품군을 섭취하면 당신은 필요한 모든 비타민과 미네랄을 얻을 수 있다.

4대 기본 식품군은 칼슘과 같은 핵심 영양소들이 식사에 포함되도록 하기 위해 개발됐다. 기본적인 생각은 유제품을 먹음으로써 칼슘을 얻고 붉은 고기를 먹음으로써 철분을 얻으려는 것이었다. 과일과 야채는 비타민 C를 제공하고 빵, 시리얼과 곡물은 섬유질과 기타 중요한 비타민들을 제공한다. 식품을 비타민 D로 강화하여 1950년대 이전에 태어난 사람들에서 흔히 발견되고 굽은 다리를 유발하는 뼈 질환인 구루병을 사라지게 했다. 그러던 중에 우리는 이러한 이상적인 식사 패턴에서 일탈했다. 미국인들은 하루에 세 접시의 과일과 야채를 먹는다. 그러나 그들의 과일 하나가 케첩이고 야채가 아이스버그 양상추와 프렌치프라이라면, 그들은 색깔이 다양한 많은 과일과 야채에서 발견되는 비타민과 미네랄을 섭취하지 못한다. 당신은 비타민과 미네랄을 먼저 식사에서 얻으려고 노력해야 하지만 이러한 최선의 노력을 뒷받침하기 위해 매일 종합비타민/종합미네랄을 섭취하는 것이 좋다고 수많은 연구가 증명했다. 비타민 D 외에 비타민 C, 비타민 E와 칼슘이 4대 기본 식품군을 보완하는 나의 4가지 기본 비타민과 미네랄을 이룬다.

신화 8
당근과 바나나는 살찌게 한다

당근과 바나나는 존 다이어트(Zone Diet)에서 살찌게 하는 식품으로 꼽혔다. 이 책을 읽었거나 들어봤던 내 환자들 중 많은 사람이 이러한 신화를 기억했다. 사실 당근은 같은 그룹의 어느 야채보다 더 살찌게 하지는 않는다. 당근은 당분을 함유하지만 소량이며 당신이 당근 주스를 만들고, 따라서 당근을 다량으로 사용할 때에만 문제가 된다. 만일 당신이 당근에서 섬유질을 제거한다면 당근 10개 분량의 당분을 함유하는 주스를 한잔으로 마실 수 있고, 그러면 당신의 식사에 최고 250칼로리를 추가하게 된다. 마찬가지로 바나나는 매일 당신의 식사에 포함시키는 것을 정당화하는 이렇다 할 식물성 생리활성 화학물질을 함유하지 않지만 작은 것에서 중간 크기의 바나나인 경우에 열량은 약 100칼로리에 불과하다. 따라서 바나나 반개를 당신의 혼합 과일에 추가해 맛을 내도 무방하지만 바나나 3~4개를 먹어치우면, 또한 그 점에 있어서는 어느 과일이라도 과식하면, 그날 칼로리를 현저히 증가시킬 수 있다.

신화 9
땅콩버터는 단백질의 좋은 공급원이다

땅콩은 콩류에 속하며, 견과가 아니다. 땅콩은 지방이 많아 그 칼로리의 약 80퍼센트가 지방에서 온다. 견과에 함유된 단백질은 콩(bean)의 경우와 마찬가지로 완전 단백질의 공급원이 아니다. 견과가 단백질의 주요 공급원인 나라들에서는 식사 패턴이 또한 과일과 야채를 많이 포함시키는 경향이 있다. 견과를 먹는 배경 또한 적절하다. 견과는 훌륭한 미각 증진 식품이며, 일부 견과(하루에 약 28그램 혹은 8개 분량으로 섭취하는 아몬드와 호두 등)는 단일불포화 지방의 좋은 공급원이다. 그러나 한줌의 견과가 더블 스카치와 갈빗살에 곁들여지면 문제가 된다. 이 경우 견과의 칼로리가 고지방 식사의 나머지에 추가되어 과체중 또는 비만이 될 위험을 증가시킨다.

신화 10
돼지고기는 또 다른 흰 살코기이다

닭고기와 칠면조의 흰 살코기가 인기를 끌면서 돼지고기 업계는 이러한 인기에 편승해 이익을 챙기고자 했다. 돼지고기의 일부 부위가 닭고기나 칠면조만큼 지방이 적은 것은 사실이나 돼지 갈빗살(pork chop), 돼지고기 소시지와 베이컨은 이에 해당하지 않는다. 영양 전문가들은 한결같이 돼지고기를 붉은 고기로 분류하는데, 달리 말한다면 흰 살코기와 붉은 고기에 대해 소비자들을 혼란시키는 것이다. 아울러 닭고기와 칠면조에서 요리하면 검어지는 부위(닭다리 살 등)는 흰 살코기 부위(닭 가슴살 등)보다 지방이 현저히 더 많이 함유되어 있다. 따라서 당신이 선택해야 하는 것은 단순히 닭고기와 칠면조가 아니라 닭고기와 칠면조의 흰 살코기이다.

신화 11
마가린과 식용유를 더 많이 먹으면 콜레스테롤이 저하된다

이러한 신화는 1950년대에 하버드 공중보건대학원에서 시행한 연구에 근거한다. 연구자들이 총 칼로리를 동일하게 한 상태에서 라드(돼지기름)를 사용한 그룹과 다중불포화 식용유 또는 마가린을 사용한 그룹을 비교하였더니 다중불포화 지방과 기름을 섭취한 사람들에서 콜레스테롤 수치가 더 낮은 것으로 나타났다. 이러한 결과를 공중보건을 위한 권장지침으로 만들 수는 없다. 왜냐하면 현실적으로 지방은 포화든 다중불포화든 상관없이 음식에 첨가하면 여분의 칼로리를 추가하기 때문이다. 식용유 섭취의 증가는 비만 발생률의 증가와 동시에 일어난 것으로 밝혀졌다. 비만은 콜레스테롤 수치를 증가시키며, 이러한 효과에 민감한 사람들(약 4명 중 1명) 대부분에서 그렇다. 1980년대 중반에 미국 연방거래위원회(FTC)는 식용유 제조사들에게 옥수수유가 콜레스테롤 수치에 이롭다고 광고하는 것을 중단하도록 조치했다.

신화 12
연어를 먹으면 콜레스테롤 수치가 저하될 것이다

  연어는 건강에 유익한 어유의 좋은 공급원으로 생각된다. 그러나 이는 모두 당신이 바다에서 잡힌 연어를 먹느냐 또는 양식 연어를 먹느냐에 달려 있다. 미국에서 팔리는 대다수의 연어는 연어 양식장에서 온다. 가장 흔한 것은 워싱턴 시애틀에 가까운 태평양 양식장에서 기르는 애틀랜틱 새먼이다. 양식 연어 살 227그램에는 지방이 21그램 함유되어 있는데 비해 바다에서 잡힌 연어에는 단지 14그램밖에 함유되어 있지 않다. 그러한 여분의 지방은 건강에 좋은 오메가-3 지방산이 풍부한 어유가 아니라 연어가 자동 사료공급기에서 먹는 곡물과 기타 사료에서 유래한 오메가-6 지방산이다. 탄탄한 포식자인 바다의 자연산 연어와 달리 양식 연어는 하루 종일 빈둥거리며 가능한 한 빨리 몸집만 키운다. 송어와 메기도 양식을 하므로 구입하기 전에 물어보아야 한다. 절망하지는 마라. 기타 넙치, 황새치, 농어, 화이트피시, 가자미 등 건강에 좋은 바다 생선이 많다.

신화 13
새우는 콜레스테롤 수치를 높인다

한때 새우는 콜레스테롤이 많다고 광고되었으나 상황이 바뀌었다.

미국심장학회는 오래 전에 이미 새우가 잘못 비난을 받았다는 점을 인정하였으나 일부 의사들을 포함해 많은 사람이 여전히 이러한 신화를 믿고 있다. 새우는 닭고기의 흰 살코기와 대략 동일한 양의 콜레스테롤을 함유한다. 새우는 지방과 칼로리가 적고 건강에 좋은 오메가-3 지방산이 풍부하게 들어 있다. 대부분의 새우는 양식장에서 야채 반죽을 먹여 기른다. 채식주의자용 새우도 있다. 사람들에게 새우를 급식한 연구들에서 혈중 콜레스테롤 수치의 상승은 관찰되지 않았는데, 이는 대부분의 콜레스테롤이 식사에서 섭취되기보다는 체내에서 간에 의해 만들어지기 때문이다.

신화 14
치즈크래커는 칼슘의 좋은 공급원이다

최근에 나는 치즈크래커가 이제 칼슘의 좋은 공급원이라고 선전하는 한 광고를 보았다. 오렌지 주스의 경우에서처럼 식품을 칼슘으로 강화하는 것은 유익할 수 있지만, 스낵 식품에 건강에 좋은 영양소를 첨가하는 것은 실상 더 많은 칼로리와 지방을 추가하면서 기타 영양분은 첨가하지 않으므로 나는 화가 난다. 이러한 크래커를 간식으로 먹는 대신 당신은 과일과 야채를 먹고 보조제 또는 오렌지 주스, 토마토 주스 혹은 콩단백과 같은 칼슘 강화 식품으로 칼슘을 섭취할 수 있다. 요는 젤리빈(jelly bean, 콩 모양으로 만든 젤리)과 같은 간식을 건강에 좋은 영양분을 당신의 식사에 도입하는 도구로 사용해서는 안 된다는 것이다.

신화 15

냉동 야채는 신선한 것만큼 좋지는 않다

일부 사람들은 냉동과 해동이 비타민을 너무 많이 파괴해 냉동 야채는 신선한 것만큼 좋지는 않다고 생각한다. 이는 사실이 아니다. 수확 후 바로 냉동시킨 과일과 야채는 충분히 익은 상태에서 따기 때문에 익기 전에 딴 과일과 야채보다 비타민과 식물성 생리활성 영양소들을 더 많이 함유하는 경향이 있다. 냉동 브로콜리는 신선한 브로콜리에서 발견되는 식물성 생리활성 화학물질의 훌륭한 공급원이다. 아직도 푸릇푸릇한 상태에서 시장으로 출하되는 토마토는 에틸렌 가스를 분무하면 붉은색으로 변한다. 토마토에 대한 유전자 연구를 통해 숙성 유전자가 확인되어 식물성 생리활성 화학물질이 풍부할 뿐만 아니라 저장수명이 긴 토마토가 개발됐다. 냉동은 야채가 자연적으로는 재배될 수 없는 지역으로 야채를 유통시키기 위한 실용적 수단이다. 식물의 유전자에 대해 더 많이 알고 표준 육종법을 사용한다면 식물성 식품의 품질을 향상시킬 수 있다. 따라서 소위 자연적인 것이 항상 더 낫다고 여기지 마라.

다음 제2부에서는 이상에서 제시한 권장사항이 어떻게 심장병, 흔한 유형의 많은 암, 기타 일부 노화성 질환 등 우리 사회에서 가장 흔하고 해로운 질환들에 걸릴 위험을 감소시키는 데 도움을 줄 수 있는지에 대해 소개한다. 건강한 영양은 당신의 수명을 연장시킬 뿐만 아니라 정신적, 육체적 그리고 성적 활력을 향상시킴으로써 당신의 삶에 더 많은 생기를 불어넣는 데도 도움을 준다.

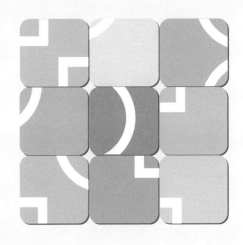

CHAPTER 2

건강을 위해 색을 입혀라

9 DNA 손상이 질환을 일으키는 과정

자, 숨을 깊게 들이마셔 보라! 그러면 당신의 DNA를 심히 손상시킬 수 있는 유독한 화학물질이 함께 들어온다. 스모그와 오염물질 또는 담배 연기를 말하는 것이다. 이들은 나중에 얘기할 것이다. 말하고자 하는 것은 우리가 숨 쉬는 공기 중에서 생명을 유지하는 원소인 산소이다. 산소는 공기의 20퍼센트를 차지한다. 나머지 80퍼센트는 거의 질소로 구성되고, 이산화탄소가 1퍼센트 미만이다. 만일 당신이 산소만 100퍼센트 들이마시면, 산소가 유발하는 조직 손상으로 인해 수일 만에 실명하고 폐 조직에 영구 손상을 입을 것이다.

20여 년 전 실제로 환자들이 산소에 중독되는 사건이 미국 병원 신생아 집중치료실에서 발생했다. 당시 조산아들은 혈류 및 비후된 저발달 폐에 충분한 산소를 보급 받기 위해 100퍼센트 산소마스크를 달고 있었다. 나중에 의사들은 이들 아기에게 비타민 E를 투여하면 실명(후수정체 섬유증식증)을 예방할 수 있다는 사실을 발견했다. 비타민 E는 폐 조직과 기타 인체 조직에 집중돼 산소 라디칼(화학적으로 반응적인 유해 산소)에 있는 여분의 전자를 탈취해 산소의 효과를 상쇄한다.

인체는 일단 산소가 흡수되면 이를 긍정적이거나 부정적인 방식으로 사용한다. 이 장을 마칠 때쯤이면 산소가 대기 중에서 생명을 유지하는 주요 원소이면서, 동시에 노화 과정, 심질환 및 암 발병, 심지어 알츠하이머병과 기타 뇌질환에서 보이는 정신기능 퇴행에 열쇠를 쥐고 있다는 사실을 알게 될 것이다.

이 책의 제1부에서 당신은 DNA를 보호하기 위해 어떤 식품을 먹어야 하는가를 배웠다. 제2부에서는 왜, 어떻게 DNA를 보호해야 하는지에 관해 배울 것이다. 가족 중에 심질환, 당뇨병이나 암과 같은 일부 질환을 가진 사람이 있다면, 당신은 어떻게 DNA 손상이 이들 질환을 유발하고 어떻게 식사와 생활습관이 이들 질환을 예방 또는 지연시킬 수 있는지에 대해 관심이 남다를 것이다.

흔한 질환은 원인도 흔하다

흔한 질환은 흔하게 일어나고 대부분 유전자와 현대 식사 및 생활습관간의 불균형에서 초래된다. 이러한 유전자-영양소 불균형의 근저에서는 공히 과민한 방어기전이 발생해 산소 라디칼을 생성하는데, 이 유해 산소는 인체의 항산화 방어기전에 의해 균형이 잡히지 않는다. 산소 라디칼이 심질환, 암, 치매와 조로의 발생에 근원 자극인자라는 점은 과학적으로 입증됐다.

일부 질환은 유전자의 영향이 강해 질환 진행을 억제하거나 발병을 예방할 대책이 없다. 다행히도 이러한 질환은 희귀하고 발병 방식이 특이하다. 반면 당뇨병, 심질환, 암 등 흔한 질환은 다음 장들에서 알게 되겠지만, 대부분 진행을 지연시키거나 정도를 감소시키거나 아니면 완전 예방할 수 있다. 대체로, 당신은 식사가 우리의 건강 전반과 장수에 얼마나 중요한지를 알게 되면 충격을 받을 것이다.

산소 라디칼은 세포 손상·사멸과 암을 일으킨다

숨을 쉴 때마다 산소가 폐로 유입되면 폐 표면을 덮고 있는 액체와 섞인다. 놀랍게도 폐의 표면적은 테니스 코트만큼 넓다. 이 테니스 코트를 인체가 만든 또는 식사에서 유래한 비타민 C, 비타민 E와 기타 항산화물질을 함유한 액체로 얇게 덮는다고 상상해 보라. 산소 분자는 2개 산소 원자로 구성된다. 이들 두 원자는 열이나 빛의 영향을 받으면 분리된다. 그러면 2개 산소 라디칼이 생기는데, 이들은 단순히 산소 원자이며 각자는 짝이 없는 전자를 보유한다. 이 여분의 전자는 연료 탱크 안의 불꽃과 같아, 미세한 원자 폭발을 일으켜 지방, 단백질, DNA 등 세포 구석구석을 손상시킬 수 있다.

폐표면 액체에 이러한 미세 폭발을 흡수할 정도로 보호 항산화물질이 충분하다면 조직은 손상되지 않는다. 하지만 담배 연기나 기타 독소에 노출돼 이들 방어 물질이 바닥났거나 소모되었다면 폐 세포는 손상을 입을 것이다.

세포 손상이 그리 나쁜 이유는 무엇일까? 폐 세포에서 DNA의 과다 손상은 세포 사멸을 유도하고 면역계가 사멸 세포를 제거한다. 이에 비해 DNA의 경미한 손상은 세포에게 큰 손상을 주지 않고 복구된다. 그러나 이 두 극단 사이에는 손상된 세포를 제거할 수 없고 세포를 사멸시키지 못하는 단계가 있다. 만일 이러한 손상이 DNA의 민감한 부위에서 발생하면 폐암을 일으킨다.

흡연은 산소 라디칼을 생성하고 항산화물질을 소모시킨다

흡연자들은 폐 세포 주위의 보호 물질을 고갈시킴으로써 매일 자신의 폐를 대상으로 실험을 한다. 흡연을 하면 폐 세포를 감싸고 있는 액체 속의 보호 항산화물질이 불활성화된다.

매일 흡연하는 행위는 DNA에 손상을 축적시켜 폐암이 일어나도록 기다리는 꼴이다. 사실 전체 폐암의 85퍼센트는 흡연자들에서 발생한다. 흡연은 또한 사망률 1위인 심질환을 촉진한다. 당신은 콜레스테롤에 대해서는 익숙하겠지만, 흡연이 암을 유발하는 세포 간 신호들과 같은 종류의 신호들을 사용해 심질환을 촉진한다는 사실은 모를지 모른다.

만일 당신이 흡연에 대해 좋은 쪽으로 말해주길 기대한다면 책을 잘못 선택했다. 담배(그리고 노예제)는 1600년대에 미국의 건국에 일조를 했으나, 담배는 미국이 세계로 수출하는 살인약으로 남아 있다. 옛 영화들에서 담배 제조사들은 로비를 통해 주연 남녀 배우들에게 담배를 피우게 함으로써 흡연을 미화했다. 1940년대에는 "의사용 담배"라는 제품도 있었다.

흡연자 10명 중 1명은 폐암에 걸린다. 그리고 알려지지 않은 수의 심근경색이 매년 발생하지만, 누구 하나 흡연을 탓하지는 않는다. 아울러 더 많은 사람들이 폐질환을 일으키고, 기타는 난소암, 위암, 전립선암 및 자궁암 위험을 증가시킨다. 시가는 새 천년 대의 사치품이 되었으며, 10달러를 상회하는 시가 제품들은 시가 하나 당 니코틴과 타르 함량이 일반 담배 한 갑과 맞먹는다. 파이프 담배와 시가는 흡연자가 들이마신 공기가 처음으로 접촉하는 조직에서 산소의 DNA 손상에 대한 방어벽을 무너뜨려 입술, 혀와 구강에 암을 일으킨다.

오염과 산소에 의한 DNA 손상

세포 DNA는 방사선 또는 항암 화학요법에 쓰이는 것들과 같은 독성 화학물질에 의해 손상을 받을 수 있다. 이들 독성 물질은 고용량에서 산소 라디칼을 활성화해 세포를 사멸시킨다. 매일 우리는 이보다 적기는 하나 더 위험한 양으로 DNA에 같은 유형의 해를 끼칠 잠재력을 지닌 산소를 흡입한다. 음식 또한 DNA를 손상시킬 수 있는 화학물질을 미량 함유한다. 우리 모두는 지구라 불리는 큰 경계 안에서 생활하며, 어떤 초자연적인 오염 없는 장소가 아니라 이러한 지구에서 마시고 먹어야 한다. 사실 우리가 먹는 식물에는 천연 발암물질이 존재하는데, 이들 물질은 식물이 곤충의 공격을 방어하기 위해 개발한 것이다. 다행히도 식물에는 천연 발암 화학물질보다 보호 물질의 양이 훨씬 더 많다. 어쨌든 당신은 산소 흡입을 피할 수 없듯이 발암 화학물질도 피할 수 없다. 그러나 색깔 코드에 따라 식품을 섭취하면 충분한 보호 물질을 얻게 돼 DNA 손상이 심질환, 암 또는 기타 흔한 질환으로 이어질 가능성을 감소시킬 수 있다.

이러한 섬뜩한 이야기 끝에는 희소식도 있다. 인체는 모든 수준에서 이들 오염물질과 천연 생성 발암물질에 대한 훌륭한 방어기전을 개발했다. DNA 수준에서는 복구기전이 존재해 손상된 DNA를 제거하고 이를 올바른 DNA로 대체한다. 아울러 "항산화 방어 시스템"이라 불리는 합동 방어 시스템도 있다. 이 시스템은 "효소"라는 단백질로 구성되며, 이들 효소는 직접 산소 라디칼을 무해화하거나 이러한 작용을 하는 항산화물질들의 수치를 증가시킨다. 이들 시스템은 인간이 항산화물질을 제공하는 식물성 식품이 풍부한 식사를 하거나 식사에서 기타 색깔이 다양한 예방 화학물질들을 섭취하던 시대에 개발됐다. 하지만 지난 수백 년간 우리는 섭취하는 식품의 다양성을 축소시켰기 때문에 인체가 DNA를 방어해 줄 것으로 기대하는 이들 화합물을 상실했다.

인체는 산소 라디칼을 독소와 약물을 체외로 배출하는 시스템의 일부로 사용한다. 간과 기타 조직에서 2단계 과정이 존재하는데, 이러한 과정에서 산소 라디칼 상의 전자는 독성 화합물로 이전돼 이 화합물이 또 다른 수용성 화학물질(포도당이나 황 화합물)과 반응하도록 한다. 이 활성화된 화합물이 포도당과 결합하면 활성을 상실하고 소변을 통해 체외로 배설 가능해진다.

과일, 야채와 기타 식물성 식품에 존재하는 화학물질들은 인체 세포에서 천연 및 인공 오염물질들로부터 DNA를 방어하는 수많은 보호 반응을 일으키고 만성 질환을 대부분 예방한다.

DNA 손상이 치명적인 이유는?

DNA는 생명의 코드이고 그 온전성은 인체의 모든 세포에 중요하다. 세포가 분열할 때 DNA 코드의 복제 과정에서 실수가 발생하며 이들은 대부분 단백질 생성에 쓰이지 않는 DNA의 90퍼센트 부분에서 일어난다. 신비스런 이 90퍼센트 부분은 어느 정도 나머지 10퍼센트의 기능을 조절한다. 인간 게놈 프로젝트에 따르면, 이 부분의 DNA는 많은 염기서열이 계속 반복되는 것으로 알려지고 있다. 만약 DNA 복구기전이 온전하면 산소 라디칼이 DNA를 많이 공격해도 해롭지 않다. "돌연변이"라 불리는 이들 무해한 변화의 일부는 세포가 복제되면서 세포의 DNA에 간직된다. 하지만 때로 축적된 DNA 손상이 쌓여 마침내 임계치에 이르면 세포 손상이 초래된다. 만일 세포가 사멸하면 면역계의 다양한 세포에 의해 제거된다.

그러나 DNA의 일부 변화는 암세포 형성으로 이어진다. 암세포는 면역계에 저항해 체외로 제거되지 않는다. 이들은 자기들 자신의 혈액 공급로 형성을 돕는 단백질을 생성한다. 이들은 조직과 장기의 국소적 경계를 무시하고, 결국 목숨을 앗아간다. 암에 관한 완전한 이야기는 제12장에 실려 있다.

심질환은 먼저 산소에 의한 콜레스테롤 손상에서 초래되는데, 이로 인해 콜레스테롤은 혈관벽에 보다 장기간 머무르게 된다. 그러면 면역세포가 와서 산소에 의해 손상된 콜레스테롤을 포식한다. 다음 이들 면역세포가 생성한 신호가 평활근세포의 과다 증식을 자극한다. 이러한 신호는 암세포가 생성하는 것과 비슷하다. 면역세포들이 생성하는 이 신호는 인체를 감염으로부터 보호하지만, 같은 과정이 또한 심장 동맥 경화와 종양세포에서와 같이 세포 증식을 자극하기도 한다. 때로 감염은 심질환과 암 모두와 관련이 있다.

위장에서 헬리코박터 파일로리라는 박테리아는 코르크 병따개처럼 스스로 꼬아 위 점막에 침투, 평생 감염을 일으킨다. 면역세포는 이 박테리아를 제거하려 하나 실패한다. 이들 세포는 산소 라디칼 및 관련 화학물질을 사용해 박테리아를 사멸시키려 한다. 하지만 산소 라디칼은 박테리아를 사멸시키지 못하며, 대신 "위축성 위염"이라는 위 점막의 만성 염증을 유발한다. 이렇게 몇 십 년이 흐르면 이들 부위에서 위암이 발생한다. 희소식은 녹색과 노란색 채소를 다량 섭취하는 사람들에서 이러한 유형의 암 발병 위험이 낮다는 것이다.

이는 색깔 코드의 과일과 야채들이 어떻게 인체의 DNA를 보호하고 심각한 질환을 예방하도록 작용하는지를 설명해 주는 또 다른 예이다. 박테리아는 기타 의외의 곳에서도 발견된다. 클라미디아 박테리아 감염의 증거가 혈관벽에서 관찰되었으며, 이에 따라 이들 박테리아 주변의 염증이 심질환의 진행을 촉진한다는 주장이 제기됐다. 심질환에서 유전자와 식사가 어떻게 상호 작용하는가에 관한 전모는 제11장에서 다룬다.

항산화 방어 시스템

산소는 진화의 초기 이래 박테리아에서 침팬지에 이르기까지 모든 살아 있는 세포의 주변에 존재해 왔기 때문에, 인체는 산소의 DNA 손상에 대해 잘 발달된 다단계 방어 시스템을 갖추고 있다.

첫째, 과일과 야채, 허브, 차 또는 식이 보조제에서 흡수되어 저장되는 항산화 화학물질이 있다. 이들 항산화물질은 라이코펜, 루테인, 베타카로틴의 경우와 같이 체내에 저장되거나 콩단백, 녹차의 경우와 같이 인체에 의해 광범위하게 분해된다. 이러한 비타민 C, 비타민 E, 라이코펜 등 화합물 대부분은 체내에서 만들어지지 않아, 첫 번째 시스템은 식사에 의존한다.

둘째, 체내에 이들 화학물질이 존재하면 간과 기타 조직의 유전자들로 하여금 식사로 섭취한 그러한 화학물질을 분해하는 단백질을 생성하도록 한다. 이 시스템 또한 식사에 의존한다. 왜냐하면 하루에 비타민 C 500밀리그램을 섭취하는 사람의 간은 이러한 양의 비타민 C를 분해하는 데 필요한 단백질을 생성하는 반면, 비타민 C를 전혀 섭취하지 않는 사람의 간은 이와 같은 단백질을 생성하지 않을 것이기 때문이다. 이들 단백질은 때로 비타민 C와 화학구조가 비슷한 기타 환경 물질들도 분해하므로 비타민 C에 대한 이러한 유전자 반응은 기타 잠재적인 발암 화학물질들을 피하는 데 도움이 될 수도 있다.

셋째, 잘 발달된 DNA 복구 시스템이 존재해 손상된 DNA를 잘라내고 이를 올바른 염기서열로 대체하여, 세포가 한번 손상된 DNA 가닥을 사용하려 할 때 DNA는 말끔해진다. 과일과 야채에 있는 "플라보노이드"라는 물질은 DNA 복구 시스템을 활성화하는 것으로 입증됐다. 따라서 산소 라디칼 손상에 대한 인체의 모든 다단계 방어 시스템의 가동은 식사에서 충분한 보호 물질을 얻느냐가 관건이다.

인간의 항산화 방어 시스템은 많은 항산화물질이 식품에서 섭취될 수 있었던 식물 중심 환경에서 진화했다. 그 결과 인간은 비타민 C를 생성하는 유전자 기관을 상실해 식사에서 다량의 비타민 C와 기타 식물 화학물질을 기대하게 됐다. 따라서 인간은 일부 항산화물질을 만들고 기타는 식품에서 체내로 섭취한다.

염증의 공통점

바이러스, 박테리아 또는 종양세포에 대한 체내 면역세포의 반응은 비슷하다. 면역 방어체계는 산소 라디칼을 직접 생성하거나 산소 손상을 유발하는 단백질 신호를 세포에서 방출시켜 침입자를 공격한다. 세탁용 표백제가 박테리아와 바이러스를 사멸시킬 수 있는 것처럼 산소 라디칼 형태로 세포 내에서 생성된 천연 표백제와 더불어 과산화수소(표백제 성분), 일산화질소(인체가 생성) 등과 같은 관련 물질이 면역계가 침입자를 체내에서 제거하도록 돕는다.

때로 거짓 경보가 울려 이러한 기전이 오작동 한다. 인체는 가끔 흡연이나 과지방·과칼로리 식사 섭취와 같은 일을 마치 미생물의 침입으로 해석한다. 이와 같은 거짓 경보의 결과로 발생하는 과정이 "염증"으로, DNA를 손상시킬 수 있다.

염증은 흡연자의 폐, 고지방 식사를 하는 여성의 유방, 경미한 감염(전립선염)이 있는 남성의 전립선 등 많은 조직에서 흔히 발견된다. 그런데 인체의 천연 방어 시스템과 식사에서 얻는 물질들이 어느 정도 염증을 중화할 수 있다. 그러나 식사에 항산화물질이 결핍되고 산소 라디칼의 형성을 자극하는 옥수수유에 있는 지방산과 같은 물질이 풍부하면, 만성 염증이 자리해 궁극적으로 암과 심질환을 촉진하는 유형의 DNA 손상으로 이어질 수 있다.

식사와 염증: 아스피린의 시사

일반의약품(OTC)인 아스피린을 복용하면 심근경색과 대장암 등 흔한 암의 발생 위험을 감소시킬 수 있는 것으로 알려져 있다. 연구 결과에 따르면, 매일 아스피린을 사용하는 남성들은 심근경색이 적고 대장암을 일으킬 위험도 낮다. 아스피린이 이들 질환을 예방하는 작용을 한다는 사실은 현대 식사에서 빠져 있는 보호 물질들과 직접 관련이 있다.

아스피린은 아세틸살리실산(acetylsalicylic acid)이고 버드나무 껍질에서 유래한다. 아스피린은 또한 식물성 식품에서 미량으로 발견된다. 사실 고대 식사는 염증을 퇴치하는 아스피린 유사 물질들이 풍부했지만, 현대 식사는 옥수수유와 기타 식물성 기름에서 발견되는 다중불포화 지방처럼 염증을 촉진하는 물질들로 가득 차 있다.

돼지기름에서 잇꽃유에 이르기까지 모든 식이 지방은 동일한 칼로리 함량(테이블스푼 당 140칼로리)을 지니나, 지방들의 분자 구조에는 많은 차이가 있다. 지방의 가장 기본적인 구조 성분은 지방산이다. 이들은 그 구조와 특성에 근거한 화학적 명칭으로 분류된다.

포화 지방산은 실온에서 단단하고 돼지기름과 버터에 많다. 단일불포화 지방산(지방산 분자에서 탄소들 사이 이중결합이 하나이기 때문에 붙여진 이름)은 아보카도와 올리브에 풍부하며 실온에서 액체 상태이다. 다중불포화 지방산 또한 실온에서 액상이고 1개 이상의 이중결합을 보유한다(가장 흔한 지방산들에서는 이와 같은 이중결합이 3~6개 발견된다).

다중불포화 지방산은 오메가-3와 오메가-6로 대별되는데, 이러한 이름은 첫 번째 이중결합이 탄소 사슬의 어디 있느냐에 따라 붙여졌다. 인간은 동일한 양의 오메가-3와 오메가-6 지방산으로 구성된 식사(과일, 야채와 기타 식물성 식품에서 발견되는 약 1:1의 비율)로 진화했다. 그러나 지난 세기 동안 인간 식사에서 오메가-6 지방산의 양이 엄청나게 증가했다. 이러한 증가의 근원은 옥수수, 해바라기 씨, 잇꽃 씨, 면화 씨와 콩에서 가공한 식물성 기름이다. 이들 기름은 칩, 빵, 쿠키, 소프트 아이스크림과 같은 가공식품의 흔한 성분이며 흔히 요리에 사용된다. 오늘날 전형적인 서구식에서 오메가-6와 오메가-3 지방산의 비율은 20:1에서 30:1이다.

인간 게놈은 이러한 서구식이 제공하는 것과는 아주 다른 지방산 비율에 적응하도록 진화했기 때문에 오메가-6의 과다 섭취는 건강에 여러 모로 부정적인 영향을 미칠 수 있는 생리적 변화를 유발한다. 조물주의 의도에 따른다면, 지방은 전체 식품의 일부로 소량 소비된다. 하지만 곡물이나 견과에서 기름을 추출해 다량으로 기타 식품에 첨가하면 기름은 불균형을 초래하게 된다. 이러한 불균형은 인간 생물학에 현저한 영향을 줄 수 있다.

현대적인 가축 사육이 등장할 때까지 섭취된 육류는 풀을 먹고 자란

동물에서 얻은 반면, 오늘날 육류는 거의 곡물을 먹인 동물에서 얻는다. 풀 먹인 동물의 살에서 발견되는 지방은 곡물을 꾸준히 먹여 키운 현대 가축의 살에 존재하는 지방보다 오메가-3를 더 함유한다. 곡물을 먹인 동물의 지방은 오메가-6가 더 많다.

오메가-6의 과다 섭취는 "프로스타글란딘"(prostaglandin)이란 호르몬의 균형을 변화시킨다. 이와 같은 지방을 식물성 기름과 동물성 식품 형태로 다량 섭취하면 프로스타글란딘의 형성을 촉진하고, 이 호르몬은 심근경색과 통제 불가능한 염증을 촉진한다(알레르기, 천식, 습진과 류마티스 관절염 역시 통제 불가능한 염증의 예이다). 오메가-6 지방산의 일종인 리놀레산은 실험실 연구들에서 전립선암 세포의 증식을 자극하고 쥐 실험에서 유방암의 증식과 전이를 촉진하는 것으로 나타났다.

리놀레산은 영양소로 작용할 뿐만 아니라 "PPAR-감마"(과산화소체 증식인자 활성화 수용체-감마)라는 단백질과 결합해 세포 기능에 변화를 유발할 수 있다. 이 단백질은 리놀레산으로부터 만들어진 프로스타글란딘의 하나(PGJ3)와 결합한다. PPAR-감마 수용체는 종양세포에서 발견되며, 이곳에서 오메가-6 지방산이 종양 증식에 미치는 영향의 일부에 관여할 수 있다. 이 수용체는 심장 혈관벽의 백혈구에도 존재하는데, 여기서 동맥경화 과정을 촉진할 수 있다. 이와 같이 리놀레산은 체내에서 영양소와 세포 작용의 신호 둘 다로 작용하는 지방산의 한 예이다.

옥수수유, 해바라기유, 잇꽃유, 콩기름과 같은 식물성 기름은 리놀레인산이 아주 풍부하다. 이들은 단일불포화 기름(올리브유와 아보카도유)보다 8~10배 더 많은 리놀레산을 함유한다. 캐놀라유는 올리브유에 비해 리놀레산이 약 3배 많다. 이들 기름 중 오메가-3 지방산이 풍부한 것은 하나도 없다.

올리브유와 아보카도유에서 가장 풍부하게 발견되는 단일불포화 지방산은 프로스타글란딘 호르몬의 균형을 한쪽에서 다른 쪽으로 기울이지 않는다. 그러나 이들 지방산은 칼로리가 많으며 지방과 기름에 맛을 돋우는 효과가 있다. 만일 칼로리를 신경 쓰지 않는다면, 엑스트라버진 올리브유나 아보카도유는 갈빗살에서 발견되는 포화 지방에 함유된 칼로리와 같은 수준의 칼로리를 제공하면서도 콜레스테롤을 저하시킬 수 있다. 그러나 체중이 늘면 콜레스테롤도 올라간다는 사실을 알아야 한다.

당신의 지방 조직에 저장된 지방산의 구성은 우리가 섭취한 지방산의 종류를 반영한다. 오메가-6와 포화 지방을 과다 섭취했다면 지방 저장고는 리놀레산이 높을 것이다. 내가 환자들에게 초저지방 다이어트를 처방하면 이들의 혈액과 조직액에서 리놀레산 수치가 30퍼센트까지 하락한다. 이 정도의 큰 변화는 혈전 형성, 혈중 지방 수치, 면역 기능과 전신 염증에 긍정적 영향을 줄 수 있다.

많은 연구에서 오메가-3 지방산을 식사에 추가하면 관상동맥질환, 고혈압과 제2형 당뇨병을 예방하는 데 도움이 된다는 사실이 증명됐다. 오메가-3는 또한 신장질환, 류마티스 관절염, 궤양성 대장염, 크론병과 일부 폐질환에도 유용한 요법임이 입증되고 있다.

오메가-3 지방산 보충의 유용성을 입증한 연구들은 거의 어유를 사용했다. 일부 식물성 기름에서도 오메가-3 지방산이 발견된다. 하지만 인체는 아마 씨(flaxseed)에 존재하는 것과 같이 보다 짧은 18개 탄소 길이 지방산을 "어유 지방산"이라 불리는 활성형 20개 및 22개 길이 지방산[아이코사펜탄산(EPA) 및 도코사헥산산(DHA)]으로 전환하는 데 비교적 비효율적이다.

과일과 야채가 DNA를 보호하는 방법

과일과 야채는 앞서 설명한 염증 과정을 억제해 DNA를 보호한다. 과일과 야채 위주의 식사를 함으로써 당신은 정제당과 함께 전체 지방 및 다중불포화 지방의 식이 섭취를 줄이게 된다. 반면 다양한 색깔의 과일과 야채로부터 항산화물질과 항염 보호 물질의 섭취는 늘리게 된다. 여러 모로 인체는 색깔 코드에 기초한 식물성 식사 유형에 적합하게 설계됐다. 지난 수백 년간 변화된 우리의 식사와 과거 10만년에 걸쳐 진화된 우리의 유전자 사이의 불균형은 전신을 통해 많은 세포의 기관에서 심각한 전위(dislocation)를 유발한다. 다음 장에서 당신은 우리 사회에서 가장 흔한 영양 질환인 과체중과 비만이 어떻게 염증도 증가시키는지 알게 된다. 그런 다음 색깔 코드가 어떻게 심질환, 흔한 암, 알츠하이머병과 조로 위험을 감소시킬 수 있는지 배울 것이다.

10 놀라운 지방세포: 지방 저장고 이상의 역할

인체의 지방세포를 단순히 지방을 저장하는 장소라고 생각할지 모르지만, 이들이 인체에서 다음과 같이 많은 중요한 역할을 한다는 사실을 안다면 놀랄 것이다.

- "사이토카인"이라는 염증 호르몬을 분비한다. 사이토카인은 감염으로부터 인체를 보호하나, 과다하면 염증, 혈전 형성과 심질환, 흔한 암 등 만성 질환을 촉진한다.
- 호르몬 샘과 같이 작용해 남성 호르몬을 여성 호르몬으로 전환한다.
- 비타민 E, 과일과 야채의 많은 색깔 있는 화학물질 등 항산화 보호 물질을 저장한다.
- 칼로리를 효율적으로 저장해 인간이 음식 없이도 오랜 기간 생존 가능하게 한다.
- 인체가 외부에서 섭취하거나 탄수화물과 단백질에서 만든 지방산을 저장한다. 따라서 당신의 지방세포에서 친염 및 항염 지방산의

균형은 당신이 무엇을 섭취하느냐에 달려 있다.

지방세포는 백혈구처럼 작용한다

지방세포는 호르몬과 친염 물질인 "사이토카인"을 분비하는데, 사이토카인은 면역계 방어체계의 일부로 대개 백혈구와 관련이 있다. 사이토카인은 감염 방어에 핵심적인 역할을 하고, 마찬가지로 기아 방어에도 중요한 역할을 한다.

지방세포 호르몬인 렙틴(leptin)은 사이토카인이다. 렙틴은 한 가지 단백질을 생성하는 유전자의 돌연변이 외에는 정상 쥐와 동일한 순계(inbred strain) 비만 쥐에서 처음 발견됐다. 이 유전자는 결손형인 것으로 밝혀졌다. 왜냐하면 정상 쥐의 혈액 순환계를 이들 비만 쥐에 연결하면 비만 쥐가 정상화되었기 때문이다.

수십 년간의 쥐 육종을 통해 개발된 현대 유전학 기술로 제프 프리드먼과 루디 라이벨 교수 등 록펠러대학 연구팀은 이 단백질을 분리, 그리스어로 "야위게 하다"라는 의미인 렙틴이란 이름을 부여했다.

쥐와 인간에서 렙틴

렙틴이 발견된 후 이 호르몬은 실험실에서 만들어져 유전자가 아니라 소위 "카페테리아 식사"로 살이 찐 비만 쥐들에게 주사 투여됐다. 쥐들은 대부분 아주 맛없는 알약을 급식 받는데, 이러한 알약은 곡물과 정제당에 비타민과 미네랄을 첨가해 만들어지며 "차우"(chow)라 불린다. 이 알약은 개에게 먹이는 차우와 흡사하다. 만일 당신이 편식하는 애완동물을 키워봤다면 때로 차우를 보기 좋게 장식해야 함을 알 것이다. 연구자들이 차우에 초콜릿 칩 쿠키, 피넛 버터와 고지방 육류를 섞어 주면 쥐들은 흥이나 헐레벌떡 먹어치운다. 하도 많이 먹어 유전적으로 비만인 쥐들만큼 살이 찐다.

과학자들이 이렇게 카페테리아 식사로 비만해진 쥐들에게 렙틴을 주사한 결과, 이들 역시 홀쭉해졌다. 렙틴은 뇌의 식욕 중추에 작용해 식욕을 감소시키고 쥐에서 신체 활동을 증가시킨다. 이러한 증거에 고무된 캘리포니아주 사우전드오크스에 본사를 둔 생명공학사 암젠(Amgen)은 렙틴을 비만 치료제로 개발하기 위해 독점적 라이선스를 2,000만 달러에 취득했다.

렙틴이 비만을 완치할까?

렙틴 연구들은 아직 진행 중이나, 현재까지의 결과들은 인간이 주사로 성취 가능한 용량에서 렙틴의 효과에 저항을 보이고 통계적으로 유의하지 않은 미미한 체중 감량만을 가져옴을 시사한다. 그러나 혈중 렙틴 양은 남녀에서 체지방률에 정비례한다. 렙틴 조절은 완전히 이해되고 있지 않지만, 렙틴은 주야에 걸쳐 규칙적으로 분비되고 음식을 섭취하지 않는 밤에 생성량이 가장 낮다.

렙틴은 면역계의 일부이다

터키에는 선천성 렙틴 결핍증을 지닌 몇몇 가계가 있다. 이들은 감염으로 조기 사망해 렙틴의 기능이 영양실조 및 이와 관련한 감염으로부터 인간을 보호하는 것일 가능성이 있다. 렙틴과 기타 사이토카인은 지방세포에서 분비되며 지방세포를 형성하는 능력은 영양실조와 감염질환이 흔한 사회에서는 이로운 특성이다.

그러나 현대 미국 사회에서와 같이 사람들이 과식하고 지방세포를 과다 축적할 때는 지방세포가 렙틴을 포함한 많은 사이토카인의 생성을 증가시켜, DNA에 대한 산화 손상을 가중시킴으로써 심질환과 흔한 암을 촉진한다. 따라서 기아가 보편적이었던 시대에 에너지 저장 시스템처럼 개발된 면역계는 과다 칼로리와 지방에 대처하려면 유해한 염증과 산화를 자극할 수밖에 없다.

지방세포는 다양한 색깔의 화학 보호 물질을 저장한다

지방세포는 또한 과일과 야채에서 발견되는 색깔 있는 많은 화학물질을 저장하고 이들을 지방과 함께 혈류로 방출한다. 아울러 지방세포는 비타민 E와 같은 항산화물질을 저장해, 함께 지방에 저장되는 환경의 일부 살충제와 독소를 중화하는 데 키를 쥐고 있다.

당근 주스를 다량으로 마시면 피부가 옅은 오렌지색으로 변한다. 이렇게 해보라는 것은 아니지만, 이는 피부 밑과 전신의 지방이 어떻게 당근의 베타카로틴, 알파카로틴과 같은 지용성 항산화물질을 저장할 수 있는지 보여준다.

지방세포는 도처에 있다

지방세포는 도처에 있다. 피부 밑에 있는 것들은 여성의 부드러운 몸매나 남성의 단단한 육체를 좌우한다. 간에 있는 것들은 혈류를 순환하는 지방의 저장과 생성에 영향을 준다. 근육에 있는 것들은 운동 중에 소모되는 탄수화물 대 지방 에너지의 양 및 포도당을 근육으로 돌리는 인슐린의 효과에 영향을 미친다.

지방세포는 신장이나 간과 같이 인체의 핵심 장기이다. 지방세포가 성숙해 정상 기능을 수행하지 못하도록 쥐의 유전자를 조작하는 방법이 있다. 이러한 쥐는 지방으로 에너지를 저장할 수 없어 당뇨병을 일으킨다. 이들의 혈당치는 천정부지로 치솟는다. 지방은 보고 싶지 않은 어떤 것일지 몰라도, 인체의 건강을 유지하는 데 많은 중요한 역할을 한다.

지방세포는 얼마나 많이 필요한가?

인체는 수십 억개의 지방세포를 보유한다. 과거 쥐에 대한 연구들에 기초해 사춘기 이전에 전체 지방세포의 수가 확정되고 이후로는 세포가 커지기만 한다는 이론이 있었다. 이 이론은 어릴 때 너무 많은 지방세포를 가지게 되면 이들 세포가 사라지지 않고 커져 평생 비만일 수밖에 없음을 시사했다. 다행히도 이 이론은 옳지 않았다. 사실 인체는 더 많은 지방을 저장할 필요가 있을 때마다 평생 무한한 수의 지방세포를 동원할 수 있다.

사라지지 않는 지방세포

성호르몬 또는 영양과다에 의해 자리한 일부 지방세포(특히 피부 밑 피하 지방)는 다이어트와 운동을 포함한 체중 감소 노력에 저항할 수 있다. 이들 세포는 때로 지방흡인술에 의해 제거되나 주의해야 한다. 제거된 세포들은 다시 돌아오지 않지만 주변 세포들이 다시 성장해 움푹 들어간 추한 모습을 초래한다. 만일 미용 시술로 지방흡인술을 고려중이라면 최소 시술 1년이나 2년 전부터 식사를 엄격히 조절해야 한다.

이들 국소적인 지방보다 더 중요한 것은 여성이 자신들의 체지방 분포가 평생 변화한다는 사실을 깨달아야 한다는 점이다. 첫째 아기의 출산과 함께 체지방은 이동한다. 대개 체지방이 엉덩이와 넓적다리로 가나, 일부 여성은 또한 상체에 체중이 는다. 늘 체지방이 건강한 수준으로 내려가게 목표를 두어야 하지만 비현실적이어서는 안 된다. 40~50대이면서 10대로 시계 바늘을 되돌릴 수는 없다. 지방세포가 협조하려 하지 않을 것이기 때문이다.

지방 분포는 또한 유전적으로 결정된다. 일란성 쌍둥이의 경우에 체지방의 양이 비슷할 뿐만 아니라 여러 신체 부위에서 지방의 분포까지 사실상 동일하다. 정확한 이유는 모르지만, 지방은 개인마다 서로 다른 곳에 분포돼 그 본질적 기능을 수행한다.

지방세포는 진지한 비즈니스이다

지방세포는 그저 미용 상 눈엣가시인가? 이들은 우리를 비참하게 만들기 위해 지구상에 탄생했는가? 사실 지방세포는 인체를 감염질환으로부터 보호하는 면역계의 일부이다.

태평양 한가운데 수천 년간 약 3,000명의 안정적 인구가 거주한 작은 섬이 있다. 그런데 1800년대에 일단의 유럽 탐험가들이 이 섬에 도착하자, 순식간에 섬 인구는 치명적인 바이러스에 감염됐다. 인구의 90퍼센트 가량이 사라졌다. 300명의 생존자들이 후손을 낳았는데, 이들에서 비만은 일상적인 상태이었다. 왜 지방을 간직하는 유전학적 특성이 나머지 300명 섬사람들에게 중요했을까? 아주 단순히 말해 이들은 영양실조를 피함으로써 면역기능을 유지해 감염 공격에서 생존하는 능력을 제공받았다. 지금 이들은 어떨까? 이들은 고혈압, 당뇨병과 통풍 이환율이 높게 나타나고 있다.

이는 감염질환이 비만 발생의 발판이 된다는 말인데, 똑같은 시나리오가 중세시대에 유럽 전역에서 펼쳐졌다. 따라서 비만 지향 추세는 인류의 과거 감염질환에 대한 노출과 관련이 있을 수 있다.

작은 아기는 비만인이 되기 쉽다

태아기 때는 식욕을 조절하는 중추를 포함해 뇌가 아직 충분히 발달되어 있지 않다. 연구들에 따르면, 자궁 속에서 왜소했던 아기들은 사춘기 때 비만이 될 가능성이 높다고 한다. 이들 아기는 태어난 후 모유든 분유든 열심히 먹어 자궁에서 체중과 성장이 뒤쳐졌던 상태를 대부분 만회한다. 자궁에서 이와 같은 영양결핍을 쥐에 적용한 결과, 탄생 직후 뇌의 식욕 중추에서 과식을 촉진하는 호르몬의 수치가 높은 것으로 밝혀져 위와 같은 현상을 논리적으로 설명해 주었다.

인간은 영양과다 대신 기아에 잘 적응한다

자궁에서 영양이 결핍될 때 아기의 렙틴 수치는 하락하고, 이에 따라 "NPY"라는 또 다른 호르몬이 상승한다. NPY는 식욕 촉진 호르몬이나, 렙틴은 식욕 억제 호르몬이다. 자궁에 있는 동안 아기는 이런저런 이유로 모체가 칼로리를 더 전달해 줄 수 없기 때문에 NPY가 높아도 칼로리를 더 얻을 수 없다. 모체는 영양이 심히 결핍돼 아기의 크기를 감소시켰거나, 담배를 피웠거나, 아니면 기타 태반을 통한 아기로의 혈액순환을 손상시켰을 수 있다. 하지만 일단 아기가 태어나면, 높은 NPY 수치로 인해 식욕이 증가한다. 아기는 체지방이 증가하고, 이에 따라 렙틴 수치도 상승하나 NPY 수치는 하락하지 않는다. 따라서 아기는 계속 체중이 증가한다.

비만한 성인들도 체지방 증가에 비례해 렙틴 수치가 높아지지만, 어떤 이유로 계속 과식하는 사람이 많다. 가능한 이유는 비만 성인에서도 식욕 촉진 중추의 NPY가 적절히 하락하지 않는다는 점이다. 진화론적 관점에서는 이 모든 것이 일리가 있다. 사람은 영양이 결핍되면 더 먹고자 하는 욕구가 생긴다. 그러나 오늘 어떤 음식을 발견했다고 해서 계속 음식이 공급되리라는 보장은 없다. 그래서 지방의 저장을 효율적으로 차단하는 일에 신경을 쓰지 않는 것이 자연스런 현상이며, 이는 비만을 초래한다.

지방은 당신을 섹시하게 한다

성경에 "결실을 맺고 번성할지어다"라는 말이 있다. 체지방이 증가하면 인체를 순환하는 성호르몬의 수치도 상승해 결국 생식력 증가로 이어진다. 이집트에서 농업이 시작된 후 헤브라이 사람들은 고센 땅의 옥토가 주어졌고, 여기서 이들은 번성해 군주를 위협할 정도로 수가 늘었다. 그 다음 이야기는 다 알 것이다. 기아에 대한 적응 중 하나는 대부분의 여성에서 성욕과 생식력의 감소이다. 일부는 음식이 부족해도 여전히 생식력을 지니지만 말이다. 남성은 늙었을 경우와 마찬가지로 기아가 닥쳐도 생식력을 유지하는 경향을 보인다. 사실 남성은 통상적인 1억 개의 정자 중 기능성 정자 100만 개만 있어도 생식력을 보유한다.

지방은 생식력을 유지할 수 있다

빌렌도르프 비너스는 약 2만 4,000년 전에 살았던 한 여성의 나상으로, 그 당시 많은 풍요의 여신과 같이 오늘날로 보면 과체중이라 할 체형을 지니고 있다. 그녀의 체지방은 상체, 커다란 복부와 큼직하고 매달린 듯한 유방에 분포하고 비교적 근육질의 다리가 상체 체중을 떠받친다. 이러한 모습이 고대 사회의 바람직한 여성상이었다. 이들은 건강한 아기를 임신할 가능성이 많았으며 다른 여성들이 노쇠해 모유를 못 먹이게 될 때는 그 아기들에게 젖을 먹일 수 있었다.

고대의 장점이 현대에서는 병이 된다

오늘날 전체 여성의 5퍼센트 가량이 다낭성 난소 증후군(polycystic ovarian syndrome, POS)이란 "질병"을 보인다. 이는 고대 사회에서 기아에 대한 적응 현상이었는데, 한때 이를 재발견한 두 의사의 이름을 따 스타인-레벤탈 증후군이라고 불렸다. 이들이 알고 있었던 사실은 많은 여성이 자신들에게 월경 불순, 비만과 과다 체모 및 안모를 호소한다는 것뿐이었다.

이러한 여성들이 체중을 줄이면 월경이 정상화되고 생식력이 회복된다. 일부는 과다 발모도 감소한다. 이들 여성은 난소형 제2형 당뇨병을 지닌다. 난소는 렙틴 및 인슐린 수용체를 보유하며, 이와 같은 여성들은 인슐린 수치가 높아 난소가 보다 많은 남성 호르몬을 만들도록 한다. 그 결과 이들은 보통 여성보다 근육이 많고 체지방을 남성형으로 (상체에) 축적하는 경향을 보인다. 제2형 당뇨병에서 일부 인슐린 불감수성을 교정하는 "메트포민"(글루코파지가 상품명)이란 약물이 이들 여성에도 도움이 되는 것으로 입증됐다.

나는 종종 이들 여성에게 훌륭한 유전자를 지녔으나 시대를 잘못 태어났다고 말한다. 이러한 여성은 생식력을 유지하고 음식이 희소할 때에도 육체 활동을 수행하는 능력으로 인해 고대에서는 가장 바람직한 여성이었다. 최근 우리는 이와 같은 기타 특성들에 비해 날씬함에 가치를 둔다. 날씬한 트위기와 비슷한 여성 모델들은 고대의 상황에서는 기아에 허덕이고 불임과 만성 감염에 시달렸을 것이다.

체지방은 얼마가 적당할까?

사람들 각자는 자신의 유전자와 환경간에 완벽한 균형을 가져오는 예정된 체지방량을 가진다. 나는 아직 어느 환자도 지방 결핍증에 빠지게 한 적이 없다. 왜냐하면 과일, 야채와 통곡에는 다이어트에 요구되는 총 칼로리의 5퍼센트 해당 필수 식물 지방산(리놀레산과 리놀렌산)을 제공하기에 충분한 지방이 있기 때문이다. 일반적으로 이상적 체지방은 남성이 15~20퍼센트, 여성이 22~28퍼센트이다. 운동선수는 근육 양이 많아 이보다 낮은 반면, 노인은 근육이 소실돼 이보다 높다. 당신의 체지방량이 어느 정도이든(상기 범위 내이든 그보다 높든) 당신은 건강에 좋은 지방산, 색깔 있는 화학물질과 항산화 비타민을 저장하고, 사이토카인을 분비해 신체를 감염으로부터 보호하는 유익한 기능을 수행하기에 충분한 지방을 보유하게 될 것이다. 한편 과다 체지방을 줄이면(특히 상체에서) 흔한 만성 질환 위험을 감소시킬 수 있다.

색깔 코드는 어떻게 도움을 주나

만일 당신이 체지방 과다이라면, 단백질과 칼로리의 맞춤 처방과 더불어 색깔 코드는 당신이 건강을 개선하는 동시에 과다 지방을 줄일 수 있는 가장 간편한 방법이다. 색깔 코드는 당신의 총 칼로리를 건강에 유익한 방식으로 감소시킨다.

색깔 코드의 혜택은 최근 심질환으로 인한 사망이 흔한 핀란드의 한 읍에서 입증됐다. 이곳 주민들은 노스 카렐리아 읍장에게 뭔가 대책을 세워야 한다고 말했다. 자전거로의 사용과 기타 건강한 생활을 유도하는 유인책을 포함하는 계획이 수립됐다. 다이어트 측면에서는 과일과 야채 섭취를 증가시키는 단순한 전략이 채택됐다. 읍민이 레스토랑에서 음식을 주문할 때면 언제나, 입장료는 내야 했지만 과일과 야채는 모두 무료이었다. 그 결과 체중, 콜레스테롤, 중성지방과 기타 영양 지표가 모두 개선됐다. 따라서 색깔 코드는 개개인에게 훌륭한 전략일 뿐만 아니라 공중보건 전략이 될 수 있다.

다음 몇 장들에서 여러분은 색깔 코드가 어떻게 많은 흔한 질환의 위험과 중증도를 감소시키는 것과 관련되는지 알게 될 것이다.

11 심장질환, 콜레스테롤과 DNA

1980년대 캘리포니아 남부 파티들에서 세련된 칵테일 대화의 주제는 재산 가치와 콜레스테롤 수치라는 두 가지 숫자이었다. 손님들은 한결같이 부동산 시장의 활황으로 자신들의 재산 가치가 상승해 벌어들인 수익을 자랑했고, 아울러 자신들의 식사와 생활습관을 변경해 콜레스테롤 수치가 떨어진 점을 자랑스러워했다.

우리는 고콜레스테롤이 심근경색의 원인이라고 배웠으나, 그 인과관계가 항상 통하는 것은 아니다. 우리 대학의 한 교수는 콜레스테롤치가 300을 상회했지만 심질환 없이 80살 넘게 산 반면, 건강해 보이지만 소위 경계선상 고콜레스테롤(200에서 220 사이)을 지닌 많은 사람들이 40대 중반에 심근경색을 일으킨다. 콜레스테롤은 심질환의 중요한 위험인자이나 유일한 위험인자는 아니다. 나이가 들면서 증가하는 경향을 보이는 많은 만성 질환들과 마찬가지로 심질환도 유전자와 식사간 상호작용의 결과라고 보아도 무방하다.

제약업계는 고콜레스테롤이 심질환과 관련이 있다는 말을 의사와 환자들에게 교묘히 퍼뜨려 왔다. 현재 콜레스테롤 저하에 쓰이는 약물들은 고가인데다 광범위하게 처방되기 때문에 제약업계는 이러한 전략으로 커다란 수익을 올리고 있다.

콜레스테롤 저하제에 관한 광고는 대부분 콜레스테롤과 심질환간의 인과관계를 지나치게 단순화하기 때문에 대중을 오도한다. 이들 광고에는 TV 앞에서 기름진 치즈버거를 먹는 과체중 카우치 포테이토(couch potato, 소파에 앉아 감자 칩을 먹으면서 TV만 보는 사람)를 묘사하는 배우는 등장하지 않는다. 대신 건강한 생활습관을 유지함에도 여전히 콜레스테롤이 높은 건강한 사람들을 묘사해 고콜레스테롤의 유일한 해결책은 약물 요법이라는 인상을 준다.

이들 약물은 이미 심근경색을 일으켰거나 향후 심근경색 위험이 높은 사람들의 치료에 유용하긴 하지만, 보건의료계에 큰 비용 부담을 가져온다. 일반인구에서 이러한 질환을 예방하는 데 훨씬 덜 비싼 대안들이 있다. 이들 대안을 이해하려면, 우선 유전자와 식사간 상호작용이 어떻게 당신이 고콜레스테롤과 심질환에 걸리기 쉽도록 만드는지를 이해해야 한다.

콜레스테롤이란?

콜레스테롤은 심근경색을 일으키기 쉬운 우리 문화 속에서 많은 주목을 받고 있지만, 이 물질이 무엇이고 또 어떻게 심질환 위험을 증가시키는지를 정확히 아는 사람은 많지 않다. 콜레스테롤은 동물의 체내에서만 만들어지는 일종의 지방이다. 이것은 거의 모든 조직에서 만들어질 수 있으나, 대부분 간에서 생산된다. 콜레스테롤을 함유한 식품이 콜레스테롤의 유일한 공급원은 아니다. 왜냐하면 간은 원료만 충분히 확보된다면 인체 콜레스테롤의 최고 75퍼센트를 만들기 때문이다. 콜레스테롤의 생산과 간에서 여타 기관으로의 운반은 정교한 통제를 받는다. 수많은 체내 과정에서 핵심 분자인 콜레스테롤은 콜레스테롤 생성과 체외 배출이라는 조절을 통해 가장 면밀히 규제되는 물질 중 하나이다.

콜레스테롤은 체내에서 많은 용도로 쓰인다. 콜레스테롤은 코티졸, 프로게스테론, 테스토스테론 및 에스트로겐과 같은 호르몬의 합성에 전구물질로 이용된다. 아울러 콜레스테롤은 세포막의 구성 성분이며 골 형성에 관여하는 비타민 D의 생성에 필요하다.

식물은 콜레스테롤을 함유하지 않는다. 많은 식물성 식품(콩 등)은 "파이토스테롤"(phytosterol)이라는 화학물질을 함유하는데, 이 물질은 장에서 콜레스테롤의 흡수를 차단한다. 현재 파이토스테롤을 함유한 식품들은 고콜레스테롤을 감소시키는 데 권장되고 있다.

그러나 콜레스테롤이 낮은, 식물 위주의 식사를 섭취했던 고대인들의 몸은 세포가 필요한 양만큼 얻을 수 있도록 콜레스테롤을 저장하고 유지하는 방법을 발견해야 했다. 우리 조상들은 콜레스테롤을 거의 섭취하지 않았을 뿐만 아니라, 대량 섭취한 식물성 식품으로 인해 콜레스테롤의 흡수가 차단됐다. 그러므로 고대인들의 유전자를 물려받은 우리가 육류와 유제품은 풍부하지만 과일과 야채가 빈약한 식사를 한다면, 이것은 고콜레스테롤 처방제나 다름이 없다.

기타 지방들과 마찬가지로 콜레스테롤은 수분 중심인 혈액에서 용해되지 않으므로 단백질에 부착되어야 혈액에서 이동 가능하다. 이러한 단백질 중 하나인 LDL(저밀도 지단백)은 순환중인 콜레스테롤을 침착시키도록 고안됐다. HDL(고밀도 지단백)은 모든 인체 세포에 영양분을 공급하는 광범위한 혈관망을 통해 이동하면서 콜레스테롤을 붙잡아 간으로 되돌리고, 이곳에서 콜레스테롤은 담즙으로 만들어져 제거된다. LDL은 콜레스테롤 배급자에 비유되며, 짐을 잔뜩 싣고 간을 떠나 이를 전신에 쏟아버린다. 반면 HDL은 콜레스테롤 제거자에 비유되며, 과다 콜레스테롤을 수거하고 간으로 운반해 폐기한다.

LDL 콜레스테롤은 쉽게 산화된다. 이는 LDL 콜레스테롤이 프리 라디칼의 공격에 취약하다는 의미이며, 따라서 어디에서나 프리 라디칼 자체로 변해 혈관벽에 손상을 일으킬 수 있다. 이는 신선한 야채와 과일을 충분히 섭취하는 것이 중요한 이유의 하나인데, 이들 식품은 자연적으로 산화를 차단하는 데 필요한 항산화물질들을 제공한다.

HDL은 보다 안정적이고 쉽게 산화되지 않는다. 관상동맥질환의 발병을 촉진하는 것은 산화된 LDL 콜레스테롤이라는 증거가 있다. 왜냐하면 산화된 LDL 콜레스테롤(콜레스테롤 자체가 아님)이 동맥벽에 보다 효율적으로 침착되기 때문이다.

만일 아직 콜레스테롤을 측정받지 않았다면 이제라도 늦지 않다. 공복 혈액검사를 통해 결과를 알아보면, 고콜레스테롤의 유전적 소인을 지니고 있는지 파악하는 데 도움이 되고 그러면 심질환이 발병하기 전에 식사를 변경시킬 수 있다. 총 콜레스테롤이 240mg/dl 이상이면 약물 치료를 고려해야 하고, 200에서 240mg/dl 사이이면 다이어트와 보조제로 교정 가능하다. 이보다 나은 위험 측정치는 LDL 수치이다. 이 수치가 160mg/dl보다 높으면 약물이 권장되며, 130에서 160mg/dl 사이이면 다이어트와 보조제로 충분하다. HDL 수치는 최소 50mg/dl은 되어야 한다.

대부분의 혈액화학 검사는 또한 중성지방을 측정하는데, 이는 또 다른 유형의 혈액 지방으로 수치가 지나치게 높으면 심질환 위험의 증가를 나타낸다. 중성지방은 150mg/dl 미만이 바람직하다.

만약 당신의 콜레스테롤 수치가 다시 높아지면, 이 책에서 제시한 지침을 따라 약 2개월 동안 식사를 변경한 다음 혈액검사를 받아 콜레스테롤 수치를 체크하라. 수치가 변화하지 않았을 경우에 홍쿠(Hong Qu, 제6장에서 언급한 홍국)라는 식이 보조제를 섭취하라. 홍쿠를 2개월 먹은 후 다시 검사를 받아라. 만일 수치가 여전히 내려가지 않았으면, 의사가 콜레스테롤 저하제를 처방해 줄 것이다. 모든 처방약은 부작용이 있기 마련이므로 늘 다이어트, 운동과 같은 가장 단순하고도 현실적인 해결책을 먼저 시도하는 것이 좋다.

심근경색의 발병기전

심근경색은 심장 근육으로 부산소 혈액을 공급하는 1개 이상의 혈관이 막혀 발생한다. 이들 혈관(관상동맥)은 심장을 둘러싸고 있으며 열심히 일하는 심장의 구석구석에 산소를 공급한다.

많은 인자들이 심질환을 촉진하는데, 여기에는 스트레스 수준, 혈압,

호모시스테인 및 중성지방 수치, 혈전 형성 성향 등이 있다. 그러나 콜레스테롤은 이러한 과정에서 주요 인자이자 검사가 쉬운 표지자이다. LDL과 결합돼 혈액 속을 떠다니는 콜레스테롤은 관상동맥 내막의 벽을 통과할 수 있다. 산화 콜레스테롤이 이곳에 갇히면 면역세포("대식세포"라는 백혈구)가 이 부위로 이동해 산화 콜레스테롤을 포식한다. 이들 대식세포는 잔치 상을 만난 듯 콜레스테롤을 마구 포식한다. 결국 이들은 파열돼 혈관 표면 밑에 있는 공간에 콜레스테롤을 방출한다.

이 콜레스테롤은 특정 면역세포 신호와 함께 동맥 내막 세포의 증식을 자극하고 복구를 촉진하기 위한 시도로 이 부위에 더 많은 백혈구를 끌어들인다. 그러면 "플라크"(plaque)라는 염증성 죽상반이 혈관 내부에 형성된다. 플라크는 초기에 관상동맥 내막에서 황색 줄무늬로 관찰된다. 전쟁이나 사고로 사망한 20대 초반 미국인들에서 이미 이러한 변화가 부검시 나타나곤 한다. 동맥에서 플라크 축적은 죽상경화증이라고도 알려져 있다.

한때 콜레스테롤은 동맥을 완전히 폐쇄해야 심근경색을 일으키는 것으로 생각된 적이 있으나, 심근경색은 대개 1개 이상의 관상동맥이 약 40퍼센트만 폐쇄되어도 생긴다. 이러한 부분 폐쇄를 초래하는 콜레스테롤의 침착은 불안정하고, 파열돼 혈전의 형성을 유발한다. 이 혈전이 갑자기 심근 부위에 혈류를 차단하면 심근경색이 발생한다. 산소가 결핍돼 이 부위의 심근은 영구 손상을 겪거나 괴사한다. 심근경색에서 혈전 형성은 이렇게 중요하므로 흉통을 느끼면 아스피린을 복용해야 한다. 버드나무 껍질과 기타 식물에서 유래하는 식물 세계의 산물인 아스피린은 심장 동맥에서 혈전을 형성하는 혈소판을 덜 끈적끈적하게 한다. 심근경색 중 아스피린을 복용하면 심근경색을 가져올 수 있는 혈전 형성을 부분적으로 차단한다. 일단 응급구조대가 도착하면, 이들은 때로 혈전을 용해하는 특수 효소를 정맥에 주입해 심근경색에 의한 손상을 감소시킬 수 있다.

심질환은 여전히 미국에서 사망률 1위인 질환으로 매년 70만 명 이상의 목숨을 앗아간다. 현대 의학 기술은 응급 처치하면 막힌 관상동맥을 개통해 심근경색 환자를 살릴 수 있으나, 심근경색 후 심장은 온전할 수 없다. 대개 심박출력이 저하되며, 시련이 끝났다 해도 언제 심근경색이 재발할지 모른다.

고콜레스테롤 유전자가 있을까?

콜레스테롤 수치는 칼로리, 지방, 섬유질 섭취 등 많은 식이 영향에 아주 민감하다. 나는 배 여행을 하면서 너무 많은 야식을 한 후 돌아온 환자들에서 콜레스테롤 수치가 급증하는 것을 본다. 비만과 제2형 당뇨병 모두 콜레스테롤 수치를 증가시킨다. 일부 전문가들은 납세 시즌에 회계사들의 콜레스테롤 수치가 20퍼센트 상승하는 것은 스트레스 때문이라고 하나, 중국 음식 테이크아웃이 똑같이 문제라고 생각한다.

잘 알려진 유전자 결손으로 인해 심질환을 일으키는 사람들이 소수 있다. 이들의 유전자 돌연변이는 IIA형 고콜레스테롤혈증을 유발한다. 이 돌연변이 유전자는 혈류에서 콜레스테롤을 운반하는 단백질에 이상을 일으켜, 관상동맥 벽에 콜레스테롤이 과다 침착된다.

247

식물성 식사에는 콜레스테롤이 거의 없고 많은 천연 물질이 콜레스테롤의 흡수와 생성을 억제한다. 콜레스테롤을 보존하는 유전자는 이를 함유한 식품이 희소했던 때는 유용했을 것이다. 다시 말하지만, 훌륭한 유전자이나 시대를 잘못 타고난 것이다. 그러나 미국인 4명 중 거의 1명(약 5,700만 명)이 관상동맥질환을 가지고 있다는 점에 비추어 분명 다양한 원인이 존재할 것이다.

콜레스테롤은 체내에서 면밀히 조절된다. 세포에 함유된 콜레스테롤의 양이 증가하면 세포 내에서 콜레스테롤의 생성 속도가 감소한다. 일부 종의 쥐는 콜레스테롤을 절묘하게 조절해 관상동맥질환에 내성을 보이지만, 기타 종은 콜레스테롤 합성을 억제하지 못해 고콜레스테롤 먹이를 주면 심질환에 걸린다. 이러한 종류의 돌연변이는 인간에서도 나타난다.

멕시코 북부의 타라후마라 인디언은 육체적으로 활동적이고 식물성 식사의 일부로 하루 평균 약 100~150밀리그램의 콜레스테롤을 섭취한다. 이들의 혈중 콜레스테롤 수치는 보통 아주 낮고(100~150mg/dl) 심질환, 고혈압과 당뇨병은 드물다. 유전적으로 비슷한 같은 부족 사람들이 애리조나주 남부에도 살며 서구식을 따르는데, 이들은 하루 평균 300~800밀리그램의 콜레스테롤을 섭취하고 혈중 콜레스테롤 수치는 200~300mg/dl이다. 현대 식사를 하는 이들은 비만과 고혈압 유병률이 세계에서 가장 높은 축에 든다. 타라후마라 인디언의 유전자는 멕시코 북부 산악 지방의 활동적인 생활양식에 아주 잘 적응되어 있다. 이들은 도넛, 케이크, 과자 및 기타 지방과 당분이 든 식품으로 이루어진 식사에 적응할 수 없고, 따라서 체지방이 늘고 콜레스테롤 수치가 올라간다.

반면 아프리카 마사이족은 대부분 육류, 우유와 소의 피로 이루어진 식사를 하나 콜레스테롤 수치는 극히 낮다. 마사이족 사이에 심질환은 거의 보고되지 않으며 이들의 콜레스테롤 수치는 타라후마라족에 비해 낮다. 이들은 콜레스테롤 섭취 증가에 반응해 체내에서 콜레스테롤 생성을 조절하는 매우 민감한 시스템을 보유한다.

나는 최근 한 학술대회에서 뛰어난 과학자 한분을 만나 그의 건강 개선을 도와줄 요량으로 내 사무실로 초대했다. 그는 30대 중반이었으며 20킬로그램 이상 과체중이었고, 학술대회 저녁식사 중 고지방 육류 및 디저트를 즐기는 것으로 목격됐다. 내 계획은 십중팔구 높을 그의 콜레스테롤 수치를 낮추고 과다 체중의 일부를 빼도록 도와주는 것이었다. 그와 함께 앉아 콜레스테롤 수치를 정상으로 유지하는 것이 중요하다고 얘기했는데, 잠시 후 받아 본 그의 검사 결과로는 총 콜레스테롤이 120mg/dl밖에 안됐다. 그는 스칸디나비아계이었고 이러한 혈통에서 부여받은 일부 유전적 특성 때문에 고콜레스테롤 음식을 먹을 때 세포가 콜레스테롤 생성을 아주 효율적으로 억제하는 것으로 추정된다.

스타틴계 약물과 홍국

로바스타틴과 같은 스타틴계 약물은 고콜레스테롤에 다빈도로 처방된다. 이들은 체내에서 콜레스테롤 합성에 필요한 효소를 차단하는 작용을 한다. 이들 약물은 또한 혈관벽에 콜레스테롤 침착을 안정화하는 작용을 해 죽상반이 파열돼 혈전 형성을 유발할 위험을 감소시킨다. 스타틴계 약물은 심근경색을 예방할 수 있지만, 일부 부작용(근육통과 간손상)을 초래할 수 있고 고가이어서 때로 매달 수십 만 원까지 든다. 이들 약물은 콜레스테롤 수치가 높은 미국인 5,700만 명 가운데 약 500만 명만이 사용 중이다. 다행히도 스타틴계 약물과 같은 효과를 보이면서 부담은 적은 천연 물질이 있다. 이는 쌀에서 배양한 중국 적색 효모인 홍쿠로, 제6장에서 언급한 홍국(red yeast rice)이다. 홍쿠는 비교적 저렴하고 안전하며 콜레스테롤 수치 저하에 효과적이다.

하루 몇 십 원으로 이 효모는 심질환으로 인한 사망을 30퍼센트 감소시킬 수 있다. 언젠가는 홍쿠가 스타틴계 약물의 대체제로서 인지도가 높으며 비용효과적인 영양 보조제가 되리라 기대된다.

기타 콜레스테롤 저하 효과를 지닌 식물 화합물에는 콩류에서 발견되는 파이토스테롤(식물 스테롤), 레몬과 오렌지 껍질 기름에 존재하는 리모노이드(limonoid), 쌀겨 기름과 같은 식물성 기름에서 발견되는 토코트리에놀(tocotrienol)이 있다.

아포지단백 B

일단 간 세포에서 콜레스테롤이 만들어지면 세포에서 이동하기 위해 단백질에 부착될 필요가 있다. 콜레스테롤을 간 밖으로 운반하는 단백질이 아포지단백 B(apolipoprotein B)이며, 줄여 Apo B라 한다. 이 단백질은 콜레스테롤이 혈류로 방출될 때 LDL 입자에 포함된다. 일부 사람의 LDL은 여타 사람들보다 아포 B를 더 함유하는 것으로 밝혀졌다.

작고 밀집된 LDL을 생성하는 유전자를 가진 사람들은 대개 중성지방 수치가 높고 HDL 수치가 낮다. 적어도 한 대규모 연구에서 작고 밀집된 LDL을 지닌 사람들은 큰 LDL을 가진 사람들에 비해 심질환 위험이 현저히 높은 것으로 나타났다.

식이 콜레스테롤이 희소했던 고대 시대에는 작고 밀집된 LDL이 좋은 것이었다. 입자가 작을수록 세포벽을 통과해 필요한 콜레스테롤을 조직에 전달하기 쉬워진다. 현재 인류는 고지방, 고콜레스테롤 식품을 많이 섭취하기 때문에 작고 밀집된 LDL은 장점이기보다는 단점이 되었다. 일부 연구들은 식이습관 변화와 운동을 통하여 작고 밀집된 LDL의 크기를 증가시켜 심질환 위험을 감소시킬 수 있음을 입증했다. 다빈도 처방 콜레스테롤 저하제인 스타틴은 작고 밀집된 LDL 입자의 크기를 증가시키는 효과가 없다. 때로 콜레스테롤 치료에 쓰이는 비타민 B의 일종인 고용량 니아신(niacin)은 작고 밀집된 LDL의 크기를 증가시킬 수 있다.

지단백(a)-간략히 Lp(a)-는 LDL과 흡사한 콜레스테롤 운반 단백질이다. 이 단백질의 수치가 높으면 심질환 위험도 증가하지만, 일부 연구들은 총 콜레스테롤과 중성지방이 아울러 높을 때만 위험하다고 시사한다. Lp(a) 수치는 일평생 안정적이다. 그러나 사람마다 최고 1,000배의 차이가 날 수 있어 Lp(a) 수치는 유전자에 의해 좌우된다는 점을 보여준다.

Lp(a) 입자의 표면에는 또 다른 단백질로 아포지단백(a)-Apo(a)-가 있다. Apo(a)는 Lp(a) 특이적 단백질이다. Apo(a)는 혈전 형성을 촉진시키는 분자와 구조적으로 비슷하다. Lp(a) 상에 있는 Apo(a)의 이러한 효과는 Lp(a) 수치가 높으면 심질환 위험이 증가하는 이유를 설명할 수 있다.

Lp(a)에 대해서는 아직 모르는 바가 많다. 이 단백질은 일부 경우에 여타 경우보다 더 중요한 위험인자일 가능성이 있다. 왜냐하면 Lp(a)의 서로 다른 유전적 형태가 혈전 형성 과정에서 서로 다른 영향을 미치기 때문이다. 비타민 B인 니아신, 어유와 에스트로겐이 때로 Lp(a) 수치를 저하시키나, 그리 일관적이지는 않다. 혈액검사에서 이 지단백이 상승되어 있으면 적극적으로 LDL 콜레스테롤을 100mg/dl 이하로 낮추도록 권장한다. Lp(a) 상승의 위험은 콜레스테롤과 중성지방의 수치가 증가되어 있는가에 달려 있다. 만일 유전적으로 Lp(a)가 상승되어 있으면 콜레스테롤과 중성지방의 수치를 잘 조절해 심질환 위험을 감소시켜야 한다.

초저밀도지단백(VLDL)은 주로 중성지방을 운반하나, 아울러 그 지질의 20퍼센트 가량을 콜레스테롤로 함유한다. VLDL은 또한 아포지단백 E(apo E)라는 특징적인 표면 단백질을 지닌다. Apo E를 생성하는 유전자는 다형성(한 가지 이상의 발현을 보임)이고 3가지 흔한 형태(apo E2, apo E3와 apo E4) 각각은 서로 다른 수준의 심질환 위험을 반영한다. E4와 E2가 이중 카피(각 부모에서 1카피씩 물려받음)이면 심질환 위험의 증가를 가져온다. 유럽인 30퍼센트의 염색체에는 apo E4 1카피가 존재한다. 7퍼센트만이 apo E4 2카피, 4퍼센트가 apo E2 2카피를 보유한다. 유럽인의 80퍼센트는 apo E3를 최소 1카피 지니며

39퍼센트는 2카피를 가진다. 유럽 북부로 더 올라가면 apo E4가 보다 흔하다. 스웨덴인과 핀란드인에서 apo E4 보유자는 이탈리아인보다 3배 많다. 아프리카계 미국인, 폴리네시아인과 아프리카인의 40퍼센트가 apo E4 다형성을 지니는 반면, 뉴기니인은 50퍼센트 이상이 이를 보유한다. 아시아인은 E4 보유율이 가장 낮아 15퍼센트 수준이다.

이들 인구에서 관찰되는 유전자-영양소 상호작용은 우리가 기대한 바와 일치한다. 심질환 발생률은 사람이 유럽 남부에서 북부로 이주함에 따라 대략 인구 중 apo E4의 빈도에 비례해 증가한다. 뉴기니인이 식물과 기름기 없는 육류로 이루어진 전통 식사를 고수하는 한 심질환 발생률은 특별히 높지 않으나, 만일 서구식으로 전환하면 심질환에 걸릴 위험이 높아진다.

호모시스테인

1969년 보스턴에 있는 매사추세츠종합병원의 병리학자인 킬머 맥컬리 박사는 8세 남아의 사인을 조사 중이었다. 이 아이는 뇌졸중을 일으켰는데, 어린 나이에 아주 이례적인 일이었다. 맥컬리 박사는 아무런 해답을 찾을 수 없었다. 그러나 이 아기의 누나가 수년 후 30대의 나이로 심근경색을 일으켰을 때 사건이 다시 생각났다. 이 여성을 검사한 결과, 한쪽 눈의 수정체가 전위되어 있음이 밝혀졌다. 그는 일전에 한 스칸디나비아 의학저널에서 수정체 전위를 유발하는 희귀 유전질환을 다룬 논문을 읽은 사실을 기억했다. 이 논문은 이러한 질환을 가지고 태어난 사람들은 소변 속에 "호모시스테인"(homocysteine)이란 단백질의 수치가 높은 점으로 확인할 수 있다고 했었다.

탐색적 연구를 더 실시한 끝에 맥컬리 박사는 남아와 그의 누나 모두 호모시스테인 수치가 높고 중증 조발성 죽상경화증이 병발되어 있음을 발견했다. 이에 그는 고호모시스테인과 혈관 질환간에 어떤 유형의 인과관계가 존재한다는 이론을 정립했다. 맥컬리 박사가 이러한 아이디어를 상사에게 제시했을 때, 주요 의료센터를 운영하는 관리자가 흔히 혁신자를 대하듯이 그를 해고하는 것으로 대응했다. 당황한 그는 로드아일랜드에 있는 재향군인병원으로 자리를 옮겨 조용히 20년 동안 실험에 매달린 끝에 마침내 호모시스테인과 심질환의 관련성을 뒷받침하는 확고한 증거를 내놓았다. 맥컬리 박사의 이론을 지지하는 연구들은 계속 나오고 있다.

호모시스테인은 인체가 단백질을 생성하는 데 사용하는 많은 아미노산 중 하나이다. 이 아미노산은 식사를 통해서 섭취되지는 않지만 체내에서 생성돼 아미노산 "메티오닌"(methionine)과 시스타티온 (cystathione)을 형성하는 핵심 화합물이며, 메티오닌은 "글루타티온" (glutathione)이라는 중요한 항산화물질로 전환된다. 세포는 글루타티온과 새 유전 물질을 생산하는 데 이들 아미노산을 요구한다. 호모시스테인의 메티오닌 및 시스타티온 전환은 엽산, 비타민 B12, 비타민 B6 등 비타민 B 3종에 의해 이루어진다.

동물성 단백질에 비해 식물성 단백질은 메티오닌 함유량이 훨씬 낮다. 고대 인간 식사는 식물성이었기 때문에 오늘날 식사에서보다 메티오닌이 훨씬 적었으며 유전자들은 호모시스테인에서 메티오닌을 만드는 인체의 능력을 최적화하도록 선택됐다.

이와 같은 기능을 수행하는 효소들은 비타민 B와 엽산의 도움을 받는데, 비타민 B와 엽산은 식물성 식품에도 대량 존재한다. 오늘날 식사는 메티오닌이 풍부하고 엽산은 빈약해 고대 식사의 정반대이다. 인구의 약 10퍼센트는 몇몇 다른 유전자로 인해 호모시스테인 수치가 정상보다 높은 유전적 소인을 보인다. 다시 말하지만, 현대인의 식사는 유전자-영양소의 불균형을 초래했다.

심근경색을 일으킨 환자들에게 메티오닌을 정맥 투여하면, 25~40퍼센트는 결국 호모시스테인 수치가 높아진다. 이는 이들이 메티오닌이 풍부한 식품(육류와 유제품)을 과다 섭취하고 B6와 엽산이 풍부한 식품(야채와 통곡)을 충분히 섭취하지 않으면 유전적으로 고호모시스테인에 걸리기 쉬움을 시사하는 좋은 증거이다. 과학자들은 호모시스테인 수치를 증가시키는 정확한 돌연변이를 이해하는 데 근접하고 있다. 식사에 엽산, B6와 B12가 결핍되면 호모시스테인의 메티오닌 전환을 느리게 해 호모시스테인 수치가 높아질 우려가 있다.

스칸디나비아 여성은 장에서 B12 흡수를 막는 희귀 면역질환에 걸릴 가능성이 다른 사람들보다 높다. 이러한 결손은 B12 결핍증의 희귀형인 악성 빈혈을 유발한다. 65세 이상 노인들도 비타민 B12 흡수 장애를 보일 수 있다. 비타민 B12와 엽산간에 중요한 관계가 있다. 엽산은 유전 또는 식이 요인으로 B12가 결핍될 경우에만 과다 복용시(400~1,000마이크로그램) 신경 손상을 초래한다. 비타민 B12 결핍과 악성 빈혈은 정기 진료를 통해 쉽게 진단되며, 아울러 B12 정기 주사나 비타민 설하정(혀 밑에서 녹음) 또는 점비제(콧속에 떨굼)로 쉽게 치료된다. 이런 식으로 투약하면 B12는 위에서 흡수될 필요 없이 직접 혈류로 유입된다.

당뇨병 환자들이 지방을 축적하는 유전적 소인 때문에 음식이 과다한 현대에 들어와 고통을 받듯이 오늘날 메티오닌 섭취 증가와 엽산 및 B6 섭취 감소는 심질환 위험의 증가를 가져왔다. 고호모시스테인 수치는 또한 DNA 손상 및 암 위험 증가와 관련이 있다.

피브리노겐, 염증과 감염

피브리노겐은 혈중 단백질로 응혈에 필요하다. 피브리노겐의 수치가 만성적으로 상승되어 있으면 심질환 위험이 2배가량 증가하는 것으로 입증됐다. 남성은 여성보다, 흑인은 백인보다 피브리노겐의 수치가 높은 경향을 보인다.

흡연은 피브리노겐 수치를 높이며 금연하면 하락한다. 수천 명의 남성을 참여시켜 생활습관과 식사 선택을 검토해 이들 변수와 심질환 위험의 관련성을 알아본 유명한 프래밍햄 연구(Framingham study)에서 흡연으로 인한 심질환 위험 증가의 절반은 피브리노겐 상승이 원인인 것으로 나타났다. 노화, 비만, 당뇨병, 폐경과 고LDL은 모두 심질환 위험을 증가시키며 피브리노겐의 상승과 관련이 있다.

혈중 혈전의 분해 과정인 "섬유소용해"(fibrinolysis)는 심질환 위험이 높은 사람들에서 감소되어 있다. 심근경색은 월요일 아침 9시에 빈발하는데, 주중 특히 스트레스가 많은 이 시간에 혈소판(피브리노겐과

256

작용해 혈전을 형성하는 혈구)이 가장 점도가 높은 것으로 밝혀졌다. 대개 운동, 체중 감량과 금연만으로도 피브리노겐 수치를 저하시키고 정상적인 섬유소용해를 회복시키기에 충분하다.

혈전 형성은 또한 염증 과정의 영향을 받는다. 염증은 손상, 감염 또는 과민 부위에서 발생하는 발적, 발열, 부종과 통증이다. 백혈구와 체액 축적이 부종을 유발하고 이는 다시 통증, 발열과 발적을 초래한다. 염증은 괴로울 수 있지만 인체가 스스로 치유하는 방법의 하나이기 때문에 필요하다.

염증은 늘 보이는 곳에서만 일어나지 않는다. 염증은 전신에서 발견되고 필요한 곳이면 어디에서나 유지 작업을 수행한다. 때론 염증 반응은 도를 넘어서 치유 과정이 건강한 조직에 손상을 주기도 한다. 류마티스 관절염, 루푸스, 크론병과 같은 자가면역 질환은 과민한, 방향이 잘못된 염증 과정의 예이다.

관상동맥에서 죽상반 형성은 염증 과정이다. 염증 표지자인 C-반응성 단백(CRP)의 수치 증가는 하버드 공중보건대학원이 실시한 주요 연구 2건에서 심질환 위험의 3~5배 증가와 관련이 있었다. 이들 연구는 면역계가 복구가 요구되는 심장 혈관의 일부 손상을 감지한다는 점을 시사한다. 백혈구는 관상동맥 내부 표면으로 동원돼 이곳에 부착된 다음, 혈관벽 내로 이동해 콜레스테롤을 포식한다. 혈중 특수 단백질인 "세포 간 유착 분자"(intercellular adhesion molecule)가 이러한 염증 과정에 관여해 혈관 내부 표면의 점착성을 증가시킨다. 흥미롭게도 이들 분자는 암 형성에도 역할을 한다. 세계적으로 같은 국가들에서 심질

257

환과 암 발생률이 모두 높은 것으로 나타나며, 염증과 감염이 두 질환의 발병과 진행을 촉진한다는 강력한 증거가 있다.

새 연구들은 만성 감염과 심질환이 흔히 같은 사람들에 존재한다는 사실을 보여주고 있다. 이러한 감염에는 보통 골반 감염증과 관련된 클라미디아 폐렴, 위궤양 및 위암과 관련된 헬리코박터 파일로리, 구순포진과 음부포진의 원인인 헤르페스바이러스 호미니스, 대개 고양이 분변에서 인간으로 전이되는 사이토메갈로바이러스가 있다. 이들은 보균자들에서 감염질환의 현성 징후를 유발하지 않을 수 있지만, 전부 관상동맥 내막의 죽상반에 갇혀 발견됐다. 이들이 단순히 이곳에 갇혔을 수 있으나, 면역계를 자극해 염증 과정을 가동시키는 작용을 할 가능성도 있다.

여기서 다시 유전자와 환경간의 충돌을 본다. 인류는 수천 년간 영양부족 환경에서 감염질환을 퇴치했고 활동적인 염증 및 응혈 시스템을 통해 감염을 예방했다. 현대 식사(고대 식물성 식사에 비해 지방 유형이 불균형을 이룸)는 고도로 민감한 이들 시스템과 상호 작용해 건강에 유익한 균형 이상으로 염증을 촉진함으로써 치유가 목적인 과정이 결국 큰 해를 초래할 수 있다.

아스피린은 혈액을 묽게 하는 약물로 염증을 억제하고 심질환 예방에 효과가 뛰어나다. 아스피린은 또한 대장암의 증식을 억제할 수 있는데, 이는 암과 심질환의 근본 원인이 공히 염증임을 시사하는 또 다른 증거이다. 위를 자극하지 않는 한에서 저용량 아스피린이나 성인용 아스피린의 절반을 매일 복용하라. 현재 항염 효과를 지닌 COX-2 억제제란 새 약물이 암과 심질환 치료제로서의 잠재력을 평가받고 있다.

식물성 식품의 혜택

과일과 야채 섭취를 증가시키면 심질환을 예방하는 많은 혜택을 볼 수 있다. 첫째, 고지방/고당분 스낵을 한 입 분량 당 칼로리가 적은 식품으로 대체함으로써 전반적 칼로리 섭취량을 감소시킨다. 둘째, 오메가-6 지방산의 과부하를 감소시켜 보다 많아진 오메가-3 지방산과 균형을 이룬다. 셋째, 이들 식품에 각자 밝은 색깔을 부여하는 많은 항산화 화학물질로부터 혜택을 얻는다. 넷째, 식사에서 섬유질이 증가되며 여기에는 장에서 콜레스테롤 입자와 결합해 체외로 제거하는 수용성 섬유들이 포함된다. 다섯째, 일부 야채로부터 파이토스테롤의 섭취가 증가하는데, 이들 화합물은 콜레스테롤과 체내 흡수 경쟁을 벌인다. 따라서 무지개색 영양 식품(이미 알고 있는 7개 군의 식물성 식품)을 섭취하면 심질환 위험을 감소시킬 수 있다.

심질환은 예방 가능한가

심질환 치료 분야에서 이미 엄청난 진전이 이룩됐다. 수련의로 일하던 초기 시절 내가 만난 심근경색 환자들은 대부분 45세 남성이었고 20킬로그램 이상 과체중이었으며 고지방 식사를 했고 흡연자이었다. 현재는 건강한 식사와 생활습관에 대한 의식이 증가해 첫 심근경색이 75세나 80세에 닥칠 가능성이 커졌다.

심질환은 흔히 불시에 일어나지 않는다. 유전자와 영양소는 많은 방식으로 상호 작용해 심근경색의 발판을 마련한다. 이러한 상호작용에 대해 더 많이 알게 되면 예방 능력도 개선될 것이다.

12 암은 DNA 질환이다

인간이 생애주기를 통해 살고 죽어 세계 인구가 유지되듯이 인체의 거의 모든 정상 세포도 일정 기간을 살다 죽는다. 이러한 세포 생애주기가 있기에 인체의 조직은 끊임없이 재생된다. 새로운 건강한 세포들은 오래된 것들을 대체해 모든 기관의 기능을 유지한다.

모든 세포의 수명은 그 유전자에 프로그래밍 되어 있다. 프로그래밍 된(예정된) 세포사를 "아폽토시스"(apoptosis, 세포자멸사)라 하는데, 암과 관련해 앞으로 자주 들을 단어이다. 돌연변이는 이들 유전자를 변경시켜 세포자멸사를 차단하고 세포가 계속 증식하고 성장하도록 할 수 있다. 정상 세포를 시험관에서 배양하면 약 20회 분열한 뒤 사멸한다. 유전자 돌연변이는 대부분 무의미하거나 무해하고 복구될 수 있지만, 일부 돌연변이는 세포가 일정에 따라 죽지 못하게 한다. 이러한 돌연변이 세포는 암성 종양의 시초를 이루며 조건이 맞으면 성장하고 전이한다. 암세포는 무한대로 증식 가능하다. 전 세계 실험실에서 과학자들은 오래 전에 사망한 암환자들의 세포주로 실험을 한다.

이러한 유형의 돌연변이는 부모에서 자식으로 유전되지 않으며, 단지 개인이 물려받은 유전자 구성의 환경에 대한 반응이다. 대부분의 암은 세포가 평생 급속한 속도로 스스로를 대체하는 곳인 유방, 생식기관, 대장, 피부, 장, 폐, 방광 등에서 장기 세포의 유전자 돌연변이로 발생한다. 이들 조직은 단순히 기타 조직 세포보다 DNA를 빈번하게 복제함으로써 복제 상 오류를 범할 가능성이 높다는 사실 때문에 발암성 돌연변이 가능성이 더 크다.

암으로 이어지는 돌연변이는 또한 독소나 세포 성장을 증진시키는 고농도 호르몬에 빈번히 노출되는 신체 부위인 대장, 전립선, 난소, 자궁 등에서 발생한다. 이러한 돌연변이는 흔히 자연 발생하며, 이들 돌연변이 세포의 소수만이 진행, 침윤과 전이 단계를 거치는 암을 유발한다(이와 같은 과정은 곧 설명한다). 심질환, 비만과 당뇨병의 경우와 같이 암에 걸리기 쉽도록 하는 유전자는 기타 목적에 기여하도록 진화됐다. 즉 거의 고대 수렵채집인 식사에서 발견되는 아주 다양한 식물성 생리활성 화학물질(phytochemical)을 처리하기 위한 것이었다.

사람마다 차이가 나는 유전자 변이(다형성)는 한 사람에서 암성 변화를 가져오는 똑같은 상황에서 다른 사람은 암을 일으키지 않을 것임을 의미할 수 있다. 폐암이 모든 흡연자에서 발생하지 않는 것은 바로 이런 이유 때문이다. 특정한 유전자 지문이 암 위험의 최고 2배 증가와 관련이 있으나, 이 위험은 식이 변경으로 억제 가능하다. 드물지만 암은 부모로부터 물려받은 단일 결함 유전자에 기인할 수도 있으나, 대부분 암 성장을 촉진하는 것은 식사, 유전자와 환경간의 복잡한 상호작용이다.

암은 문명 질환이다

인간의 평균 수명은 개발도상국들에서 영아 사망률, 위생과 영양의 개선으로 현저히 증가했다. 감염질환의 위험이 감소하면서 노화 관련 만성 질환이 보다 흔해졌다. 이들 중 암이 가장 두려운 질환일 것이다.

17초마다 베이비붐 세대 사람이 50세가 된다. 미국에서는 7,600만 명 정도가 50세 이상이다. 향후 10년간 50세 여성 3명 중 1명, 남성 2명 중 1명이 암 진단을 받을 것으로 추산된다. 다행히도 예방, 조기 진단과 보다 효과적인 치료 덕분에 암 진단은 이제 사망선고가 아니다. 암의 조기 진단은 당사자들에게 꼭 필요한 경각심을 일깨워 자기 관리를 개선시킬 수 있다.

암 발생률은 선진국들이 개도국들보다 5~15배 높다. 지방질 육류, 정제 밀가루, 기름과 설탕으로 된 전형적 서구식과 달리 식사가 거의 신선한 과일 및 야채와 통곡으로 이루어지는 국가들에서는 암 위험이 훨씬 낮다. 사람들이 일본과 같은 저위험 국가들에서 미국 등 고위험 국가들로 이주하면, 1세대 이내에 암 위험이 급증한다. 이들의 유전자가 그리 빨리 변화하지 않은 것은 분명하며, 서구 세계에 도착하자마자 먹기 시작하는 식사가 이들의 유전자 구성과 강력한 상호작용을 일으켜 암에 걸릴 위험을 증가시킨다.

많은 연구들은 심지어 암이 발견돼 화학요법, 수술 또는 방사선으로 치료받은 후에도 식사와 생활습관의 변경을 통해 암의 발생, 성장과 전이를 억제할 수 있다고 시사한다. 향후 수십 년 동안 종양학은 암의 예

263

방, 조기 진단 및 치료에 새 접근법을 계속 개발해 암환자들이 식사와 생활습관을 변경시킬 시간을 벌어줄 것이고, 그러면 암의 치명적 전이와 진행을 예방하거나 지연시키는 데 도움이 될 것이다.

암은 어떻게 성장하고 전이되는가

암이 어떻게 단일 세포에서 전신 질환으로 되는지를 이곳에 요약했다. 식사 선택과 유전자가 암 발달의 각 단계에서 서로 다른 영향을 미칠 것이다.

1. 시작/비정상적 세포 증식: 1개 이상의 정상 세포에서 돌연변이는 암을 시작시키고, 이러한 세포는 분열할 때마다 돌연변이 유전자를 복제해 추가 돌연변이가 축적된다. 이 시점에서 인체 방어계가 이 세포 또는 세포군을 공격해 제거하거나, 아니면 이들은 증식해 원발성 종양을 형성한다.

2. 진행/침윤: 비정상적 세포군은 계속 분열하고 퍼져 원발성 종양을 형성한다. 이 종양은 스스로의 혈관을 형성하기 시작하고 인근 조직에 침투하며 장기 기능을 저해한다.

3. 전이: 종양에서 세포들이 떨어져 나와 혈액과 림프계를 통해 원발 종양이 발생했던 장기 외부의 장기계로 이동한다. 이들은 거기에 머무르면서 계속 분열하고 건강한 조직을 덮친다. 특수 단백질이 이들 새로운 종양에 영양을 공급하는 새 혈관의 형성을 자극하고 기타 단백질은 원발 종양과 전이 암의 침윤을 인근 조직으로 확대한다. 이러한 과정은 수정란이 자궁에 착상할 때 발생하는 초기

264

컬러 다이어트-7가지 색깔 음식이 내 몸 살린다!

변화와 같다.

　암세포가 증식함에 따라 이들은 조직과 장기를 격리하는 경계를 넘는다. 특정 종양은 특정 조직으로 이동하는데, 예를 들어 전립선암은 대개 척추뼈로 퍼지는 반면 대장암은 보통 간으로 확산된다. 일단 성장해 증상이 나타날 정도로 퍼진 종양은 내부 출혈, 감염 또는 장기 부전을 일으킨다.

　전이는 암이 공격적으로 확산중임을 의미한다. 실험실에서 배양되고 있는 인간 암세포주는 대개 전이 암에서 채취된다. 전이 암세포는 원발 종양에서 채취한 세포보다 체외에서 더 잘 배양된다. 인간에서 분리한 원발 유방 종양세포를 쥐에 이식할 때, 유방-지방 패드에 이식하면 증식이 가장 잘 된다. 기타 부위에 이식해도 생착해 종양을 형성하나, 세포는 다르게 자란다.

　전이에 대한 유전자의 영향은 아주 복잡하고 잘 이해되지 않고 있다. 여기에는 암에 성장적 이점을 부여하는 암세포와 기타 세포의 광범위 돌연변이, DNA 복구에 관여하는 유전자, 면역계의 활동에 영향을 주는 유전자, 확장하는 종양에 영양을 공급하는 새 혈관의 형성에 관여하는 유전자 등이 있다. 종양학이 이들 유전자의 영향에 영향을 미쳐 암의 전신 확산을 완화하는 방법을 찾을 것으로 기대된다.

고위험, 저위험: 식사와 환경의 역할

암 위험은 일부 국가들이 여타 국가들보다 높다는 것은 잘 알려진 사실이다. 고위험 및 저위험 국가들에서 사고로 사망한 희생자들을 부검하면, 이들의 신체에서 발견되는 미세 유방암 또는 전립선암의 수는 비슷하다. 다시 말해, 인체 특정 부위들에서 암성 세포의 형성은 인간에서 정상적인 노화 과정의 일부로 보편적으로 발생하는 현상이다. 20~30세 희생자들에게 부검을 실시해 보면 대개 전립선 종양은 없는 것으로 나타난다. 40~60세 사고 희생자들에서는 전암성 병변이 발견되고, 60세 이상에서는 정상 남성의 상당수가 미세 전립선암을 보인다. 그러나 임상적으로 진단 가능할 정도로 커진 종양의 수는 저위험 국가들보다 고위험 국가들에서 5~10배 높다. 저위험 국가들에 사는 사람들이 암에 걸리면 이들의 종양은 덜 침습적이고 전이가 더 느린 경향이 있다.

여성들이 저위험에서 고위험 국가로 이주할 경우에 이들의 유방암 위험은 15년 이내에 증가한다. 반면 고위험에서 저위험 국가로 이주하면 그 반대이다. 인간에서 유방암이 단일 비정상 세포에서 진단 가능한 종양으로 진행하는 데는 15년 정도가 걸린다. 식사는 암이 이미 형성된 후 가장 중요한 영향을 미쳐 암 성장을 억제하거나 자극하는 것으로 보인다.

전발암물질에서 발암물질로의 전환

과학자들이 어느 물질이 발암물질인가를 밝혀내기는 쉽지 않다. 이는 많은 발암물질이 일단 인체의 해독계에 의해 활성화될 때에만 발암성을 띠기 때문이다(여기서 해독계는 식물성 식품의 독성 화학물질을 중화할 목적으로 개발되었다는 점을 기억할 것이다). 이러한 물질에는 살충제, 담배 연기의 화학물질, 훈제 및 절인 식품에 쓰이는 화학물질, 헤테로사이클릭 아민(heterocyclic amine, 조리된 육류에서 형성되는 화학물질) 등이 있다. 이들 화학물질은 효소에 의해 DNA를 손상시킬 잠재력이 강한 발암물질로 전환된다. 유전적으로 이러한 효소의 일부를 지닌 사람은 발암물질에 노출되면 암을 일으킬 위험이 증가하지만, 이들 물질을 완전히 피하거나 발암물질을 불활성화하는 유익한 효소를 증가시키는 브로콜리, 브루셀 스프라우트(싹눈양배추) 등의 식품을 섭취해 노출을 감소시킬 수 있다.

칼로리를 제한하면 암 성장을 억제한다

원발성 종양세포는 주변의 정상 세포와 상호작용에 의존해 비정상적 증식을 유지한다. 영양이 암 성장에 영향을 주는 방법의 하나가 이러한 상호작용에 영향을 미치는 것이다. 그 정확한 기전은 알려져 있지 않아, 일단 암이 진행된 상태에서 암 성장을 억제하는 데 특정한 영양을 권장하기가 어렵다. 동물연구들에서 모든 단계의 암 성장을 완화하는 효과를 발휘한 한 가지 방책은 칼로리 제한이었다.

12. 암은 DNA 질환이다

200여 개가 넘는 유방암 연구에서 DMBA라는 발암성 화학물질이 사용됐다. 생후 55일 된 암컷 쥐들의 위 속에 DMBA를 주입하면 12번 염색체 상의 DNA에 연결돼 모든 쥐에 유방암을 일으킨다. 만일 DMBA가 생후 48일 이전이나 62일 이후 쥐들에 투여되면 유방암을 유발하지 않는다. 암컷 쥐들은 생후 21일경에 성적 성숙이 이루어지나 이들의 유방은 55일쯤 되어야 비로소 성숙한다. 이 시기에 유관이 형성됨에 따라 유방 조직에서 세포 복제가 급증한다.

적절한 시기에 DMBA에 노출된 동물은 모두 결국 유방암을 일으키지만, 이의 발생을 지연시키는 영양 전략이 있다. 쥐들에게 저칼로리 먹이를 주면 DMBA 투여 20주 후 훨씬 적은 수의 종양이 형성된다. 종양 형성이 억제된 정도는 칼로리 제한의 정도에 달려 있다. 칼로리 섭취를 최소 12퍼센트만 감소시켜도 암 성장의 현저한 저하가 관찰되며, 칼로리를 40퍼센트 제한하면 마음껏 먹게 한 동물들에 비해 종양 성장이 약 60퍼센트 억제된다. 주목할 만한 점은 이러한 식이 변화가 동물들의 100퍼센트에서 암을 유발하는 돌연변이가 생긴 상황에서도 검출 가능한 종양 성장의 시작을 지연시켰다는 것이다. 인간에서 이 정도의 지연은 이론적으로 암환자가 기타 원인으로 사망하리만큼 오래 살 수 있는 기간이다.

산화, 항산화물질과 암

세포가 자라면서 프리 라디칼을 생성하는 과정을 시작하는데, 프리 라디칼은 이전에 설명했듯이 여분의 전자를 운반하는 고반응성 산소 원자이다. 프리 라디칼은 DNA를 포함한 세포 내 구조에 심각한 손상을 줄 수 있다. 이들은 또한 암으로 이어지는 유전자 돌연변이를 유발할 수 있다.

세포는 프리 라디칼에 대한 방어기전을 보유한다. 세포가 산화촉진물질(pro-oxidant, 프리 라디칼 형성을 가속화하는 물질)에 노출되면 세포 유전자들이 서로 다른 2개 염색체 상의 6곳에서 반응한다. 이들 유전자는 세포 내에서 "항산화물질"이란 화학물질의 생성을 촉발한다. 항산화물질은 프리 라디칼이 손상을 입히기 전에 중화하는 작용을 한다.

많은 항산화물질이 체내에서 만들어지지만, 일부는 외부 식품에서 섭취되고 기타 일부는 체내에서 만들어지면서도 식사에서도 얻어진다. 우리가 섭취하는 항산화물질은 대부분 과일과 야채에서 섭취된다. 실험실 실험을 통해 다양한 항산화물질의 프리 라디칼 중화 효과를 연구함으로써 산화를 억제하는 데 가장 우수한 항산화물질이 밝혀질 것이다.

식물은 산소가 함유되지 않은 대기에서 진화했다. 이들은 빛을 에너지로 전환하고 이산화탄소를 흡수해 산소를 생성했기 때문에 대기의 산소 농도가 증가하면서 이들의 세포에 해독을 끼쳤다. 식물의 항산화 방어는 이러한 대기 변화에 대한 반응으로 개발됐다. 식물성 식품을 섭취할 경우에 우리는 애초 식물이 자신을 위해 만든 이들 화학물질로부터 혜택을 취하게 된다.

동물실험들에서 항산화물질이 결핍되면 암을 초래하고 항산화 보조제를 투여하면 암 발생 과정을 억제할 수 있음이 입증됐다. 항산화물질

12. 암은 DNA 질환이다

이 고갈된(또는 스스로의 세포에서 항산화물질을 만드는 데 필요한 영양소가 고갈된) 동물들에서 제거한 종양을 검사해 보면, 세포가 매우 활동적인 산화와 DNA 손상을 겪었음을 보여준다. 이들 동물에게 비타민 C나 비타민 E를 첨가해 주면 암 성장 과정을 억제할 수 있다. 식이 항산화물질의 양이 최적량보다 부족해 생기는 DNA 손상 및 발암 효과는 인간과 실험용 쥐에서 암 발생을 촉진할 수 있다.

왜 담배는 항상 암을 유발하지는 않을까?

동물실험과 일반인구 대상 유전자 연구는 모두 사람들 중 일부는 과활동성 간 해독계에 의해 암에 걸릴 소인이 있다는 생각을 지지한다. 과활동성 간 해독계는 고대 식사에서 발견되는 대량의 식물성 화학물질(유해·유익한 물질 모두)을 처리하는 데는 금상첨화이었다. 그러나 현대에는 과일과 야채가 결핍돼 이들 효소는 할 일이 없어, 대신 다중불포화 지방, 구운 고기에서 유래하는 화학물질과 기타 식이 및 환경 독소를 산화해 발암물질을 활성화한다. 과다 활성화는 무해한 화학물질을 강력한 발암물질로 전환할 수 있다.

과학자들이 흡연과 폐암의 관련성을 연구하기 시작했을 때 일부 흡연자는 폐암을 일으키지 않는다는 사실을 고려해야 했다. 흡연은 전체 폐암에서 85퍼센트, 전체 암의 35퍼센트 가량을 유발하나, 흡연자가 모두 폐암에 걸리지는 않는다. 흡연자들에서 폐암에 걸릴 위험을 증가시키는 많은 유전자가 있을 것이다. 이들 모두를 확인하는 것은 아직 요원한 일이지만 몇몇은 잘 알려져 있다.

폐 세포 상에 존재하는 "아릴 탄화수소 수용체"(AhR)라는 단백질이 폐암-흡연 관련에 관여하는 것으로 보인다. 정상인의 약 15퍼센트는 담배 연기의 발암 화학물질에 고도 친화성을 지닌 유형의 AhR 유전자를 보유한다. 이는 이들 물질이 취약한 세포의 AhR과 결합해 부가물을 생성, 흡연자들의 폐암 위험을 현저히 증가시킬 가능성이 높음을 의미한다.

이 연구를 검토하기 시작했을 때 나는 AhR이 도저히 담배 연기의 화학물질과 결합하도록 진화되었을 수는 없다는 생각이 떠올랐다. 왜냐하면 5만 년 전에는 담배가 없었기 때문이다. 이 수용체는 식물성 식품에서 발견되는 특정 화학물질과 결합하도록 진화했을 것이다. 이 수용체는 사실 담배 연기에 존재하는 화학물질 외에 다양한 물질과 결합한다. 우리가 실험실에서 메티오닌, 엽산과 콜린의 섭취를 제한해 간암을 유발한 결과, 간 세포에서 AhR과 "사이토크롬 P450 1A1"이란 효소가 과다해졌다. 이 효소는 담배 연기의 화학물질을 활성화해 강력한 발암물질을 생성시킨다.

암 위험을 증가시키는 식이 패턴

향후 암 발생 전에 일어나는 유전자의 변화를 측정할 수 있을 것으로 전망되는데, 이러한 조기 진단이 실현되면 암을 예방하는 현대 의학의 능력이 크게 개선될 것이다. 예를 들어, 암 위험을 증가시키는 유전자 다형성, 즉 발암물질을 활성화하거나 DNA를 복구시키지 못하게 하는 효소 유전자 변이 등을 보유한 사람들을 확인할 수 있을 것이다. 이들은 여타 사람들보다 같은 음식을 먹고 같은 환경 독소에 노출되어도 암 발병 위험이 높다.

이는 우리가 이러한 발견이 이루어질 때까지 속수무책이라는 의미는 아니다. 전체 암의 1/3은 식이 인자로 인한 것으로 추산된다. 영양은 특히 위암, 대장암, 유방암과 전립선암에 깊이 연루되어 있다. 대부분의 사람들에서 암 위험을 증가시키는 흔한 식이 패턴이 있고 이러한 패턴을 당장 변화시켜야 할 충분한 이유도 있다. 영양과다(칼로리 과다 섭취), 과일과 야채 유래 항산화 영양소들의 결핍과 지방산 불균형은 세포를 자극해 복제 빈도를 증가시키며, 이에 따라 돌연변이로 인한 암세포화 가능성을 높일 수 있다.

비만: 미국암학회(ACS)는 근 30년 전 어떠한 생활습관이 암 위험을 증가시키는지를 알아보기 위해 한 연구를 후원했다. 75만 명을 대상으로 한 이 대규모 연구 프로젝트는 비만이 유방암, 대장암, 난소암, 자궁암, 췌장암, 신장암과 담낭암 위험을 현저히 증가시킨다는 사실을 발견했다.

과일과 야채 섭취 결여: 세계적으로 시행된 일반인구 대상 연구들(특히 한 인구집단의 성원이 다른 지역으로 이동할 경우에 발생하는 점들을 고려한 연구들)은 매일 과일과 야채를 500그램 가량 섭취하는 사람들에서 폐암, 식도암과 위암 위험이 현저히 낮다는 증거를 제시했다. 심지어 흡연자들도 과일과 야채에 함유된 식물성 생리활성 화학물질로부터 혜택을 받는데, 녹색과 노란색 야채를 섭취하는 일본인 흡연자들은 이들 식품을 섭취하지 않는 흡연자들보다 폐암 발생률이 낮은 것으로 알려지고 있다. 과일과 야채가 중요한 암 예방 식품이란 사실은 70개 이상의 연구에서 입증됐다. 위암 연구 30개 중 28개, 대장암 연구 19개 중 15개, 폐암 연구 13개 중 11개 그리고 유방암 연구 13개 중 9개에서 매일 야채와 과일을 섭취하면 암 예방 가능성이 현저히 개선되는 것으로 나타났다.

미량영양소의 결핍: 식사는 암 발생, 성장 및 전이 과정의 각 단계에 영향을 미친다. 제약 쪽으로 편향된 현대 의학에 의해 수용된 "마법의 탄환"(magic bullet)이란 철학 정신에 따라 연구자들은 영양이 풍부한 식품들의 특정 미량영양소들을 검토해 정확히 어느 화학물질이 유익한 효과를 가져오는지 밝혀내려 한다. 미량영양소는 비타민, 미네랄과 식물성 생리활성 화학물질(몸에서 뚜렷한 효과를 나타내는 비타민이나 미네랄은 아닌 체내에서 독특한 효과를 보이는 화학물질)을 포함한다. 과일, 야채, 향신료, 허브, 통곡 등 식물성 식품은 식품들 가운데 암 예방 미량영양소의 최고 공급원이다. 과일과 야채는 항염, 항산화 및 항종양 효과를 지니는 것으로 입증된 식물성 생리활성 화학물질과 기타 생리활성 화합물을 함유한다.

일부 미량영양소의 암 예방 효과

미량영양소	효과
칼슘(보조제)	장에서 발암물질의 흡수를 억제하고 정상 세포의 분열 속도를 완화해 대장 폴립과 암 발생을 예방한다.
차 폴리페놀 (녹차와 홍차)(보조제)	강력한 항산화물질로 작용하고 종양의 혈관신생을 억제한다. 일부 경우 암 촉진 호르몬의 작용을 차단한다.
설포라판(녹색)	간에서 발암물질의 분해와 배출을 증진시킨다.
엘라긴산(빨간색/자주색)	발암물질의 DNA 결합을 차단한다.
리모노이드(노란색/오렌지색)	암세포 증식을 활성화하는 데 필요한 콜레스테롤 합성을 억제한다.
비타민 E(통곡, 견과, 씨)	종양 발생과 성장 과정에 관여하는 프리 라디칼을 중화하고, 암 퇴치에 중요한 역할을 하는 면역계를 강화한다.
카로티노이드 (오렌지색/빨간색/노란색 · 녹색)	세포 간 교신을 개선해 암 전이의 퇴치에 도움을 준다.

제니스타인 (콩 이소플라본의 일종)(단백질)	세포자멸사를 유도하고, 종양의 혈관 신생을 억제한다.
생강 황화알릴(흰색/녹색)	DNA 중합효소의 활동을 조절한다.
엽산(노란색/녹색)	DNA 메틸화의 불균형을 교정한다.

가상 항암제 약국을 구성하는 이들 화합물은 알려진 방식보다 다양하게 암 형성과 성장 과정에 영향을 미친다. 이러한 미량영양소들의 일부는 보조제로 시판되고 있으나, 어느 것도 단독으로 평생 암 예방을 보장해 주는 "마법의 탄환"은 못된다. 이상적인 암 예방 식사를 고려중이라면, 예방제 또는 치유제로 단일 영양소를 분리해 보지 말고 전반적으로 식사(많은 서로 다른 화합물을 함유한 많은 다양한 식품의 혼합)를 보는 편이 좋다.

일부 미량영양소는 발암 화학물질이 DNA와 접촉하지 못하게 해 종양 발생을 억제한다. 이와 같은 효과는 활성화되어야만 발암성을 띠는 화학물질(흔히 "전구발암물질"이라 함)의 활성화를 차단해 나타난다. 브로콜리에서 발견되는 식물성 생리활성 화학물질인 이소티오시아네이트(isothiocyanate)는 사이토크롬 P450의 전구발암물질에 대한 작용을 억제해 이러한 효과를 발휘한다. 450여종의 다양한 식물에서 발견되는 "글루코시놀레이트"(glucosinolate)란 대규모 화합물군은 체내에서 이소티오시아네이트로 전환될 수 있다. 글루코시놀레이트의 일일 섭취량은 미국과 캐나다에서 약 30밀리그램, 일본에서는 약 112밀리그램으로 추산된다.

차단제들 또한 암 유발 화학물질이 분해되는 속도를 증가시키거나 이들 화학물질을 가둬 암세포를 생성하도록 작용하지 못하게 함으로써 효과를 보일 수 있다. 파, 붉은 양배추, 케일, 브루셀 스프라우트와 브로콜리에 있는 식물성 생리활성 화학물질은 발암물질을 분해하는 효소들의 작용을 현저히 가속화한다.

오늘날 연구 중인 많은 식물성 화학물질은 한 가지 이상의 항암 효과를 지닌다. 브루셀 스프라우트와 브로콜리에 존재하고 효소 활성을 증가시키는 식물성 생리활성 화학물질인 설포라판(sulforaphane)은 항산화물질로도 작용하면서 또 다른 항산화물질인 글루타티온(glutathione)의 형성을 자극한다.

암 연구자들은 종종 내게 왜 이러한 활성물질을 식품에서 분리해 신약으로 개발하지 않느냐고 묻는다. 내 대답은 영양소들의 상호작용이 전암성 또는 암성 세포에 미치는 영향이 중요하다는 것이다. 암 발생 과정은 많은 단계로 이루어진 복잡한 것이며, 식품을 통째로 먹어야 다양한 방식으로 작용해 이러한 과정의 각 단계를 이루는 요소들을 조절할 수 있다.

나는 흔히 항암 화학요법의 예를 드는데, 이러한 요법에서 서로 다른 작용기전을 가진 약물들을 병용하면 종종 단일 약물을 사용할 때보다 훨씬 효능이 뛰어나다. 다제 화학요법은 대개 공격적 치료가 필요한 경우에 최선의 암 치료 대안이다. 이 요법은 종양학자들이 약물을 병용해 호지킨 림프종을 치료한 후 알려졌다. MOPP(이 치료에 사용된 약물 이름들의 첫 자를 따 만든 약어)로 알려진 이 병용요법이 개발된 이래 비슷한 치료법들이 대부분의 흔한 암에 사용되어 왔다.

과학자들은 특정한 방식으로 연구를 수행하는 데 익숙하기 때문에 이와 같은 해결방안에 신경을 쓰지 못한다. 이들은 단일 약물 또는 영양소의 효과를 위약과 비교한다. 식품이 통째로 암 위험 및 진행에 미치는 효과를 연구하기 위해서는 연구 방법의 변화가 요구된다. 나는 생체표지자, 즉 치료가 얼마나 잘 듣는지를 보여주는 생리적 측정지표의 사용이 이러한 연구 방법의 중요한 부분이 될 것으로 생각한다. 식사가 어떻게 심질환 위험에 영향을 주는가를 알아보는 데 콜레스테롤이 유용한 생체표지자인 것과 마찬가지로 암 위험과 질환 진행을 나타내는 생체표지자들이 개발될 것으로 생각한다. 오늘날 PSA(전립선 특이 항원)와 같은 표지자들이 전립선암의 임상 경과를 추적하는 데 유용하나, 식사의 영향을 받는지는 증명되지 않았다.

지방과 지방산 균형

상당한 수의 연구들이 총 지방 섭취와 암간의 관련성을 입증했다. 베일러의대의 호머 블랙 박사 등 연구팀은 피부암 환자들을 절반으로 나눠 한쪽에는 고지방 식이를, 다른 쪽에는 저지방 식이를 섭취시키는 연구를 실시했는데, 새로이 발생한 피부암의 수가 저지방 식이군에서 훨씬 낮았다. 지방은 많은 방식으로 암 형성과 전이를 촉진시키는 작용을 할 수 있다. 야채와 종자유의 불포화 지방은 산화돼 과량의 프리 라디칼을 체내에 들여올 수 있다. 지방이 풍부한 식사를 하면 영양과다와 비만을 촉진할 수 있는데, 이는 지방의 칼로리 함량이 단백질이나 탄수화물보다 2배 이상이기 때문이다.

　최근 암 연구의 진전으로 지방의 총량만이 아니라 지방의 유형도 중요하다는 사실이 밝혀졌다. 실험실 동물들의 먹이에 함유된 식이 지방을 변경시켰더니 종양 성장에 독특한 효과가 나타났다. 오메가-6 지방산이 풍부한 식이 기름은 종양 성장을 촉진했지만, 오메가-3 지방산이 더 담긴 기름은 종양 성장을 억제했다. 면역기능이 저하된 동물들에 이식된 인간 종양은 오메가-6가 많이 함유된 먹이를 주면 전이되었으나, 오메가-3가 풍부한 먹이를 제공하면 그렇지 않았다. 오메가-3는 항염 효과를 지니는 반면 오메가-6는 친염 효과를 가진다는 사실을 고려하면, 이와 같은 차이는 생리학적으로 일리가 있다. 암과 염증간의 연관성은 아스피린과 기타 비스테로이드성 항염제(NSAID)의 암 억제 효과에 관한 연구들이 발표된 이래 과학계에서 상당한 관심을 끌었다. 강력한 항염 스테로이드제인 프레드니손은 암 성장을 억제하는 데 처방되기도 한다.

친생(probiotic) 박테리아를 사용한 면역기능 조절

　박테리아는 지구상에서 다른 어떤 유기체보다 개체 수가 많다. 사람들 각자는 1,000억 개의 박테리아를 보유한다. 고도의 적응력을 보이는 이들 미생물은 우리와 우리 주변의 기타 동물들과 완벽한 조화를 이루며 산다.

　박테리아는 대부분 양성이고 일부는 사실 인간 생리의 자연스럽고도 유익한 부분을 형성한다. 박테리아는 2가지 방식으로 우리에게 작용한다. 일부 균주는 자라나는 아기들의 면역계를 자극해 강한 방어체계를 발달시키는 반면, 여타 균주는 위장관에 상주하면서 인간 숙주와 공생 관계를 형성한다. 이들은 일부 섬유질과 기타 음식의 소화를 돕고, 이렇게 하여 생성된 화학물질들은 대장에서 정상적인 세포 성장을 촉진한다.

현대 기술은 무균 환경의 창조를 가능하게 했다. 동물들을 이러한 환경에서 키우면 건강한 면역계가 발달되지 않아, 이곳에서 내보내는 즉시 감염을 일으킨다. 박테리아가 존재하는 정상 조건에서 기른 동물들은 강한 면역계가 발달해 온갖 방식의 박테리아 위협으로부터 자신들을 방어할 수 있다. 박테리아에 대한 노출은 연약한 면역계를 단련시킨다.

냉장 이전 시대에는 소위 유익한 박테리아를 우유에서 배양해 이를 보존하는 데 이용했다. 코티지 치즈(탈지유로 만든 희고 연한 치즈), 요구르트와 버터 우유는 이러한 발효 과정의 산물이다. 이들 식품을 섭취하면 몇몇 균주의 박테리아(에시도필러스 유산균, 비피더스 유산균 등)가 장에서 증식한다. 이곳에서 이들 박테리아는 면역기능을 자극하고 해로운 박테리아나 기타 장을 침투하려는 미생물들과 경쟁한다.

이들 유해한 박테리아와 기타 미생물들이 암을 유발하고 촉진하는 데 어떠한 역할을 하는지는 확실하지 않지만, 친생물질(probiotic) 함유 식품들을 정기적으로 섭취하는 사람들은 장수하고 일부 암 위험이 감소할 수 있다는 사실이 연구를 통해 입증됐다. 1908년에 한 러시아 과학자는 불가리아 농부들이 장수를 누리는 이유는 요구르트와 기타 발효 유제품을 먹기 때문이라고 했다.

친생물질의 보다 직접적인 암 예방 효과는 이들이 대장에서 발암물질의 형성을 예방하는 능력이다. 소화에 관여하는 담즙이 대장을 통과할 때 유해한 대장 박테리아는 이를 발암성 2차 담즙산으로 전환할 수 있다. 친생물질은 자연적으로 이와 같은 과정을 차단한다. 이들은 또한 정상적인 대장 세포 성장을 조절하는 작용을 하는 부티르산과 같은 단쇄 지방산을 생성하며 잠재적인 발암 화학물질들을 흡수하고 대사한다. 대장에서 형성된 발암물질은 대장 세포의 DNA를 직접 손상시켜 대장암을 촉진할 수 있다.

우유의 발효는 또한 우유에 함유된 젖당을 사전 소화한다. 이 때문에 많은 젖당 불내성인 사람들도 생배양 요구르트는 문제없이 먹을 수 있다. 생배양 요구르트, 일부 코티지 치즈, 케피어(kefir, 카프카스의 산악지대에서 음용되는 발포성 발효유)와 달콤한 에시도필러스 우유는 친생물질의 탁월한 공급원이다.

조기 진단의 중요성

현대 의학 기술 덕분에 우리는 과거 어느 때보다도 조기에 암을 진단하고 치료할 수 있게 됐다. 유방암 진단에는 유방조영술, 전립선암 진단에는 PSA 수치, 자궁경부암 진단에는 팝 도말, 대장암 진단에는 대장내시경술 그리고 자궁암 진단에는 자궁내막 생검술이 이용된다. 이들 검사로 종양은 발생 초기에 검출될 수 있다. 예방적 조치(당신의 유전자에 적합한 올바른 식습관)와 결합될 경우에 조기 진단과 치료는 완치를 의미할 수 있다.

13 성욕, 노화, 정신기능과 DNA

현대 의학의 진보로 언젠가는 노화 과정 자체를 억제하게 될 날도 있을 전망이다. 노화 연구의 목표는 인간이 최고의 삶의 질을 영위하면서 가능한 오래 살게 해 최대한의 수명을 누린 후 죽음을 맞이하도록 하는 것이다.

왜 우리는 늙는가?

왜 우리는 늙는가? 이 문제는 유사 이래 인류의 관심사이었다. 왜 조물주는 우리로 하여금 피부가 탱탱하고, 눈이 초롱초롱하고, 관절이 유연하고, 정신이 예리하고, 머리카락 색깔이 변하지 않고, 근육이 탄탄하고, 정력이 넘치는 상태로 건강하게 수명을 다하도록 만들지 않았을까? 노화하는 인체의 세포 수준에서는 정확히 어떠한 일이 일어나고 이러한 과정을 억제하거나 정지시키는 방법은 없을까? 이에 대한 어떤 결정적 대답은 아직 요원하지만, 세계적으로 초파리, 쥐 등을 대상으로 실시한 실험들은 노화를 초래하는 기초 과정을 일부 이해하는 데 도움을 주고 있다.

40대 이상의 사람들이라면 노화가 자신의 신체와 정신을 아주 다양한 방식으로, 일부는 미묘하게 일부는 그리 미묘하지 않게 변화시킨다는 사실을 안다. 우리들 주위에는 생물학적 연령보다 훨씬 더 젊은 것처럼 행동하는 사람들이 있는 반면, 실제보다 훨씬 더 늙은 것처럼 생각하는 사람들도 있다. 유전자 돌연변이가 이러한 차이의 일부를 설명해 주나, 유전자-영양소간 상호작용 또한 현저한 영향을 미친다. 이는 특히 골다공증, 다양한 신경퇴행 또는 치매(알츠하이머병 포함) 등 일부 연령관련 질환과 백내장, 황반변성 등 연령관련 안질환의 경우에 사실이다.

우리는 어느 때보다도 오래 산다

노화 과정의 이유에 대한 무지에도 불구하고 인간은 지구상에 발을 붙인 초기 이래 현저한 수명 연장을 누려 왔다. 로마제국 시대에 20대 중반을 넘겨 살 가능성은 희박했다. 만일 당신이 19세기 말경에 태어났다면 40대 중반까지는 살았을 것이다. 20세기 초에 태어난 사람들은 평균 수명이 60~70세이었고, 오늘날 태어난 아기는 100세 이상은 족히 살 수 있다. 20세기까지 인간 수명의 연장은 대부분 감염질환과 조기 심질환의 예방 및 치료의 개선에 기인한다.

현재까지 기록된 인간의 최대 수명은 122세 6개월이다. 출생기록이 없어 입증되지는 않았지만, 130세 가까이 산 사람들도 있다는 보고들이 있다. 노화 과정에 대한 이해가 깊어짐에 따라 평균 수명은 연장될 것이며, 언젠가는 현재 우리가 인간이 양호한 건강과 맑은 정신 상태로 살 수 있다고 생각하는 절대 최대 수명에 근접할 것이다.

노화 이론

노화는 단순한 육체적 손상 이상이다. 오른쪽 무릎이 쑤셔 의사를 찾아간 할머니에 관한 얘기를 들은 적이 있을 것이다. 할머니를 검진한 후 의사는 "별반 해드릴 게 없네요. 이러한 고통과 통증은 그저 늙어 가는 과정의 일부예요"라고 부드럽게 말한다. 할머니는 "당신이 그렇게 말하니, 내 왼쪽 무릎은 오른쪽만큼 늙지 않았군요. 이쪽은 안 아프거든요"라고 대답한다.

과학자들은 노화의 비밀을 풀기 위한 노력으로 많은 분야를 연구했다. 이들은 몇몇 유망한 결론에 도달했고 결론들은 모두 생리학적으로 일리가 있지만 의문점도 있다. 이들 이론 각각은 어느 정도 진실을 담고 있으나, 추가 발견들이 이루어져야 이들이 서로 어떻게 맞아떨어지는지를 알게 될 것이다.

텔로미어 단축

세포는 매번 정상 분열을 할 때마다 DNA 가닥의 한쪽 끝에 있는 작은 조각의 유전 물질이 상실된다. 염색체 말단에 있는 이러한 DNA 조각을 "텔로미어"(telomere)라 부른다. 매 세포 분열시 텔로미어의 소량 상실은 정상 세포를 20회 분열 후 더 이상 분열할 수 없도록 프로그래밍 한다. 이 시점에서 정상 세포는 사멸해 젊은 세포에게 길을 내준다.

텔로메라제(telomerase)는 매 세포 분열 후 DNA 가닥에 텔로미어를 다시 추가하는 효소이다. 텔로메라제를 생성하는 데 필요한 유전자 도구는 거의 모든 세포에서 발견되나, 암세포, 정자세포와 장 내막을 재생하는 세포를 제외한 모든 세포에서 무엇인가로 인해 불활성화되어 있다. 텔로메라제의 활성으로 세포는 무한 증식하고 사멸을 거부한다.

당신은 당신의 가계에서 장수 또는 그 반대의 경향을 눈치 챌 수 있다. 만일 당신의 할아버지와 그 형제분들이 80대나 90대까지 사셨다면 당신도 그러할 가능성이 크다. 유전자 연구자들에게 한 사람의 텔로미어 길이에 기초해 장수를 예측할 수 있을지 물어보면 재미있지 않을까? 텔로미어가 길면 세포가 오래 살고 세포가 오래 살면 그 유기체가 오래 산다는 추론은 현명한 이론 같다. 그러나 쥐를 대상으로 연구들을 실시한 결과, 이 이론은 맞지 않았다. 텔로미어가 긴 쥐들은 텔로미어 길이가 평균인 쥐들보다 오래 살지 못했다.

텔로미어가 수명을 결정한다는 주장에는 기타 허점들이 있다. 텔로메라제의 조절이 노화에 일부 역할을 할 수도 있지만, 황혼기의 변화들(근력 약화, 관절염, 심질환, 피부 및 머리색 변화와 정신기능 저하)은 텔로미어 단축과 무관한 것으로 밝혀졌다. 암은 텔로미어 단축의 결여가 특징이며 이러한 현상은 늙어가면서 보다 빈번히 발생한다. 현재 암세포 증식을 억제하는 방법으로 텔로메라제를 불활성화하는 전략이 연구되고 있으나, 이와 같은 과정이 인간 노화에 미치는 영향에 대한 이해는 아직 멀었다.

세포 체크포인트와 DNA 돌연변이

몇 가지 서로 다른 노화 이론은 노화의 핵심 과정이 미토콘드리아 및 염색체 DNA의 손상이라고 주장한다. 미토콘드리아는 세포 내에 있는 작은 에너지 공장이다. 이들은 모체에서 물려받은 스스로의 DNA를 보유한다. 염색체나 미토콘드리아 DNA의 돌연변이는 세포 기능을 저해할 수 있다. 오래된 자동차의 엔진이 새 자동차보다 주행 중에 오염물질을 더 배출하듯이 나이가 들면서 우리의 미토콘드리아 엔진도 같은 변화를 보인다. 나이가 듦에 따라 미토콘드리아는 효율이 떨어져 포도당을 에너지로 전환하는 일과 중에 프리 라디칼을 보다 많이 생성한다. 나이가 들면서 미토콘드리아에서 산화 분자가 과다 방출되고 이들 화학물질을 중화하는 능력이 감소한 결과로 유전자에는 많은 변화가 축적될 가능성이 있다.

캘리포니아주 라졸라에 있는 스크립스연구소는 최근 젊은이, 중년층 및 노인과 "조로증"(progeria)이라는 희귀 유전질환을 지닌 소아들로부터 채취한 피부 세포에서 "섬유모세포"의 6,000개 서로 다른 유전자에 대한 노화의 영향을 연구했다. 조로증은 어린 나이에 조기 노화해 머리카락이 희어지고 가늘어지며 피부에 주름이 생기고 관절염, 심질환과 조기 사망을 특징으로 하는 비극적 질환이다. 연구 결과, 조로증 환자들의 세포는 노인들의 세포에서와 같은 많은 유전자 돌연변이를 보였으나, 젊고 건강한 정상인들에서는 이러한 변화가 전혀 발견되지 않았다. 노화에 따라 DNA 복구를 자극하는 유전자들이 불활성화된다.

아마도 이렇게 DNA 복구 능력이 상실되고 산화 스트레스가 증가한 결과로, 61개 서로 다른 유전자가 돌연변이를 일으킨 것으로 밝혀졌으며 이들의 절반 이상은 세포 성장 및 분열 또는 세포 주변 물질의 유지와 관련된 유전자이었다. 이 연구에서 노화의 영향을 받는 것으로 관찰된 많은 유전자는 세포 내에서 품질관리에 중요하다. 이들은 세포가 분열한 후 생존에 충분할 정도로 여전히 기능을 하는지 여부를 결정하기 때문에 "체크포인트 유전자"(checkpoint gene)라 불린다. 이들 유전자는 기능 장애를 일으킬 가능성이 높은 세포들을 제거하는데, 만일 이들의 활동이 저하되면 품질관리에 문제가 생긴다.

칼로리 제한은 노화를 지연시킨다

영양과다는 조로에 현저한 역할을 한다. 많이 먹을수록 칼로리가 대사되면서 미토콘드리아는 프리 라디칼을 더 많이 생성한다. 칼로리를 제한하면 대사율이 감소해 프리 라디칼의 생성이 저하된다. UCLA의 로이 월포드 박사가 쥐의 칼로리 섭취를 40퍼센트 제한하고 먹이를 비타민과 미네랄로 보충해 준 결과, 마음껏 먹게 한 쥐보다 2배 오래 살고 면역기능이 더 개선되며 암은 줄었다. 이는 아마도 신체에 대한 프리 라디칼 스트레스가 감소했기 때문으로 생각된다. 쥐는 칼로리를 제한하면 사춘기 도래 시기가 늦어지나, 우리에서 자유로이 먹게 하면 항상 늙어 비만해진다. 수명을 연장시킨 것이 칼로리 제한, 사춘기 지연, 아니면 비만 예방 중 어느 것인지를 추정해 보는 일은 흥미롭다. 인간이 평균 체중에서 약 10퍼센트 밑으로 유지하면 수명이 연장된다는 증거가 있다. 그러나 평생 영양실조는 왜소증을 가져오기 때문에 장수 전략으로 인기를 끌 가능성은 없다.

항산화물질은 노화를 억제한다

항산화 보조제는 실험용 쥐의 노화를 지연시킨다. 버클리 소재 캘리포니아대학에서 연구를 수행 중인 브루스 아메스 박사는 늙어가는 쥐들에게 알파 리포산과 N-아세틸카르니틴 보조제를 투여했다. 알파 리포산과 N-아세틸카르니틴은 모두 포도당과 지방을 미토콘드리아로 운반하는 작용을 하는데, 이곳에서 이들 물질은 에너지로 분해된다. 다음 아메스 박사가 간 세포를 검사해 미토콘드리아가 얼마나 잘 기능하는지를 알아본 결과, 이들은 보다 효율적으로 작동해 프리 라디칼을 덜 생성했다.

알파 리포산은 또한 항산화 네트워크 내에서 작용해 황 함유 아미노산인 시스테인의 양을 증가시킨다. 세포는 시스테인이 있어야 항산화물질인 글루타티온을 만든다. 글루타티온은 항산화물질인 비타민 E와 비타민 C의 기능을 회복시킨다. 일단 항산화물질이 프리 라디칼을 소멸시키면 스스로 산화돼 또 다른 항산화물질에 의해 이전 상태로 회복되어야 한다. 이 때문에 보조제로 어느 항산화물질을 다량 섭취하기보다는 음식으로부터 이들 영양소를 균형 있게 섭취하는 것이 중요하다. 알파 리포산은 이러한 규칙의 예외로, 산화 손상으로부터 세포를 보호하는 일을 하는 데 타 항산화물질의 도움을 필요로 하지 않는다. 이 물질은 식품에 미량으로만 함유되어 있기 때문에 알파 리포산 보조제를

287

섭취하는 것이 좋다.

우리는 식물성 식품이 풍부한 변화된 식사로부터 프리 라디칼 스트레스를 차단하는 데 필요한 모든 영양소를 얻을 수 있다. 하지만 우리는 에덴동산에서 너무 멀리 이동해 서구 국가들에 전형적인 스트레스가 많고 광란으로 질주하며 "많을수록 좋다"는 생활양식에 젖어 있기 때문에, 아울러 우리는 조상들보다 아주 많은 산화 촉진 물질에 노출되기 때문에 이들 영양소의 일부를 보조제로 섭취하는 것은 좋은 생각이다.

지방 대신 근육이 많으면 유리하다

청년과 중년층에서 과체중은 흔히 불리한 일이지만, 노인은 체중이 몇 킬로그램 더 나가면 아주 여위거나 아주 뚱뚱한 경우에 비해 생존 혜택을 가져오는 것으로 보인다. 많은 연구에서 체질량지수의 증가가 노인의 생존을 개선한다는 사실이 증명됐다. 일부 노인병 연구자는 체중 증가의 혜택을 지방 증가에 기인하는 것으로 해석하고 지방이 고관절 골절을 유발할 수 있는 낙상에 쿠션으로 작용할 가능성이 있다고 이론화했다. 그러나 체중이 더 나가는 노인들은 보통 근육이 더 많고 뼈가 더 강하다. 근육 양이 증가하면 균형 능력이 개선돼 낙상을 예방할 수 있다. 근육은 또한 단백질을 저장하고, 이것은 고령자의 건강을 위협하는 질병과 영양실조를 피하는 데 도움을 준다. 폐렴을 앓는 노인은 근육에 단백질이 충분히 저장되어 있으면 생존 가능성이 높아지며, 이는 근육 단백질이 정상 수치의 50퍼센트로 떨어질 경우에 생명을 위협하기 때문이다.

노인들이 근육과 저장지방을 유지하기는 쉽지 않다. 70대나 80대이면서 과체중이거나 근육질인 사람을 얼마나 많이 만나 봤는가? 노인들은 대부분 식욕과 음식을 소화하는 능력을 잃는다. 장으로의 혈류 감소는 장벽의 연동 운동을 느리게 해 소화도 느려지고 유해한 박테리아가 과다 증식한다. 이 때문에 나이가 들면서 변비와 소화불량이 악화된다.

칼슘, 비타민 D와 비타민 B12 보조제

나이가 들면서 위산과 필수 인자의 생성이 줄며, 이러한 변화는 칼슘, 비타민 D와 비타민 B12의 흡수가 감소함을 의미한다. 노년에는 저작 곤란, 구내 건조와 미뢰 변화로 영양을 충분히 섭취하기 어렵다.

이와 같은 변화가 일단 발생하면 노인들의 소화기에서 흡수되기 쉬운 형태의 비타민과 미네랄 보조제가 식사 외로 중요하다. 나는 평생 흠 없는 식이습관을 유지하라고 강력히 주장하지만, 노인들의 경우에 보조제가 필요하다는 사실을 이해하며 이들은 보조제가 없으면 필요로 하는 영양소를 얻을 수 없다. 50세 이상 여성은 에스트로겐 소실로 칼슘 흡수의 효율성이 떨어지기 때문에 1,500밀리그램의 칼슘이 필요하다. 남녀는 노화에 따라 비타민 D의 형성, 흡수 및 활성형으로의 전환에 여러 결함이 생기므로 비타민 D도 필요하다. 경증에서 중등도 비타민 D 결핍은 노인 여성에서 드물지 않으며, 특히 겨울이 길고 추우며 흐린 지역일 경우에 그렇다. 매일 20분간 밖에서 햇빛을 쬐면 비타민 D의 생성이 증가하고, 비타민 D 보조제의 섭취도 노인들에게는 좋은 아이디어이다.

장수와 건강

의아하게도 내가 진료하는 비만 환자들은 흔히 장수 가족 출신이다. 굵고 근육을 강화하며 감염을 퇴치하는 능력은 모두 고대 시대의 이점이었다. 이들 환자의 조상이 덜 비만하고 보다 활동적인 삶으로 장수를 누렸다는 점으로 판단하건대, 이들에게 체중 증가를 가져오는 유전자는 중년기에 비만 관련 질환을 피할 수 있다면 유리하게 작용할 가능성이 있다. 이러한 유전자의 존재에는 합리적인 이유가 있을 수 있다. 이들 환자가 비만을 방치하면 결국 고혈압, 뇌졸중, 심근경색, 당뇨병, 조로와 조기 사망을 일으킨다.

현재 100세를 넘겨 사는 사람들을 살펴보면 주요 공통점은 독립적인 정신과 우수한 유전자이다. 이들은 온갖 종류의 다양한 식사를 한다. 이미 위생과 영양 개선으로 감염질환을 차단해 성취된 수준 이상으로 평균 최대 수명을 연장하기 위해서는 식사와 생활습관의 재편이 필요하다.

심질환, 당뇨병과 암이 여전히 노인 사망 질환의 상위를 차지하지만, 기타 연령관련 질환이 노인의 삶의 질에 심각한 영향을 줄 수 있다. 시력 상실, 뼈의 약화, 성욕 감퇴와 정신기능 퇴행이 황혼기에 암운을 드리운다.

시력 유지

자외선은 시력을 위협하는데, 나이가 들어도 시력을 유지할 수 있는 방법이 몇 가지 있다.

첫째, 안과 전문의로부터 안 검사를 받아 수정체, 망막과 안압을 체크하라. 둘째, 밖으로 나갈 때면 선글라스를 착용하라. 셋째, 색깔 코드에서 노란색/녹색 식품군을 충분히 섭취하라. 백내장과 연령관련 황반변성(AMD)에는 유전자가 관여하기도 하지만, 위의 방법을 시도하면 나이가 들어도 시력을 유지할 수 있다.

자외선은 백내장과 AMD 모두의 주범이다. 백내장은 동공 뒤에 놓인 투명한 수정체가 흐려지고 불투명해져 발생한다. 자외선 과다 노출은 백내장 발생을 촉진한다. 한편 AMD로 시력을 상실하는 사람은 미국에서 연 1,300만 명이다. AMD는 동공 뒤 안구 내부를 따라 놓여 있는 망막에 영향을 준다. 빛이 동공을 통해 망막에 맺히면 일련의 복잡한 화학반응이 전기 자극을 뇌로 보내고 뇌는 이들 자극을 눈에 비친 사물의 모습으로 해석한다. 황반은 망막 상에서 수정체에 의해 빛이 집중되는 작은 부위이다. 루테인(lutein), 제아크산틴(zeaxanthin) 등 강력한 항산화물질 2종이 황반 조직에 집중되어 있으며, 이곳에서 이들은 프리라디칼에 의한 손상으로부터 망막을 보호한다. 하지만 이들의 양이 충분하지 않으면 AMD와 황반부 악화의 위험은 증가한다. 그 결과 시야가 흐려져 결국 중심 시력이 상실돼 검은 반점이 시야의 중심부를 가린다. 이 경우 일부 주변 시력은 남아 완전한 시력 상실을 초래하지는 않으나, 진행된 AMD는 독서, 운전과 기타 일상 과제의 수행을 불가능하게 한다.

루테인 보조제를 섭취하면 망막의 루테인 수치를 증가시킬 수 있는데, 수많은 연구들이 루테인 및 제아크산틴 함유 식품의 다량 섭취와 AMD 저항간의 강한 연관성을 시사한다. 루테인과 제아크산틴은 녹색 및 노란색 채소와 금잔화 꽃잎으로 만든 영양 보조제에서 발견된다.

골다공증과 골절을 예방하라

골다공증은 한때 노화의 정상적인 일부로 간주돼 노인이 되면 당연히 허리가 구부러지고 키가 작아지는 것으로 생각했다. 오늘날 골다공증은 주요 공중보건 문제로, 그렇지 않으면 건강했을 노인들에서 불필요한 고통과 쇠약의 근원이다. 미국에서 골다공증 위험이 있는 노인은 2,500만 명 이상이고 매년 120억 달러 이상의 보건의료비가 골다공증 관련 골절의 치료에 쓰인다.

뼈는 불활성이거나 정적이지 않다. 뼈는 고관절, 척추, 사지 등에서 끊임없이 재형성된다. 새 골세포는 오래된 세포를 대체하고 이러한 세포 교체로 뼈는 일상 운동에 반응해 보다 강해지고 조밀해진다. 이 때문에 체중부하 운동은 골밀도를 증가시키는 효과를 가져오고 골절된 뼈 부위는 치유 후 이전보다 강해진다.

두 가지 유형의 세포, 즉 파골세포와 조골세포가 골 강도를 유지하는 작용을 한다. 파골세포는 오래된 골세포를 파괴하고 흡수하는 반면 조골세포는 새 세포를 형성하는데, 이러한 과정을 골교체라 한다. 육체 활동, 영양과 호르몬 균형이 파골세포와 조골세포 활동의 균형을 결정한다. 뼈는 운동을 하면 체중을 지탱해야 하므로 세포를 더 추가하고 덜 제거하는 반응을 보인다. 활동하지 않으면 이와 반대의 효과가 나타난다. 칼슘 영양이 부족해도 골세포는 형성보다 파괴되는 속도가 빠르다.

일부 식물성 에스트로겐의 유용성

50여 년 전 대사성 골질환 분야의 개척자인 풀러 올브라이트 박사는 폐경 여성들에서 다량의 칼슘이 소변으로 빠져나간다는 사실을 발견했다. 그는 에스트로겐이 어느 정도 골 대사에 영향을 미친다고 주장했다. 오늘날 그의 이론을 지지하는 과학적 증거는 많으며, 에스트로겐은 골세포가 파괴되는 과정인 골 흡수의 완화를 돕는 것으로 알려져 있다. 콩 이소플라본은 흔히 "파이토에스트로겐"(phytoestrogen)이라 불리나, 사실 에스트로겐은 아니다. 이들은 에스트로겐이 알파 에스트로겐 수용체란 단백질과 결합하지 못하게 해 유방과 자궁에서 항에스트로겐제로 작용한다. 이러한 항에스트로겐 효과는 콩을 식사의 일부로 상용하는 일본과 같은 국가에서 유방암과 자궁암 발생률이 낮은 이유를 설명하는 데 있어 콩의 가장 중요한 특성의 하나로 간주된다. 또 다른 수용체로 베타 에스트로겐 수용체가 있으며, 이곳에서는 콩 이소플라본이 에스트로겐과 같은 효과를 보여 뼈를 형성하고 흔히 폐경과 함께 발생하는 안면 홍조를 억제한다. 과학자들은 이와 같은 작용제를 "선택적 에스트로겐 수용체 조절제"(SERM)라고 부르고 일부 콩 연구자는 같은 용어를 콩단백인 이소플라본에도 적용했다. 식물성 에스트로겐으로부터 형성되는 화학물질인 "이프리플라본"(ipriflavone)이 식이 보조제로 판매되고 있으며 유럽에서 광범위하게 실시된 연구들에서 골다공증을 감소시키는 것으로 입증됐다.

낙상은 고관절 골절을 초래한다

건강한 영양도 중요하지만 근육 특히 하지의 큰 근육을 유지하는 것도 중요하다. 이는 안정성을 유지하고 낙상을 예방해 골다공증 관련 골절 중 가장 심각한 고관절 골절을 방지하는 데 도움이 된다. 여기서 또한 약물을 남용하지 말라고 지적하고자 한다. 항고혈압제와 수분 상실을 유발하는 이뇨제는 현기증을 일으킬 수 있다. 의사의 지시에 따라 가정에서 약물을 주의해 조절하고 혈압을 감시하는 것이 중요하다. 낙상을 예방하려면 서서히 일어나라. 남성은 나이가 들면서 앉아서 소변을 보아야 하고, 특히 낙상 위험이 가장 높은 한밤중을 조심해야 한다.

성욕을 유지하라

인간의 성욕은 주로 심리적이다. 인간은 생식과 더불어 쾌락을 목적으로 섹스를 하는 몇 안 되는 종의 하나이다. 대부분의 동물 종에서 성행위는 수정이 일어날 가능성이 있고 성공 확률이 높은 배란기 동안에만 일어난다. 성행위 자체는 대부분의 종에서 짧은 시간에 이루어지며, 이는 짝짓기로 해당 동물들이 포식자의 공격에 취약해지기 때문이다. 인간과 기타 몇몇 종에서 성행위는 커플을 결합해, 사춘기 이전 아기가 생존에 필요한 많은 기술을 배우는 데 요구되는 가족 구조를 강화한다.

인간을 기타 종으로부터 구분 짓는 문명 발전은 사춘기 이전 시기에 정보가 한 세대에서 다음 세대로 전달돼 발생한다.

여성의 배란은 예측할 수 없고 매달 시기가 다를 수 있다. 정자는 여성의 체내에서 최장 72시간 생존해 나팔관을 이동해 내려오는 난자를 수정시킨다. 수렵채집 사회에서 여성의 폐경은 가임 여성들이 먹을거리를 찾아 들판으로 돌아갈 수 있게 했다. 아기는 폐경기의 할머니나 양아줌마가 돌보면 됐다. 이러한 아기 돌보기의 교대는 대개 모유 수유가 끝나는 생후 약 1년 후 일어났다. 모유 수유 행위는 수유 여성과 성교하는 남성을 터부시하는 문화로 인해 자연 피임 역할을 했다. 이러한 생식 활동의 휴지는 본질적으로 아기들을 2살 터울지게 했다. 아기들은 2살 중에 걸어 다닐 수 있기 때문에 이는 수렵채집인들의 이동에 좋은 현상이었다.

나이가 들면서 생식기능은 어떠한가? 여성의 성욕은 난소에서 에스트로겐과 함께 만들어지는 남성 호르몬인 테스토스테론에서 비롯된다. 폐경시 두 호르몬의 수치는 모두 하락하나, 많은 여성에서 에스트로겐 대비 테스토스테론의 비가 증가하므로 성욕은 여전히 강하다. 일부 여성에서는 테스토스테론이 소실돼 성욕이 감소하는데, 이 경우 테스토스테론 호르몬 치료가 도움이 된다. 여성이 테스토스테론 패치를 피부에 붙이면 수 시간 후 성욕이 증가한다. 활력을 유지하고 운동을 하면 자신의 신체에 대한 느낌이 좋아지기 때문에 지속적인 성생활의 심리적 준비에도 중요하다.

남성은 덜 복잡하다. 이들은 건강한 한 성욕이 지속된다. 그라우초

막스는 80대에 아기를 얻었다. 그러나 일부 남성은 성행위 수행에 문제가 생기며, 이는 TV 광고에서 보듯이 "발기부전"이라 불린다. 이 용어는 보다 과학적인 용어인 "임포텐스"를 대체한 것이다. 많은 남성에서 당뇨병이나 죽상경화증은 음경으로의 혈류를 감소시켜 자연 발기가 저하되거나 불가능해진다. 이러한 밸브를 수축시켜 혈액을 음경에 가두는 약물이라면 모두 발기를 증진시키는 작용을 할 것이다. 파파베린(papaverine) 주사, 비아그라와 기계 장치 모두 발기를 증가시키는 효과가 있다. 남성의 성욕은 또한 심리적이고 섹스를 수행하는 능력과 무관하다. 몸 상태가 좋고 건강하면 성욕이 증가되고 유지될 것이다.

최음제는 어떤가? 최음제에 관한 이야기들은 대부분 그저 이야기일 뿐이다. 유명한 "스페니시 플라이"(Spanish fly)는 곤충의 몸통으로 만들어지고 요로를 자극해 효과를 보이는 자극성 독소이다. 고용량을 쓰면 유독할 수 있기 때문에 피해야 한다. 기타 고추, 초콜릿과 같은 자극제도 최음제로 환영을 받았지만, 이들의 효과는 단순히 신경계를 자극하기 때문인 것으로 추정된다. 기타 성기와 닮았다 하여 아보카도(스페인어로 "고환 과일"이라 불림)도 최음제로 생각됐다. 그러나 성욕을 유지하는 최선의 다이어트는 색깔 코드를 사용해 성취하게 될 건강한 식사이다.

기억력을 유지하라

노화에 따라 일부 기억력 상실은 피할 수 없다. 보통사람은 50대 또는 60대이면 뇌 기억 중추에서 신경세포의 최고 20퍼센트가 소실된다. 하지만 이와 같이 세부 사항을 기억할 수 없는 현상은 "치매"라는 중증 질환과 사뭇 다르다. 치매는 정신능력의 모든 영역에 전반적 감퇴가 특징이다. 치매는 65세 이상의 6~10퍼센트가 앓는 질환이다. 경증 치매 환자들을 합하면 유병률은 2배가 된다. 알츠하이머병은 이러한 치매의 2/3를 차지한다.

알츠하이머병과 항산화제

알츠하이머병 환자의 뇌는 이 질환이 없는 사람의 뇌와 아주 다르다. 알츠하이머 환자의 뇌를 절개해 검사해 보면, 산화 스트레스가 높다는 많은 징후가 나타난다. 알츠하이머 환자들의 뇌에서 다량 발견되는 신경세포 응집과 "베타-아밀로이드"(beta-amyloid)라는 물질은 프리 라디칼이 과다해 생기는 것으로 생각된다. 과다 프리 라디칼이 이 질환의 원인인지 결과인지는 확실하지 않지만, 신경세포가 이들에 의해 심한 손상을 받을 수 있다는 점은 확실하다.

뇌의 섬세한 조직은 혈뇌장벽(blood-brain barrier)에 의해 보호된다. 이 장벽은 부산소 혈액을 뇌 전역으로 운반하는 혈관의 내막을 덮고 있으며 잠재적으로 유해한 모든 물질의 통과를 막는다. 그러나 항산화물질은 혈뇌장벽을 자유로이 통과해 신경세포의 산화 스트레스에 영향을 줄 수 있다. 동물연구들에서 비타민 E가 신경세포의 산화 손상을 예방하고 베타-아밀로이드 유발 기억 상실을 지연시키는 것으로 밝혀졌다. 아울러 알츠하이머 환자들에게 비타민 E를 투여한 임상시험에서 매일 2,000IU의 비타민 E가 기능 악화를 완화하고 요양원 입원을 지연시켰다. 한편 비타민 E를 사용해 이 영양소가 노인들에서 알츠하이머 진단을 지연시키거나 예방하는지 여부를 알아보는 또 다른 임상이 현재 진행 중이다.

윌리엄 셰익스피어는 희극 〈뜻대로 하세요〉(As you like it)에서 연령이 서로 다른 남성 7명을 묘사하고 있다. 마지막 연령에 대해서 그는 "모든 것의 마지막 장면, 이러한 이상하고 사건으로 가득 찬 역사의 종지부를 찍는 것은 제2의 유치함과 단순한 망각이다"라고 했다. 노화에 대한 지식이 쌓이면서 이와 같은 "제2의 유치함"이 불가피하지만은 않은 것으로 나타나고 있다. 고령이 되어도 총명함을 유지했던 저명한 지성인이 많다. 예를 들어, 94세에 사망한 조지 버나드 쇼는 90대에 몇 편의 희곡을 썼다. 쇼가 평생 어떤 음식을 먹었는지 확실하지 않지만, 심질환과 암 예방에 도움이 되는 그런 식이적 충고가 또한 연령관련 치매를 예방할 가능성이 있다.

공통분모

노화의 일반적 과정과 더불어 백내장, 골다공증, 치매와 같은 질환은 모두 공통분모로 유전 및 영양 인자들에 의존하는 듯하다. 복잡하게 얽혀 있는 유전자들을 분류해 보면, 이들 공통분모(특히 과다 산화 및 유전자와 불일치한 식사)가 항산화물질이 풍부한 식물성 식사에 잘 반응할 것이라는 사실을 발견한다. 비타민 E, 알파리포산, 루테인 등 항산화물질을 함유한 보조제를 식사에 추가하면 연령관련 질환과 조기 노화의 발생을 예방하는 데 도움이 될 수 있다.

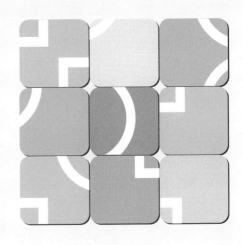

CHAPTER 3

당신의 유전자와 식품:
과거, 현재 그리고 미래

14 유전자-식사 불균형과 DNA 손상

　자궁 속의 태아는 먹지는 못하나 모체의 유전자 및 영양과 완벽한 균형을 이룬다. 모체와 태아는 혈액 공급 라인으로 연결돼 아기가 필요로 하는 영양소들은 엄마로부터 얻는다. 모체가 영양이 결핍되고 저장칼슘이 낮아도 태아는 자신의 뼈 형성을 돕기 위해 칼슘을 받아들인다. 혈액화학을 극적으로 변경시키는 기아만이 태아의 생존을 위협할 수 있다. 아기들은 대부분 영양 공급이 양호한 모체로부터 완벽한 영양을 제공받으며 놀랍게도 대부분 태어날 때 완벽하다.

　태아는 모체에서 영양소들을 우선적으로 제거함에도 불구하고 기아와 같은 극한 상황에서 모체의 영양실조는 태아 발육에 참담한 결과를 초래할 수 있다. 이 경우 최소한 아기는 자궁에서 지내는 동안 왜소할 것이고 최악의 경우에 엽산 결핍으로 인해 이분척추증(척추의 융합 실패)과 같은 선천성 기형을 일으킨다. 만일 모체가 임신 중 영양이 과다하고 당뇨병을 앓고 있다면 태아는 인슐린, 인슐린 유사 성장인자, 성장호르몬과 같은 모체의 순환 성장인자들의 수치가 높음을 감지하고

303

과다 발육할 것이다. 이로 인해 수술 분만이 요구될 수 있고 저개발국에서는 분만 중 외상과 사망을 야기할 수 있다. 지난 50년대 입덧을 억제하는 데 쓰였던 다이에틸스틸베스트롤(diethylstilbestrol)과 같은 강한 호르몬을 임신 중에 사용하면 아기가 20대에 질암을 일으킬 위험이 있다. 일부 연구자는 자궁에서 영양실조가 어느 정도 성인기에 비만을 촉진하는 상황을 조성한다고 믿으나 입증되지는 않았다. 조물주가 종의 번식을 보장하기 위해 수많은 실패 방지 시스템을 제공했음에도 불구하고 유전자-식사 불균형의 증거가 태아에 반영돼 아기가 큰 후 유전자 활성에 영향을 미칠 수 있다.

인생 초기의 영양 균형

세상에 태어난 충격이 가신 후 아기는 엄마의 젖을 빤다. 다시 아기는 자연과 거의 완벽한 균형을 이루고 젖 빠는 것 외에 일을 할 필요가 없다. 아기는 위가 젖으로 채워지면 빠는 일을 멈춘다. 유방은 젖을 빨 때 발생하는 유두 자극에 직접 반응해 젖을 만들기 때문에 만들어지는 젖의 양과 아기가 필요한 양은 대충 균형을 이룬다. 모유를 먹인 아기들은 살찌지 않으며, 이는 이들의 식사량이 섭취하는 음식량을 조절하는 뇌의 시스템과 밀접히 관련되어 있기 때문이다. 모유는 또한 이들이 섭취하는 음식의 화학적 균형을 결정하고, 모유의 조성은 아기와 균형을 이루도록 유전적으로 결정된다.

모유를 뗀 후

아기는 젖을 떼자마자 영양 균형이 와해된다. 카사바(cassava) 과일을 먹고사는 아프리카 사회들에서 한살 때 양아줌마에게 위탁된 아기들은 "크와시오코"(Kwashiorkor)라는 질환을 일으킨다. 크와시오코는 스와힐리어로 "젖에서 분리된"이라는 의미인데, 단백질 없이 탄수화물로 구성된 식사의 불균형으로 인해 아기들은 단백질과 에너지 영양실조에 걸린다. 이들은 다리와 간이 붓는다. 피부는 멜라닌을 생성하는데 필요한 아미노산인 타이로신의 결핍으로 밝아진다. 결국 이들 소아는 면역계 부전으로 감염질환을 일으켜 사망한다.

세계적으로 아기 분유의 도입은 오랜 얼룩진 역사를 가지고 있다. 분유의 영양소 조성을 아기들의 영양소 요구와 일치시키기는 아주 어려운 것으로 증명됐다. 한 유명한 회사는 아기가 커서 고혈압을 일으키지 않도록 하기 위해 분유에서 나트륨 성분을 제거한 일이 있다. 많은 아기가 심각한 질환에 걸려 이 분유는 시장에서 회수됐다. 우유를 일찍 먹여도 문제를 일으킬 수 있는데, 이는 우유가 인간이 아닌 소에 맞게 설계되었고 모유와는 아주 상이한 화학 조성을 가지기 때문이다. 고형식을 빨리 먹여도 많은 유아에서 비정상적인 체중 증가를 가져오며, 이러한 조기 영양과다는 유아가 나중에 과체중이 될 경향을 증진시킬 수 있음을 시사하는 연구들도 일부 있다.

배고프지 않은데도 먹는다

우리가 자신의 음식을 선택하기 시작하면서 곧 우리는 맛있고 간편한 음식에 끌리게 됐다. 우리는 배고파서가 아니라 일정 또는 사회적 상황 때문에 먹기 시작했다. 때로 우리는 지루하거나 외롭거나 슬퍼서 먹기도 한다. 이러한 이유들로 먹으려는 충동은 종종 우리가 충분히 먹었다고 말하는 신호들을 억누른다.

애들은 거의 항상 삶은 야채 한 접시 대신 아이스크림콘을 선택한다. 한 유명한 심리 실험에서 한 그룹의 과체중 성인들은 배고픔 여부에 관계없이 실제 시간은 11시였는데도 시계가 12시를 알리자 먹기 시작했다.

또 다른 자연 상태 실험에서 로스앤젤레스 교외에 있는 한 노인 주거단지는 스낵으로 채워진 냉장고를 각 주거자의 방에 비치해 시설을 개선하려 했다. 그러나 수개월 후 냉장고가 방에서 철거되었는데, 노인 거주자들의 체지방이 너무 많이 증가하기 시작했기 때문이었다. 이들은 지루할 때마다 냉장고로 가 뭔가를 먹었다. 이들의 허기 억제 기전은 음식을 오락으로 즐기려는 욕구에 의해 완전히 압도됐다. 이는 마음이 물질을 지배한다는 분명한 사례이다.

식사는 더 이상 정찬이 아니다

지난 20년 간 우리의 삶은 과거 어느 때보다 쫓기게 됐다. 우리의 업무 부담을 줄이도록 고안된 노동 절약 장비는 대신 기대치를 높이고 마감시한을 단축하고 시간 일정을 빡빡하게 해 진정으로 쉴 시간이 거의 없다. 즐거움으로 가득 찬 여가 과정이어야 할 식사조차 쫓기게 됐다. 식사는 질풍같이 음식을 떠 씹어 삼키면서 간간이 접시에서 눈을 떼는 과정이 됐다. 스트레스가 높은 생활방식으로 인해 우리는 먹이통 앞의 동물처럼 식사하는 지경에 이르렀다. 식품업계는 심지어 최근 운전 중에 한 손으로 먹을 수 있는 푸시업(push-up) 오믈렛을 개발했다. 감촉과 맛을 완전히 경험하지 못한 채 서둘러 음식을 먹으면, 상당히 더 먹게 되고 인체는 지속적으로 과다 칼로리를 처리해야 하므로 스트레스를 받는다.

맛은 좋으나 포만감은 덜하다

고지방, 고당분 스낵 식품이 끊임없이 쏟아지는 상황에서 우리가 먹는 것을 주체하지 못하는 이유는 무엇일까? 이는 이들 식품이 맛은 훌륭하나 포만감은 덜 채워주기 때문이다. 식품업계는 부단히 자신들의 제품을 거역할 수 없도록 만드는 단맛, 쓴맛, 짠맛 및 신맛의 수준을 발견하려 애쓴다. 단맛은 역치를 넘어 너무 달다고 느낄 때까지는 달아질수록 유쾌하다. 비슷하게 짠맛, 쓴맛과 신맛도 어떤 수준에서는 유쾌하나, 다른 수준에서는 불유쾌하다.

식품 선택의 패턴과 유쾌한 식품 맛의 선정은 인생 초기에 학습된 반응으로 형성된다. 무엇이 맛있는가에 대한 인식은 식품 차이 때문에 문화마다 다르다. 예를 들어 중국 일부 지역에서 쓴 멜론의 맛은 유쾌하다고 생각되지만, 미국인은 이를 즐기지 않는다. 미국 식품에서 아주

14. 유전자-식사 불균형과 DNA 손상

풍부한 한 가지 맛은 단맛이고 미국인은 자신의 식품을 선택할 때 단맛을 추구한다. 팬케이크-시럽 비슷한 맛의 옥수수 녹말당은 미국 콜라에 가장 흔히 사용되는 감미료이다. 멕시코와 같은 기타 국가들에서 콜라는 그래뉴당(자당)으로 제조되고 맛도 미국 콜라와 다르다.

미뢰를 향한 경쟁

우리가 유쾌한 단맛을 추가하는 것은 자연스러운 일이다. 우리 유전자는 원래 과일과 야채에서 이러한 맛을 추구하도록 프로그래밍 되어 있다. 문명 발전은 당분을 농축하고 어느 천연 당보다도 훨씬 더 단 인공 감미료를 제조하는 방법의 개발을 가져왔다. 단맛에 대한 우리의 유전적 선호는 변하지 않았으며, 우리가 소다를 마시거나 캔디를 먹을 때 느끼는 단맛은 신선한 과일들이 제공하는 것보다 훨씬 더 농축적이다. 인공 감미료는 더 농축되어 있다. 이제 우리의 미뢰는 이렇게 강화된 단맛을 기대한다. 누군가가 치즈케이크 한 조각에 인공 감미료를 탄 커피를 곁들인다면, 그것은 보통 그가 인공 감미료가 더 달고 설탕보다 훨씬 더 미뢰를 만족시킨다는 사실을 알고 있기 때문이다. 이러한 감미료를 생산하는 제조업체들은 자제할 수 없다. 이들은 단맛으로 설탕을 제압하기 위해 인공 감미료를 듬뿍 써야 했다.

이와 같은 경쟁은 모든 식품에서 일어난다. 만일 당신이 스낵 칩을 제조중이고 경쟁사가 더 많은 소금 또는 기름을 첨가해 맛을 강화할 경우에 당신이 이를 따라하지 않는다면 매출 감소를 감내해야 한다. 미국 소비자의 미뢰는 강화된 맛에 의해 완전히 불순해져 있다. 따라서 식품업체들의 새로운 발전적 과제는 대부분의 맛을 과함이 없이 제공하려는 경쟁이 될 전망이다.

맛 변경의 과학

식품 제조업체들은 맛 변경을 고도의 과학으로 승화시켰다. 맛 연구를 전문으로 하는 영양 과학자들도 있는데, 이들은 대부분 식품업계에 종사한다. 맛은 민족마다 차이를 보인다는 일부 시사가 있고 개인 간에도 유전적으로 특정 화학물질을 맛보는 능력에 차이가 있다. 식품 제조업체들은 심지어 미국에서 특정 지역을 타깃으로 해, 같은 브랜드의 크래커라도 서부에서 판매되는 것과 최 남부에서 팔리는 것의 맛이 다르다. 아울러 아시아로 수출되는 식품들이 증가함에 따라 이들 지역에 존재하는 맛의 차이가 식품 가공에 영향을 미칠 것이다. 그러나 전체 인간 게놈에서와 같이 공통점이 차이점을 압도한다. 식품에 첨가된 당분과 지방은 세계 도처에서 매출을 증가시킬 것이다.

또한 미뢰를 향한 경쟁으로 인해 식물성 식품에 천연으로 존재하는 섬유 대부분이 제거됐다. 섬유는 부피가 크고 포만감을 주는 관계로 제조업체는 이를 가공시 제거함으로써 소비자들로 하여금 앉은자리에서 제품을 더 먹게 해 매출을 부추기는 것이다.

접시 크기로 본 식사량 증가

미국인들에게 전형적인 디너용 접시의 크기는 지난 20년 사이 직경이 25센티미터에서 35센티미터로 증가했다. 왜 레스토랑은 고객들에게 더 많은 음식을 제공하려고 하는 것일까? 고객들에게 고섬유 음식을 더 적은 분량으로 제공하면 수익에 보탬이 되지 않을까? 아니다. 왜냐하면 음식은 레스토랑에서 가장 덜 비싼 항목이다. 레스토랑의 주요 비용은 요리하고 서빙 하는 사람들에게 지불되는 인건비이다. 이들 비용은 고정되어 있다. 레스토랑의 고객이 줄었다고 요리사를 절반 감원할 수는 없다. 레스토랑은 음식을 푸짐하게 제공함으로써 고객들에게 싸게 먹는다는 인식을 심어주는 것이며, 미국인들은 외식을 하면 의례 이러한 점보-사이즈 음식을 기대하게 됐다. 최고급 레스토랑만이 누벨퀴진(nouvelle cuisine, 새로운 저칼로리의 프랑스 요리)을 제공하는데, 이 요리는 접시의 중앙에 맛있는 음식을 한 입 놓고 주위를 다채로운 색깔의 소스로 둘러 접시 가장자리로 방사되도록 한다.

도파민과 식품 "중독"

알코올 중독과 마약 중독이 일부 유전적 요인에 근거한다는 사실은 오래 전부터 받아들여져 왔다. 스낵 식품의 섭취를 중단하면 금단 반응은 없지만, 많은 식이 습관에 분명 중독적인 측면이 있다. 날씨가 추울 때 몸을 덥게 하거나 날씨가 더울 때 몸을 차갑게 하는 것은 유쾌한 경험이다. 물론 생식 과정에도 상당한 쾌락이 있고 먹는 것과 관련된 쾌락도 있다. 요컨대 조물주는 우리가 충분한 영양을 공급받도록 먹는 행동을 반복하게 만들었다. 맛있는 과일이나 야채를 발견했을 때 생기는 쾌락은 고대 수렵채집인들로 하여금 에너지를 소비해 그러한 음식을 다시 발견하도록 강화했다.

뇌의 쾌락 중추에는 유전적 차이가 있다. 신경계 전역에서 발견되는 "도파민"이라는 신경전달물질은 만족, 쾌락과 같은 감정을 일으키는 작용을 한다. 이 물질은 마약 중독, 알코올 중독, 담배 중독 등 대부분의 중독 증상에 관여하는 것으로 생각된다. 도파민 수용체(도파민 신호를 탐지하는 뇌 단백질)의 유전적 변이는 일반 인구의 약 30퍼센트에, 알코올, 마약 또는 담배에 중독된 비만인들의 70퍼센트에 존재하는 것으로 밝혀졌다. 이러한 변이는 뇌에서 도파민 수용체의 수를 30퍼센트가량 감소시켜, 이들 수용체와 결합해 쾌락 감정을 일으키는 도파민은 적게 된다. 도파민 및 중독과 관련해 한 가지 널리 받아들여진 이론은 "보상-결핍 증후군"이다. 이 이론에 따르면, 도파민 수용체가 보다 적다는 것은 뇌에 도파민과 기타 쾌락 신호의 양을 증가시켜 행복감을 가져오기 위해 음식, 담배, 알코올 또는 마약이 더 요구된다는 점을 의미한다.

쾌락 호르몬인 세로토닌

연구가 많이 이루어진 또 다른 신경전달물질로 쾌락을 유발하는 세로토닌이 있다. 세로토닌은 아미노산인 트립토판(tryptophan)으로 만들어지는데, 그러려면 트립토판이 뇌로 유입되어야 한다. 트립토판은 소위 "혈뇌장벽"을 넘어 뇌로 운반된다. 이 장벽은 사실 특수 단백질들이 점점이 박힌 얇은 조직들로 이루어진 막이다. 이들 단백질은 약물과 아미노산을 뇌혈관으로부터 뇌 조직을 둘러싼 체액으로 운반한다.

탄수화물을 섭취하면 인슐린 수치가 증가한다. 이는 다시 트립토판의 뇌 운반을 증가시킨다. 그래서 탄수화물을 갈망한다는 주장에는 일말의 진실이 담겨 있다. 탄수화물 갈망자들의 경우에 음식-기분 연관성이 존재한다. 이들의 기분은 흔히 주변에 존재하는 빛의 양에 의해 영향을 받는다. 뇌의 송과체(pineal gland)는 새의 소위 제3의 눈에서 진화했는데, 주야 주기에 반응해 주간에 세로토닌이 더 많이 생성되도록 한다. 빛은 눈에서 송과체에 이르는 신경로를 직접 자극한다. 연중 낮의 길이가 짧아지는 시기에는 세로토닌 수치가 감소해 계절성 정동장애(seasonal affective disorder, SAD)를 일으킨다. 비만과 나쁜 식습관은 종종 탄수화물 갈망 환자들에서 계절성 우울증을 악화시킨다. 체중을 감소시키고 식습관을 개선하면 때로 이러한 증상을 완화하는데 도움이 된다.

이상에서 설명한 신경전달물질은 모두 본능적 행동에 관여하는 뇌의 심부에서 작용한다. 이들 부위를 둘러싼 것이 고도 사고 영역인데, 대뇌 피질에서 발견된다. 이들이 우리로 하여금 걱정하고 숙고하고 강조하도록 만드는 뇌 부위이다. 이들 고도 사고 중추는 하위 중추들을 지배해, 신체가 정말로 필요로 하는 것에 대한 본능적 지식을 제거할 수도 있다.

유혹성 식품과 스트레스

지난 20년간 과체중 환자들을 치료하면서 나는 사람들이 스트레스 감소와 같은 허기 이외의 목적으로 먹는 음식에 관해 상당한 지식을 축적했다. 나는 이러한 음식을 "유혹성 식품"(trigger foods)이라 부른다.

왜냐하면 이들 식품에 대한 갈망이 특정 스트레스 요인들과 아울러 스트레스로 인한 부신 호르몬 신호들과 관련되어 있다는 연구가 있기 때문이다. 사람들은 대부분 바쁠 경우에 종일 먹는 것조차 잊어버리다가, 쉬면서 이러한 유혹성 식품을 섭취한다.

얻기 쉬운 맛있는 음식을 더 먹으려는 충동은 자연스러운 현상이나, 맛좋다고 음식을 끊임없이 먹어서는 안 된다. 석기시대 인간은 동물 사체를 발견하면 한 끼에 수 킬로그램을 먹은 것으로 생각된다. 음식이 가용한 한 계속 먹으려는 본능적 신호는 아주 강력하다. 하지만 고대인들은 다음 번 음식이 어디서 올지 몰랐으나 현대인들은 그렇지 않다. 음식이 바닥나는 경우는 없을 것이기 때문에 우리는 먹는 일을 중단해야 할 때를 알아야 한다.

과식 장애

과식을 촉진하는 요인은 무엇인가? 주요 촉진요인은 음식으로 배를 채울 때 뇌로 보내지는 쾌락 신호이다. 이와 동시에 뇌는 스트레스 신호를 처리하는데, 이러한 신호는 원래 포식자로부터 도망치게 하거나 위험한 순간에 경계심을 강화하게 하기 위해 개발됐다. 이는 사냥감을 수렵할 때 포식자의 공격을 받을 수 있는 고대에서는 일리가 있었지만, 오늘날 이와 같은 스트레스는 훨씬 더 복잡한 사회적 상황의 맥락에서 발견된다. 스트레스성 자극들은 종종 오랜 기간 머물거나 전혀 사라지지 않아 누그러들지 않는 불안을 초래한다. 특정 음식의 섭취로 유발되는 쾌락 신호는 이러한 스트레스와 이로 인한 불쾌한 심리적 및 육체적 효과를 차단할 수 있다.

과식은 끊임없이 먹거나 박스나 백에서 유혹성 식품이 바닥날 때까지 먹는 것을 말한다. 전체 비만인의 최고 25퍼센트가 과식을 하는 것으로 추산된다. 과식은 대부분 하루의 스트레스가 다시 몰려오는 밤에 일어난다. 멀리 갈 필요 없이 부엌에서 가용한 음식을 모조리 먹어치워 쾌락 중추를 만족시킨다. 과식자는 매일 밤 냉장고와 식료품 저장실이 아른아른 한다. 야밤 간식 먹기 등 과식 장애는 비만인의 약 1/4에 영향을 미치는 것으로 추정된다.

음식 추구 및 섭취 행동을 억제하는 피드백 메커니즘은 상당히 알려져 있으며, 이와 같은 메커니즘은 모두 오늘날 우리가 살고 있는 환경과는 아주 다른 환경에서 발전했다. 다이어트 책들이 사람들에게 음식 섭취를 제한하라고 할 때 이들 책은 부자연스러운 행동을 하도록 요청한다. 우리는 맛좋은 음식을 추구하고 이러한 음식을 발견하면 먹도록 짜여져 있다. 현대 농업관련산업(agribusiness)과 식품가공은 음식 섭취와 체중을 억제하는 우리의 자연 메커니즘을 회피하고 있다.

과식과 당뇨병, 심질환 및 암 위험

과식은 체중을 증가시키는 이상의 영향을 미친다. 고칼로리 식품의 과다 섭취는 세포 분열을 가동시키는 신호를 전신에 보낸다. 세포 분열의 증가는 암성 증식물을 형성하는 첫 단계이며, 동맥 폐쇄와 당뇨병의 소인이 되는 체중 증가에 관여한다. 세포들이 분열함에 따라 프리 라디칼의 생성이 증가해 DNA 손상과 암 형성으로 이어질 수 있다. 이는 특

314

히 칼로리가 높으나 항산화 영양소가 결핍된 식사일 경우에 사실이다. 세포들에게 칼로리를 과다하게 제공하면서 함께 있어야 할 식물성 생리활성 화학물질이 없으면, 종양 발생의 발판을 마련하게 된다.

다음 수십 년간 50세 이상 남성 2명 중 1명과 여성 3명 중 1명이 암 진단을 받을 것으로 추산된다. 진단법의 발전으로 이들 암은 대부분 작고 치료 가능할 것이다. 또 암의 재발을 예방하는 방법을 발견하는 데 보다 정력이 쏟아질 것이다. 유방암을 지닌 여성이 진단 후 체중을 감량하면, 체중이 증가한 여성보다 예후가 개선된다는 증거가 있다.

쥐에서 배울 점

실험실 쥐들도 과식한다. 이들에게 먹을 수 있는 모든 먹이를 제공할 경우에 2살쯤이면 어김없이 비만해지고 면역기능이 저하되며 암을 일으킨다. 이들 동물에게 다이어트를 시키면, 암 발생률이 줄고 면역기능이 개선되며 수명이 연장된다. 이들에게 밋밋하고 단조로운 먹이를 줄 경우에 체중을 조절하는 능력이 좋아진다. 배가 고프면 먹고 배가 차면 중단한다.

이들 쥐에게 피넛 버터, 초콜릿, 쿠키, 페페로니와 같은 다양한 스낵식품들로 구성된 소위 "카페테리아 식사"를 먹이면, 중중형 유전성 비만을 가진 동물들만큼 비만해진다. 사람에서도 다양성은 과식을 자극할 수 있다. 터프츠대학의 수전 로버츠 박사가 수행한 연구에서 어느 범주의 식품이든 그 범주 내에서 다양성을 증가시키면 체중 증가를 유발하는 것으로 밝혀졌다(야채와 과일은 예외). 야채의 다양성 증가는 체중 감소와 관련이 있었고 과일의 다양성 증가는 체중에 영향을 주지 못했다.

　우리의 유전자는 쥐와 아주 비슷해 에너지 균형과 음식 섭취의 기본 원칙은 두 종에 모두 적용된다. 인간과 쥐는 마찬가지로 '들어온 에너지는 나간 에너지와 저장된 에너지의 합과 같아야 한다'는 열역학의 제1법칙을 따라야 한다. 신체 활동을 증가시키지 않고 음식 에너지를 보다 많이 섭취할 경우에 그 에너지는 지방으로 저장될 것이다.

지방세포와 당신의 설정점

　인체의 지방세포는 수동적이 아니며, 이들은 음식 섭취를 감소시키고 신체 활동을 증가시키기 위해 뇌로 피드백 신호를 보낸다. 유전자 설정점(set-point)이란 아이디어가 과학적 신빙성을 얻고 있는 이유는 바로 여기에 있다. 주어진 상황에서 유전자는 개인의 체지방 수치와 체지방 분포를 결정한다. 제2차 세계대전 중 덴마크에서 쌍둥이가 서로 떨어져 다른 가정에서 양육됐다. 수년 후 이들은 다시 만나 사진을 찍었다. 다른 가정환경에서 양육되었음에도 불구하고 이들의 체지방, 체중과 체내 지방 축적의 패턴은 놀라울 정도로 비슷했다.

　지방과 근육의 패턴은 어느 정도 유전적으로 결정되나, 지방과 근육의 양은 음식 섭취와 운동 면에서 개인 행동의 결과이다. 미국인 둘 중 하나가 과체중이라는 충격적 사실은 미국 사회에서 유전자와 식사간 불균형을 증언한다. 이는 개인 행동, 유전적 소인과 사회경제적 요인들이 복합돼 나타난 결과이다. 이 가운데 사회경제적 요인들은 수천 년 전 자연 식품이 공급되던 때에 비해 양과 질 모든 측면에서 식품 공급을 변화시켰다.

왜 여성은 남성보다 지방이 많을까

왜 여성은 음식을 덜 섭취하는데도 주어진 체중에서 남성보다 체지방이 많을까? 여성은 같은 키의 남성보다 근육 양이 적은 경향을 보인다. 근육은 하루 킬로그램 당 약 31칼로리를 연소하지만 체지방이 연소하는 양은 아주 적다. 내 클리닉에서 보통 여성은 안정 시 하루 1,200~1,400칼로리를 연소하나, 남편은 안정 중 하루 칼로리 연소량이 2,000~2,200칼로리에 달한다. 남편보다 적은 칼로리를 섭취함에도 불구하고 아내는 여전히 체중이 증가하고 체지방을 조절하느라 무척 애를 먹는다.

여성에서 신체 일부의 지방세포는 여성 호르몬에 반응해 성장한다. 지방은 임신과 수유를 유지하는 데 중요한 장기이다. 수렵채집 사회에서 여성은 1~2년 동안 아기에게 모유를 먹였다. 매일 모유는 체내에서 약 500칼로리를 빼앗아 간다. 이러한 칼로리를 저장할 수 있도록 여성은 엉덩이와 넓적다리에 지방 저장고를 개발해야 했다. 남성은 나이가 들거나 여성 호르몬의 수치가 상승할 때까지는 허리 아래로 지방이 생기지 않는다.

그러나 여성의 경우에 이러한 지방 균형은 평생 변한다. 사춘기 시작과 함께 지방은 엉덩이와 넓적다리에 축적된다. 이렇게 되는 데 걸리는 시간은 여성마다 다르다. 일부 여성은 첫 번째 임신을 해서야 비로소 이러한 지방이 완전히 생긴다. 폐경이 다가오면서 지방은 신체 중간으로 분포되고 유방 지방이 증가한다.

이와 같은 체지방의 재배치는 폐경의 진화와 함께 발생한 우리 유전자의 프로그래밍 된 변화이다. 폐경은 인간에만 존재하는 현상이며, 이제 여성들은 이러한 "인생의 변화"를 훨씬 넘겨 살고 있기 때문에 유전자와 식사의 균형을 원하는 폐경후 여성들에서 폐경과 노화의 유전학이 고려되어야 한다.

남성은 나이가 들면서 호르몬의 변화를 경험하는데, 이를 "남성 갱년기"(andropause)라 한다. 남성은 나이를 먹으면서 근육 양이 감소하고 남성 호르몬 수치가 떨어지며 여성 호르몬은 다소 증가할 수 있다. 여성 호르몬의 증가에 따라 허리 아래에 작은 지방 덩어리가 생긴다.

큰 안목

우리의 영양 환경에서 마지막 탈선인 과식은 식사와 유전자의 불균형을 초래했다. 이것은 분리해서 볼 수 없으며, 활동 부족, 협소하고 단조로운 식사, 섬유질 섭취 감소, 식물성 식품에서 건강에 이로운 물질의 섭취 감소, 정제당과 첨가·가공된 식물성 기름의 섭취 증가 등의 맥락에서 고려되어야 한다. 이러한 식사와 우리 유전자의 불균형은 그저 종합비타민을 복용한다고 해서 해결될 문제가 아니다. 많은 사회에서 비타민 결핍은 단조로운 식사가 원인이지만, 지난 50년대 비타민 A와 D로 강화된 우유, 비타민 강화 시리얼과 같은 강화식품의 출현으로 미국 사회에서 비타민 결핍증은 드물다. 오래 전 또 다른 시대에서 진화한 특정 유전자는 우리가 더 이상 먹지 않는 다양한 식물성 식품을 기대하도록 인체를 프로그래밍 했다. 이러한 불균형은 유전적으로 병에 걸리기 쉬운 사람들에서 심질환, 암 등 만성 질환을 촉진하는 데 핵심적인 역할을 할 것으로 생각된다.

14. 유전자-식사 불균형과 DNA 손상

15 문명 발전과 에덴의 상실

우리의 슈퍼마켓과 식탁에 진열되는 식품은 200만 년에 걸친 인류 진화의 산물이다. 역사상 어떤 시점에서 생물학적 진화와 문명적 진화의 경로가 갈라지기 시작했고, 그때 이후 우리는 우리의 생물학과 공존하기에 부적합한 환경을 부지런히 만들어 왔다.

이 장에서는 유전자와 영양소간의 불균형을 초래한 영양적 문명 발전의 과정을 추적한다. 우리가 어디에서 왔는지를 알면 인체가 균형 상태와 건강을 회복하기 위해 필요로 하는 것이 무엇인지를 이해할 수 있다.

지구상에서 인류의 초기 역사

지구상에서 생명은 수십 억 년 전에 시작되었고 공룡은 6,500만 년 전에 소멸됐다. 약 1,000만 년 전 선행 인류 조상이 직립 보행을 시작해 우리와 가장 가까운 친척인 고릴라 및 침팬지와 확연히 구분되어 진화하게 됐다. 나중에 인류로 이어질 또 다른 종이 400만 년 전 아프리카에서 직립 보행을 시작했다. 그리고 200만 년 전 선행 인류 2~3종이 있었고, 이들 중 하나가 투박한 돌도끼를 제작하기 시작했다.

약 170만 년 전 호모 에렉투스(현대 인류의 조상인 호모 사피엔스의 멸종 선조)는 아프리카 전역에 퍼져 고기, 식물과 곤충으로 이루어진 다양한 식사를 했다. 약 100만 년 전 호모 에렉투스는 처음으로 아프리카를 벗어나 동쪽으로 이동해 아시아 멀리까지 이르렀다. 고고학적 발굴을 통해 중국, 자바와 유럽에서 호모 에렉투스의 유적이 발견됐다.

현대 인류인 호모 사피엔스는 지구상에서 인류 진화 역사로 보면 눈 깜짝할 시간인 50만 년 전 경에 출현했다. 13만에서 4만 년 전 호모 에렉투스나 호모 사피엔스와는 그리 비슷하지 않은 또 다른 종이 유럽에서 발생했다. 현재 흔히 네안데르탈인이라 불리는 이 종은 호모 사피엔스와 어울려 자손을 낳아 유지시키는 데 성공할 수 없었던 다른 종일 가능성이 높다. 네안데르탈인은 4만 년 전에 사라져, 현대 인류가 아프리카에서 벗어나 유라시아 전역으로 퍼지게 됐다. 문명의 발전을 가속화시켜 호모 사피엔스를 이전 모든 선행 인류보다 우월하게 한 핵심 단계는 언어의 개발이었다고 대부분의 과학자는 믿는다. 10만에서 5만 년 전 사이에 후두의 발생 또는 뇌 구조의 변화가 언어와 더불어 언어의 개발을 가져왔을 것으로 추정된다.

인류는 지구를 탐색한다

인류가 지구에 퍼지면서 다양한 환경 조건과 토착 식품과 마주치게 됐다. 아프리카를 떠난 인류는 약 2만 년 전 시베리아에 이르렀고, 알

래스카와 북미대륙으로 건너온 때는 1만2,000년 전밖에 안 된다. 이러한 다양한 환경에서 생존하고 번성하는 방법을 찾는 과정에서 이들의 문명 발전은 적당한 속도로 진전됐다. 이들의 유전자는 약간의 적응을 해야 했겠지만, 현대 농업과 가공식품이 출현할 때까지는 대체로 그들의 환경 및 그들이 섭취한 식품과 균형을 유지했다.

행복한 대가족?

인류가 아프리카로부터 이동을 시작하기 전에 이들은 이곳에서 에덴의 정원 같은 생활을 했는데, 이는 종 전체가 생존하고 번성하도록 인간 DNA를 형성시킨 고도의 생물다양성 환경을 말한다. 사이언스 저널에 게재된 최근 논문에서 시애틀 소재 워싱턴대학의 켈리 오웬스와 메리 클레어 킹 박사는 이러한 에덴 정원에 기원을 두고 있기 때문에 세계 정치와 인간관계에 지대한 영향을 미친 인종이란 개념 전체는 잘못된 것이라고 지적했다. 즉 인간 역사는 다양한 인종의 이야기라는 생각은 생물학적으로 틀렸다는 것이다. 오웬스와 킹 박사에 따르면, 인간 유전자 암호에서 중요한 변이는 모두 인간이 아프리카 밖으로 이동해 지금과 같이 다양한 인종으로 진화하기 전에 발생했다. 피부색과 혈통이 모두 같은 사람들로 구성된 인구들에서나, 아울러 인종 용광로인 현대 미국 도시에서나 개개인의 게놈은 인간 유전자 풀에 존재하는 가능한 모든 변이의 약 85퍼센트를 보유한다.

과학적 증거도 이러한 이론을 지지한다. 피부색, 용모와 같은 외견상 특성은 이미 확립된 인간 게놈에 대한 다양한 기후의 영향을 반영할 가능성이 있다. 인종 간에 가장 뚜렷한 차이는 피부와 머리색이다. 피부와 머리색은 한 유형의 호르몬 수용체에서 작은 변이로 인해 다양한 듯하다. 피부가 흰 사람들은 피부를 검게 하는 호르몬(멜라닌세포 자극 호르몬)의 수용체에 변이가 있다. 단순히 이러한 변이가 없기 때문에 아프리카인 등은 피부가 검고 햇빛에 쉽게 타지 않는 것 같다. 역사상 어느 시점에서 멜라닌세포 자극 호르몬 수용체를 관장하는 유전자에 이와 같은 돌연변이가 발생해 아프리카인의 피부에서 백인의 피부가 생긴 것이다.

아빠의 Y 염색체와 엄마의 미토콘드리아

남성만이 보유한 Y 염색체의 일부 변이가 킹과 오웬스 박사의 이론에 신빙성을 더해준다. 아울러 "미토콘드리아"라는 아세포(세포보다 작은) 구조가 보유한 DNA의 변이도 이들의 생각을 지지한다. 미토콘드리아는 자체 DNA를 함유하고 어머니의 유전자 기여를 통해 자식에게 유전된다. 이를 좀더 자세히 살펴보자.

난자세포는 수정되면 정자세포의 핵으로부터 DNA를 받아들이는데, 이것은 아기의 유전자 구조에 대한 아버지의 기여이다. 어머니의 기여는 난자세포에서 핵을 둘러싸고 미토콘드리아와 기타 중요한 세포 기관들을 포함하는 세포질에서 온다. 미토콘드리아는 세포 활동을 지원하는 미세 에너지 생성체 역할을 한다. 미토콘드리아는 일종의 원시 박테리아로 생각되며, 진화 과정에서 자체 DNA와 함께 원시 세포에 편입된 것으로 보인다. 이러한 추가로 세포는 산소의 도움을 받아 탄수화물, 지방과 같은 연료 공급원을 연소해 에너지를 생성하는 능력을 부여받았다(최종 산물은 물과 이산화탄소임).

아들은 아버지로부터 Y 염색체 하나, 어머니로부터 X 염색체 하나를 물려받는다. Y 염색체는 남자임을 결정하며, 이것이 없는 아기는 각 부모로부터 X 염색체를 하나씩 물려받아 여자가 된다.

고귀한 성직자와 침입자인 군대

Y 염색체 상의 DNA 서열에서 변이 부위를 검토함으로써 남성의 이동을 추적할 수 있고, 미토콘드리아의 DNA를 살펴보면 별도로 여성의 이동을 추적할 수 있다. Y 염색체에 대한 유전자 연구들은 코하님(Cohanim)의 독특한 정체성을 확증했다. 이 유대족은 예루살렘 성전 시대에 성직을 세습한 부족이다. 이러한 전통은 아직도 아버지에서 아들로 물려지고 있다. 비록 실제로 성직은 더 이상 존재하지 않으나 이들 남자는 전체 신도들을 대표해 특별 기도를 암송한다. 세계 많은 나라에서 온 다양한 유대 집단 중에서 남성 코하님은 Y 염색체 상 똑같은 독특한 유전자를 보유한다. 아울러 세계 여러 나라에서 미토콘드리아 DNA를 연구한 결과, 여성이 침입한 군대에 의해 포로로 끌려감으로써 남성보다 여성으로부터 유전 물질의 혼합이 더 큼이 입증되었다. 세계 많은 곳에서 정복된 부족의 남성은 살해되어 이들의 Y 염색체는 후대에 물려지지 않은 반면, 이들 아내의 미토콘드리아 DNA는 생존했던 것이다.

15. 문명 발전과 에덴의 상실

아프리카에서 실종된 부족의 유전자 증거

기원지인 중동에서 멀리 떨어져 동유럽을 방랑한 아슈케나지 (Ashkenazi) 유대인과 같은 집단들은 기타 동유럽인들보다는 중동과 북아프리카의 기타 인구들과 유전적으로 비슷한 미토콘드리아 DNA를 보유하며, 이는 이들이 중동에서 기원했다는 좋은 시사이다. 유전자 증거는 또한 남아프리카에서 반투(Bantu) 말을 하는 부족인 렘바 (Lemba)가 중동으로부터 2700년 전 예멘으로, 2000~2400년 전에는 남아프리카로 이동한 유대인에서 유래한다는 구전을 지지한다. 렘바족 사이에 Y 염색체들의 50퍼센트 이상은 유대 인구들에 흔하나 렘바족의 아프리카 인근 부족들에는 없는 유전자들을 보유한다.

나일강을 거슬러 올라

이러한 증거는 모두 인간 역사를 추적하는 유전학의 힘을 보여준다. 나일강을 따라 아프리카 부족들의 미토콘드리아에서 발견되는 DNA를 분석한 결과는 북쪽으로 이동해 이집트 남부에 이르는 패턴과 일치한다. 이와 같은 DNA 증거는 인간의 아프리카 기원을 확립하고 인간은 오랜 옛날 한때 아열대 아프리카의 비옥한 생물다양성 환경에서 살았다는 사실을 지지한다. 이러한 DNA에 대한 추가 연구에서 인간 유전자의 변이는 대부분 인간이 아프리카 밖으로 이동한 시기보다 앞서는 것으로 밝혀졌다. 아프리카 부족들의 DNA는 오늘날 세계 인구들에서 관찰되는 변이의 85퍼센트를 보유한다. 오늘날 세계 어느 집단의 DNA

를 검사해도 개인들의 DNA 사이에 같은 정도의 변이성이 관찰된다. 따라서 우리로 하여금 환경의 서로 다른 화학물질을 분해하도록 하거나 만성 질환에 걸리기 쉽게 하는 개인 DNA의 차이는 아프리카 어딘가의 에덴 정원에서 진화한 인간들 사이에 이미 차이가 컸던 아주 오래된 유전자들이다. 아울러 연구는 우리의 최적 식사를 결정하는 유전자는 인종과 독립적으로 진화했고 수백만 년 전 아프리카에서 인간이 섭취했던 생물다양성 식사를 반영한다는 사실을 보여준다.

처방약, 식물성 식품과 유전자

인종이 다르면 다양한 처방약의 분해를 수행하는 효소를 생성하는 유전자도 일부 차이가 있다. 제약사들은 일부 사람에서는 우수한 내약성을 가져오고 여타에서는 심각한 부작용을 유발하는 개별 유전자를 탐색중이다. 이들 유전자는 과일, 야채와 같은 식물성 식품에서 발견되는 화학물질을 처리하기 위해 진화한 유전자군에 속한다. 요컨대 5만 년 전에는 약물이 없었다. 암, 심질환과 당뇨병 위험은 인종 간에 상당히 다르며, 이러한 차이의 일부만이 인종적 기원의 차이로 설명된다. 미국으로 이주한 아시아인들은 1세대 이내에 이들 만성 질환에 걸릴 위험이 현저히 증가하나, 미국에 사는 백인들에 비해 발병률 면에서 일부 차이는 상존한다. 만성 질환 위험에 있어 이와 같은 차이가 유전자에 기초하는가 아니면 식사와 생활습관에 의존하는가? 아직 이 질문에 100퍼센트 확신을 가지고 대답할 지식은 없지만, 이 두 가지 요인의 복합일 가능성이 높다.

유전자와 환경은 상호 작용해 개인의 질환 위험을 조절하는 것으로 보인다. 고대 인류가 아프리카를 떠난 이래 게놈에 미묘한 차이가 생겼을 정도로 충분한 시간이 흘렀다. 이러한 차이는 식사가 만성 질환의 발병과 노화에 미치는 영향을 해석하는 데 중요하다. 인종에 관계없이 이와 같은 개인차를 인정하는 것은 유전자에 적합한 식사가 만성 질환의 발병 위험을 감소시킬 수 있는 이유를 이해하는 데 중요한 단계이다.

동물과 식물의 공동 진화

인류가 아프리카의 밀림, 산악과 사막에 거주한 이래 무엇을 먹어 왔을까? 선행 인류 및 인류 출현의 700만 년 역사상 인류는 야생 동식물을 먹고사는 수렵채집 생활을 했다. 커다란 들소가 그려진 유명한 프랑스 동굴 벽화가 있긴 하지만, 아프리카 고대인의 식사는 주로 야생 식물, 열매, 뿌리 및 잎으로 구성되고 곤충 등으로부터 동물성 단백질이 약간 곁들여 졌을 것으로 추정된다. 인류는 미뢰에 이끌려 적절한 단백질과 칼로리를 제공하기에 충분한 영양식을 섭취했다.

미각과 후각은 인간으로 하여금 환경과 민감하게 상호 작용하고 미량 분자의 존재 여부를 해석하게 한 자연의 경이이다. 후각을 상실한 사람은 더 이상 맛을 볼 수 없으며, 따뜻한 음식에 대한 미각의 개선은 부분적으로 그 음식에 대한 후각 경험과 관련된다. 이러한 시스템은 자연계에서 가장 중요한 것 중의 하나이다. 야생 나방은 수 킬로미터 떨어져 미량으로 존재하는 짝짓기 유인 화학물질인 페로몬을 냄새 맡을 수 있다. 많은 어종은 시력이 형편없어 후각에 의지해 먹잇감을 찾는다. 인간은 이들 감각을 이용해 음식을 발견할 뿐만 아니라 즐기기까지 한다.

현대의 정글은 TV 광고이다

우리의 시각과 청각은 이런저런 식품 광고의 공세를 받고 있으며, 이런 식으로 우리는 오늘날 식품을 선택한다. 과일, 야채와 같이 시중 자연 식품도 일부 경우에 순하고 자극적이지 않고 단단하도록 재배되는데, 소비자들이 특정 육질과 맛을 선호하고 농산물을 운송 과정에서 큰 손상 없이 시장으로 수송할 필요가 있기 때문이다. 광고업자들은 우리의 맛 선호를 이용해 우리가 유전자−식사 균형에서 벗어나도록 유혹하지만, 먹는 즐거움은 잃어서는 안 될 선천적 특성이다.

문명이 영양 공급원을 수렵하고 채집하는 방법을 변화시키기 전까지 인간은 감각에 의존해 어느 식물성 식품을 먹어야 할지를 결정했다. 오늘날 사람들의 미뢰는 당분이 첨가되고 지방과 기름이 숨겨진 고도 가공식품과 인공 감미료 및 색소로 더럽혀졌다. 원래 요리로 복귀하려면 가장 맛있는 것에 대한 우리의 인식에 주요 조정이 필요하고 전통적 방식으로 재배된 자연 식품을 확보하려는 노력이 요구될 것이다.

인간은 에덴의 정원을 파괴했다

고대 아프리카 에덴의 정원(2곳 이상이었을 것으로 추정)에서 한 부족이 어느 식물을 먹기로 선택하는가에 식물의 사활이 달려 있었다. 수천 년 전 만약 한 베리가 허기진 수렵채집인의 관심을 사려고 다른 베리와 경쟁 상태에 있었다면, 그 베리는 크기가 커지거나 맛이 더 달콤해졌을 것이다. 수렵채집인의 식품 선택과 식품 추구 행동을 유발하는 모든 본능적 메커니즘은 그가 생존에 필요한 유익한 화학물질, 칼로리, 지방, 미네랄과 비타민을 모두 함유한 수 킬로그램의 생물다양성 식품을 섭취해야 한다는 현실에 맞춰져 있었다. 이러한 식사는 내가 의과대학 시절 배운 "4대 기초 식품군"이나 심지어 최근에 개발된 USDA 식품 피라미드보다 훨씬 더 다양하다. 현대적 농업, 식품 가공 및 마케팅이 우리에게 풍부한 식품을 제공했지만, 우리는 고대 식사의 생물다양성을 상실했다.

원시인들은 또한 밝은 색, 식용 대 식용불가 물질의 비, 맛과 육질에 의해 식물성 식품에 끌렸다. 각 경우에 인간은 선택을 통해 식물 유전자에 영향을 미치는 많은 동물 중 하나이었다. 식물은 동물을 유인해 자기들을 먹고살도록 치밀한 전략을 짜내는 데 팔짱만 끼고 있지 않은 것은 분명하다. 대신 이들은 시간이 걸리는 시행착오의 게임을 펼쳤고 적절한 크기와 맛을 확보한 베리는 이러한 환경에서 선택에 승리해 번성할 수 있었다.

무한히 긴 시대에 걸쳐 인간, 식물, 곤충과 기타 생명 형태 사이의 이와 같은 상호작용은 인간 식사와 환경간의 균형을 창조했고 크게는 우리의 유전자 구성을 형성시켰다. 바다에 사는 어류가 짠물과 상호 작용하는 특수 메커니즘을 개발해야 했듯이 인체는 수백만 년에 걸쳐 식품에 함유된 화학물질과 상호 작용하고 이에 적응해야 했다. 인간은 독을 해독하고 식사의 희귀 성분을 보존하며 영양소의 적절한 균형을 촉진하는 특정 전술을 개발했다. 바로 이러한 메커니즘과 지난 세기에 발생한 현대 식사간의 불균형이 만성 질환이 만연하는 현재의 상황을 설명한다.

농업의 출현

캘리포니아와 같이 풍부한 생물다양성 환경을 타고난 세계 지역들에서 수렵채집 생활방식은 지난 600년 동안 유럽 식민지 개척자들이 도래하기까지 지속됐다. 동쪽으로 광활한 사막이 펼쳐지고 서쪽으로는 바다에 접한 캘리포니아는 사실상 섬이었으며 100개 언어를 사용하는 100개 토착 인디언 부족이 거주했다. 이들의 주요 단백질 공급원은 야생 참나무의 도토리였다. 이들은 다양한 식물과 일부 생선 및 조개를 먹었다. 산, 계곡과 함께 캘리포니아의 비옥한 지중해성 환경은 생물다양성 식사의 완벽한 발판을 제공했다. 오늘날에도 미국 과일과 야채 공급량의 50퍼센트가 캘리포니아 토양에서 재배된다. 여기에는 250종 이상이 포함되는데, 이 중 70종이 캘리포니아에서만 재배된다. 캘리포니아 원주민이 애리조나 원주민과 무역 접촉을 통해 농사를 알았을 것이라는 증거가 있지만, 이들은 농경생활을 채택하지 않았다. 이들은 자급하기 위해 농사를 지을 필요가 없었다. 캘리포니아와 같은 기후는 지구상에서 중동의 비옥한 초승달 지역, 칠레의 소규모 지역, 아르헨티나의 팜파스, 호주의 일부 지역, 남아프리카공화국 케이프의 일부 지역 등에도 존재한다.

331

빙하기와 돌연변이 식물 식품

농업은 제2빙하기 말에 현재 이라크와 이란에 걸쳐 펼쳐진 비옥한 초승달 지역에서 출현했다. 이 시기(약 1만 년 전)에 야생 밀은 여타 종들과 같이 씨를 바람에 흩뿌리기보다는 줄기에 붙어 있게 돌연변이를 일으켰다. 최초의 농부들은 이러한 변종을 수확해 먹음으로써 농업이 탄생했다. 이들 농부는 수렵과 채집을 지속하면서 자신들의 생물다양성 식품 공급을 일부 재배하기 쉬운 농작물로 보충했다.

인류는 특정 작물의 식품 사용을 유리하게 한 자연 돌연변이를 활용해 적자생존을 형성시키기 시작했다. 야생 밀의 씨가 그 줄기에 남아 있게 한 단일 유전자 돌연변이는 인간이 없었다면 치명적 돌연변이이었을 것이다. 왜냐하면 이 식물이 번식하기 위해서는 씨를 흩뿌려야 하기 때문이다. 그러나 인간이 개입했으며, 인간은 씨를 보유한 이러한 돌연변이 식물을 선택해 수확했고 다시 심어 더 많은 밀을 재배했다. 비슷하게 인간은 기타 식용 완두 150여 종 가운데 깍지 안에 머문 완두들을 선택해 재배했다.

기타 인간에 의해 선택된 돌연변이에는 얇은 종피(seed coat)와 자가 수정이 있다. 얇은 종피는 경작되어 수분을 머금은 토양에서 발아를 용이하게 했다. 자가 수정은 만일 작물이 야생종의 꽃가루와 수분이 이루어진다면 심고 수확하기 쉬워야 한다는 특성이 상실될 것이기 때문에 선택됐다.

동물의 가축화도 협력적인 방식으로 일어났다. 사람들은 야생 동물을 우리에 가두어 기르기 시작했으나, 동물들 또한 사람 근처에서 사는 것이 나름대로 이점이 있다는 것을 알기 시작했다.

왜 농업은 비옥한 초승달 지역에서 시작되었을까? 1만 년 전 이곳의 기후 조건은 적절했고, 이 지역에는 씨가 많이 열리는 목초 종이 아주 많아 밀과 보리가 씨가 붙어 있고 수확하기 쉽게 돌연변이를 일으킬 가능성이 컸다. 기원전 8500년경에 이 지역에서 낫이 발명돼 밀을 수확하는 데 쓰였다. 동물의 가축화 이전에 물건을 수송하는 유일한 수단은 인간의 등이었으나, 염소와 양이 물건을 먼 거리로 운반하고 심지어 숙식에 대한 대가로 비료까지 제공하게 됐다. 이와 같은 수송의 진전으로 농업은 서서히 확산돼 중동을 거쳐 기원전 6000년경에 그리스에 도달했다.

식물과 작물 재배

시간이 흐르면서 작물과 가축은 새 지역들로 도입되었고 매 지역에서 종이 추가로 재배되거나 길들여졌다. 이러한 노고의 결실은 흔히 원래 작물과 가축이 유래한 곳으로 역수입됐다. 농업은 서서히 유라시아 전역으로 확산됐다. 기원전 7000년경 인도에서 참깨와 가지가 재배되고 혹 달린 소가 가축화됐다. 기원전 6000년경 이집트에서는 무화과, 당나귀와 고양이가 길들여졌다. 기원전 4000년경에는 열매에서 발견된 기름을 얻기 위해 올리브나무가 재배되었고 대추야자, 석류, 포도와 같이 씨나 묘목으로 키울 수 있는 기타 과실나무들의 재배가 뒤따랐다. 기원전 6000~3500년 사이 유럽에서는 양귀비와 귀리가 재배됐다.

유럽에서 다음 농업 단계는 사과, 배, 자두, 버찌와 같이 접목으로 키워야 하는 나무들의 재배이었다. 같은 시기에 원래 잡초처럼 널려 있던 무, 호밀, 순무, 사탕무, 파, 상추와 같은 야생 식물이 재배됐다. 로마제국 시대에는 오늘날 주요 작물의 대부분이 재배되게 됐다. 1500년 이후로는 신세계의 광활하고 비옥한 평야가 세계 식품 공급을 아주 풍부하게 했다.

작물 재배와 동물의 가축화는 세계 일부 지역의 경우에 독립적으로 발생했다. 이는 인류가 충분한 시간만 주어졌다면 세계 많은 지역에서 결국 식물과 동물을 길들였을 것임을 시사하며, 이러한 행위가 한 지역에서 다음 지역으로 전해지지 않았어도 마찬가지였을 것이다. 예를 들어, 중국에서 기원전 6500년경 기타 지역과는 별도로 쌀, 기장과 돼지가 길들여졌다는 증거가 있다. 기원전 3500년경 남미인들은 감자, 카사바, 기니피그와 야마를 길들였다. 남미와는 독립적으로 중미에서는 기원전 3500년경 옥수수, 콩과 칠면조가 길들여졌다. 미국 동부의 원주민은 기원전 2500년경 해바라기와 명아주를 재배했으나, 동물은 가축화하지 않았다. 북미에 상륙한 탐험가들이 목격한 옥수수, 콩과 칠면조는 중미에서 이곳으로 온 것이다. 열대 서아프리카에서는 기원전 3000년경 아프리카 고구마와 기름야자나무가 재배됐다.

신세계의 발견에서 퓨전 요리까지

크리스토퍼 콜럼버스가 1492년에 미국 대륙을 발견하면서 인간 식품 공급에 주요 변화가 나타났다. 이 이전에 사람들은 유럽 전역에 걸쳐 거의 같은 식품을 먹었으나, 1600년경 대양 사이로 식품 무역이 활발했다. 구세계의 작물이 멕시코와 페루로 수입돼 스페인 풍 생활양식이 형성됐다. 우리에게 익숙한 프랑스, 이탈리아 및 스페인 요리는 거의 스페인 상선에 실려 신세계에서 유럽으로 수입된 양념, 과일과 야채가 없었다면 존재하지 않았다. 예를 들어, 중국 쓰촨(四川) 요리는 1700년 이전 남미로부터 고추가 도입되지 않았다면 쓰촨 풍이 되지 못했을 것이다.

신구세계의 융합은 인간 식사에 혁명을 가져왔으며, 현재 다양한 요리의 세계적 융합(퓨전)으로 제2의 음식 혁명이 일어나고 있다. 캘리포니아는 이러한 운동에 선두주자이다. 다른 어느 곳에서 요리사들이 타이 치킨 피자와 같은 요리를 꿈꾸겠는가?

초기 미국 식품

북미의 동부로 이주한 직후 영국인들은 유럽 작물과 미국 북동부 작물들을 혼합해 재배했다. 미국 북동부인들은 인디언들로부터 대지에서 나무를 제거하고 어분 비료로 옥수수, 콩, 호박과 감자를 재배하는 방법을 배웠다. 사실, 역사에 따르면 이들 정착민은 도착시 농사가 너무 서툴러 인디언들의 도움이 없었다면 거의 굶어죽을 뻔했으며, 그래서 추수감사절 이야기가 생긴 것이다.

미국 북동부인들은 엄청난 수의 인디언들이 천연두로 사망한 후 농장을 접수했다. 미국 북동부에서 유럽 가축은 번성했고, 특히 돼지가 그랬다. 초창기 미국 수출품들의 하나는 돼지고기이었다. 식민지 개척자들은 서인도제도에 말을 수출하고 순무, 당근, 메밀, 완두, 파스닙(parsnip), 밀, 보리와 귀리를 수입했다.

중서부 장악

1800년대 미국에서는 서부로의 이주가 있었고 농업이 엄청 확대됐다. 1800년 미국에서 농장은 45만개에 불과했지만 1850년에는 150만개로 증가했다. 초기 서부 정착민들은 거의 동해안에서 농사를 지어본 경험이 있었고 땅을 경작하는 데 필요한 기술을 보유했다. 나라는 텅비어 있었고 땅은 싸고 무상이었으며 법은 이들을 규제하지 않았다. 수확과 파종을 기계화한 농기구들의 발명은 미국 농업을 강화했으며, 이러한 농업의 전성기는 1850년경까지 지속됐다. 중서부 대평원으로 이주한 정착민들은 옥수수를 재배해 옥수수는 미국을 대표하는 작물과 함께 유럽 국가들에 대한 주요 수출품이 되었고, 이에 따라 유럽에서는 기타 곡물을 대체하기 시작했다. 미국은 제2차 세계대전 경 세계 인구를 먹여 살리기에 충분한 식품을 생산하게 되었는데, 이는 주로 1940년 옥수수 교배종들을 개발해 에이커 당 옥수수 산출량이 엄청나게 증가된 데 기인한다. 사실 미국에는 아직도 옥수수 녹말당, 옥수수 기름과 옥수수로 키운 쇠고기가 있으니, 오늘날 미국 식사에서 옥수수의 영향은 여전하다. 우리는 심지어 옥수수에서 추출한 에탄올을 휘발유로 사용 중이다. 그러나 옥수수는 대부분 식용육을 생산하기 위해 가축의 먹이로 쓰인다.

제2차 세계대전 후 미국 정부는 공급과잉으로 역할이 중요해진 농산물 가격지지 체계의 일환으로 농민들에게 보조금을 지불해 생산량을 억제했는데, 이렇게 하지 않았더라면 농산물 가격은 폭락했을 것이다. 오늘날 미국 농업은 전례 없는 생산 능력을 보유하고 있다. 최근 미국은 5억 달러 상당의 밀을 러시아에 제공했는데도 농업 경제에 부정적인 영향은 없었다.

USDA 피라미드: 말, 낙타 또는 비만 처방전?

우리 미국인의 유전자는 우리에게 달고 기름진 맛을 열망하도록 했고 이러한 모든 꿈은 1950년대에 실현됐다. 우리의 식사는 연료를 많이 소비하는 1960년대식 승용차와 같았다. 이 승용차는 빠르고 부드럽고 힘이 좋았으나 환경을 오염시켰다. 1980년대 우리의 식사는 매디슨 애비뉴에 의해 표현된 바와 같이 현대인이 구상할 수 있는 한 미국인의 구미에 가장 잘 맞는 것이었지만, 우리의 건강에는 미흡한 것으로 증명됐다.

USDA 피라미드는 1980년대에 미국 대중이 보다 건강한 식습관을 가지도록 교육하기 위해 개발됐다. 불행하게도 위원회는 말을 그렸으나, 결과적으로 나타난 것은 전형적인 낙타이었다. 피라미드의 맨 밑층은 빵, 시리얼, 쌀, 파스타와 같은 정제된 탄수화물 식품으로 짜여졌다. 이들 저섬유 식품은 많이 먹기 쉬워 체중 증가를 촉진할 수 있다. 다음 층에는 야채와 과일이 분리되어 있는데, 이로 인해 이들은 중요성이 떨어져 보인다. 이렇게 된 이유는 일부 위원들이 과일은 야채보다 맛있어 (자신들이 보기에) 합쳐서는 옳지 않고, 합치면 소비자의 식품 선택에서 지나치게 강조될 것이라고 느꼈기 때문이다. 그러나 실제 문제는 사람들이 어느 쪽도 충분히 섭취하지 못한다는 점이다.

그 다음 층에는 우유, 요구르트와 치즈로 된 유제품군과 육류, 콩과 견과로 된 단백질군이 나란히 있다. 이러한 묶음은 피라미드 설계자들이 의도한 바와 같이 유제품 소비를 증가시키지 않았다. 이들은 유제품을 섭취해야만 칼슘을 얻을 수 있다는 생각으로 이와 같은 구분을 정당화했다.

놀랍게도 USDA 피라미드의 꼭대기에는 음식이란 없고 기름과 설탕의 점들뿐이다. 자세히 살펴보면 피라미드의 모든 층에 걸쳐 이러한 점들이 흩어져 있음을 알 수 있으며, 미국 어디를 가서 음식을 먹어도 기름과 설탕이 내내 당신을 따라다닌다는 메시지를 읽을 수 있다. 과학자들이 선의로 만든 USDA 피라미드는 유감스럽게도 비만 처방전이 되고 말았다.

USDA 피라미드에서 확실히 빠진 한 식품군은 허브 및 향신료군이다. 1997년 UCLA 인간영양센터에 재직 중인 나의 주도 하에 개발된 피라미드에서는 이들 식품(영양소가 풍부하고 음식에 훌륭한 맛을 첨가함)이 피라미드의 꼭대기에 기름과 설탕 대신 포함됐다.

"캘리포니아 식품 피라미드"는 맨 밑층에 과일과 야채를 배치해 보통 정제된 탄수화물 식품보다 한 입 분량 당 칼로리가 적은 이 식품에서 식물성 생리활성 영양소를 섭취하도록 권장했다.

다음 층은 고섬유 통곡과 곡물이 자리한다. 그 다음 층은 단백질을 적절한 양으로 섭취하면서 여분의 지방과 칼로리는 피하라고 권장한

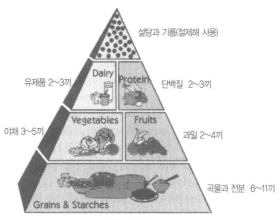

설탕과 기름(절제해 사용)

유제품 2~3끼

단백질 2~3끼

야채 3~5끼

과일 2~4끼

곡물과 전분 6~11끼

USDA 식품 피라미드

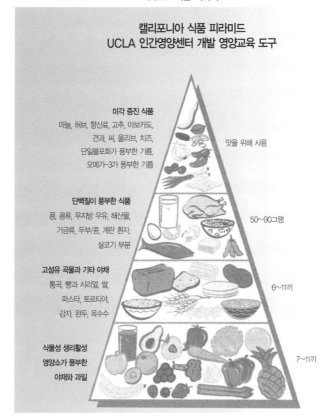

캘리포니아 식품 피라미드
UCLA 인간영양센터 개발 영양교육 도구

미각 증진 식품
마늘, 허브, 향신료, 고추, 아보카도,
견과, 씨, 올리브, 치즈,
단일불포화가 풍부한 기름,
오메가-3가 풍부한 기름

맛을 위해 사용

단백질이 풍부한 식품
콩, 콩류, 무지방 우유, 해산물,
가금류, 두부/콩, 계란 흰자,
살코기 부분

50~90그램

고섬유 곡물과 기타 야채
통곡, 빵과 시리얼, 쌀,
파스타, 토르티야,
감자, 완두, 옥수수

6~11끼

식물성 생리활성
영양소가 풍부한
야채와 과일

7~11끼

USDA와 캘리포니아 식품 피라미드의 비교

다. 피라미드의 꼭대기는 USDA 피라미드에서와 같이 주로 숨겨진 기름과 설탕의 점들이 아니라, 견과, 씨, 기름, 치즈, 향신료 등 미각을 증진시키는 식품을 포함시켜 맛의 중요한 차원을 추가했다.

우리는 시계를 되돌려 우리의 유전자가 보다 완벽하게 다양한 식물 환경에 적응했던 때인 선사시대로 돌아갈 수는 없지만, 현대 유전학 지식을 이용해 역사적 사건 및 경제보다는 우리의 유전자에 상응하는 개선된 현대 식사를 개발할 수 있을 것이다.

16 식품 발달과 농업 경제학

우리의 현재 식사는 우리의 유전자가 기대하는 바에서 얼마나 벗어나 있는가? 에덴의 정원에서 오늘날에 이르기까지 우리가 밟아온 경로를 추적해 보면 우리의 식사를 형성한 끊임없는 광고 공세와 식품 유행의 급속한 변천을 이해하는 데 도움이 된다.

당신은 당신이 먹는 식품에 대해 생각해 본 적이 있는가? 대부분은 그렇지 않을 것이다. 우리는 인류가 처음으로 지구에 거주하기 시작한 이래 영양소의 균형은 우리가 현재 섭취하는 것과 다름이 없다고 가정한다. 그러나 이 문제를 잠시 생각해 보면, 우리의 조상들은 대부분 현대 식탁을 장식하는 가공식품과 멀찌감치 비슷한 어떤 것도 먹지 않았을 것임을 깨닫게 된다.

미국인이 애호하는 식품의 역사는 놀랄 만큼 짧다. 핫도그, 피넛 버터, 아이스크림, 아이스크림선디, 포테이토칩, 도넛과 같은 일부 식품이 얼마나 급속하게 인기를 끌게 되었는가를 생각하면 경이롭기까지 하다. 이러한 짧은 역사를 검토해 보는 것은 몇 가지 이유로 중요하다.

첫째, 식품 발달에 관해 지금 당신이 알고 있는 지식으로도, 문명 발달이 우리의 미뢰에 호소하는 차원을 넘어 인간 생물학을 고려함이 없이 급속 진행한다는 사실을 알게 된다. 둘째, 이들 식품이 그렇게 빨리 인기를 얻었다면, 기타 보다 건강에 유익한 식품도 그러할 수 있다. 식품 업계의 과제는 식품 가공에 건강 개념을 도입하는 것이며, 정부에게 주어진 과제는 우리의 애호 식품에 대한 보다 건강한 대안들의 개발을 장려함으로써 식품업계에 토대를 마련해 주는 것이다.

포테이토칩의 역사

토머스 제퍼슨은 프랑스에서 미국으로 튀긴 포테이토를 들여와 백악관 디너로 제공해 호평을 받았다. 다음 1853년 뉴욕주 사라토가 스프링스에 있는 한 레스토랑에서 한 고객이 튀긴 포테이토의 두께를 불평하면서 이를 주방으로 반납했다. 조리사는 분풀이로 포테이토를 가능한 한 얇게 썰어 튀긴 후 다시 그 까다로운 손님에게 보냈다. 의외로 이 남자는 새 음식을 맛있다고 했는데, 이렇게 하여 인기 있는 새 식품이 탄생하게 됐다.

"사라토가 칩스"라고 알려진 이 칩은 주로 레스토랑에서 제공되었으며, 1890년대에 이르러 오하이오주 클리블랜드의 윌리엄 타펜던이라는 사람이 처음으로 자신의 헛간에 포테이토칩 공장을 차렸다. 다음 1926년 캘리포니아의 로라 스커더가 포테이토칩 백을 발명했다. 이후 1929년 자동 튀김기가 발명돼 생산이 증가했으나, 포테이토칩이 인기가 올라간 것은 1933년 밀납 종이봉투가 도입돼 칩의 보관 수명이 연장

컬러 다이어트-7가지 색깔 음식이 내 몸 살린다!

되면서부터이다. 아울러 유명한 레이 포테이토칩 백에서와 같이 "한 개만 먹을 순 없지요!"와 같은 문구를 인쇄할 수도 있었다. 다음으로 캔속에 모든 칩이 서로 포개져 완벽한 조화를 이룬 프링글스가 나왔다. 이러한 유형의 포테이토칩은 일본에서 전형적인 미국 기술(고도 유형의 포테이토칩)로 간주되었고 계속 세계적으로 팔리고 있다. 색깔이 있고 영양이 함유된 당근 칩과 기타 야채 칩이 있지만, 이들은 대개 다량의 기름으로 만들어진다. 반면 와우(Wow!) 브랜드 포테이토칩에 자당과 지방산을 결합시켜 만든 지방 대체제인 올레스트라(Olestra)의 도입으로 칩 20개 당 칼로리가 150에서 약 75로 절반 줄었다. 올레스트라를 섭취해도 현재 미국인들이 느끼는 통상적인 위장관 부담 외에 소비자단체들이 예상한 바와 같은 부작용은 없었다. 이러한 칩들은 이제 지방이 덜 함유되어 있다. 이들은 비만에 대한 해법은 아니나, 프레첼(pretzel)이나 일부 팝콘보다 나쁘지 않다.

내 도넛을 빼앗지 마라!

가상 스프링필드 핵발전소에서 일하면서 도넛을 우적우적 씹는 호머 심슨에서 휴게시간에 자신이 애호하는 크림 함유 스페셜을 주문하는 LAPD 기동 경찰에 이르기까지 도넛은 미국에서 애호 식품의 하나로 자리매김 했다. 도넛 애호가들은 정부가 흡연을 억제하기 위해 고안해 낸 방식으로 지방과 설탕이 가득 찬 이들 도넛의 섭취를 금지시키는 방법을 발견해 내지 않을까가 최대 걱정이다. 그럴 가능성은 거의 없지만, 다량의 식물성 경화유로 만든 소위 무콜레스테롤 도넛은 맛과 일부 영양을 제공할 수 있다.

도넛이 어디에서 유래했는지 아는가? 얘기는 이렇다. 도넛은 1800년대 네덜란드에서 미국으로 도입되었으며, 네덜란드에서 도넛은 "기름진 케이크"라는 적절하긴 하지만 호소력이 떨어지는 이름으로 불렸다. 가운데 구멍이 생긴 것은 핸슨 그레고리라는 항해사 덕분인데, 그는 이렇게 해 자신의 어머니가 구워준 케이크를 배의 타륜에 걸었다. 최초의 도넛 제조기는 1920년 뉴욕 시에서 한 러시아 이민자에 의해 발명됐다. 도넛 기계는 1934년 시카고 만국박람회에서 보란 듯이 전시되었고 기름에서 튀겨지는 도넛은 소비자들에게 소위 "세기의 진전을 가져온 히트 식품"이라는 인상을 남겼다. 크리스피 크림이 1937년 노스캐롤라이나주 윈스턴-세일럼에서 첫 번째 점포를 낸 이후 도넛에 총판화(franchising) 개념이 도입됐다. 던킨 도넛은 1950년 매사추세츠주 퀸시에서 개점했다. 미국에서만 연간 약 100억 개의 도넛이 생산된다.

레드-핫 닥스훈트와 솔즈베리 스테이크

야구 경기를 보면서 핫도그를 즐기는 모습만큼 미국적인 게 있을까? 사실 핫도그는 15세기 독일 프랑크푸르트-암-메인이란 도시에서 프랑크푸르트 소시지로 시작되었으며, 1800년대에 비로소 미국에 도입됐다. 1871년 코니아일랜드의 한 식품점이 쪼갠 롤빵에 "닥스훈트 소시지"를 얹어 팔기 시작했다. 1900년경 뉴욕의 폴로 그라운드에서 열린 한 겨울철 야구 경기에서 한 행상인이 아이스크림과 소다를 파느라 애를 먹고 있었다. 그는 자신이 발견할 수 있는 모든 닥스훈트 소시지를 사들여 뜨거운 물탱크에 넣은 다음, 관중석을 누비면서 "레드 핫! 닥스훈트가 있어요. 레드 핫 닥스훈트예요"라고 외쳤다. 태드 도간이라는 스포츠 만화가가 롤빵 속에서 말하는 소시지를 그렸는데 "닥스훈트"(dachshund, 짧은 다리에 몸통이 긴 독일산 개)의 철자를 몰랐다. 그래서 그는 단순히 이를 "핫도그"라 불렀다.

업턴 싱클레어가 쓴 고전 소설 〈정글〉은 끔찍한 조건에서 핫도그를 생산하는 한 육류 공장의 상황을 묘사했다. 미국인들의 건강 의식이 높아짐에 따라 저지방 치킨, 저지방 칠면조와 저지방 콩으로 만든 핫도그 등이 출시됐다. 진정한 핫도그 미식가는 예외이지만, 이들 핫도그는 야구 경기장이나 독립기념일에도 잘 팔리며 휴일을 즐기면서 건강을 개선하는 방법의 좋은 예이다.

햄버거도 독일에서 비슷한 역사적 기원을 두고 있으며 제2차 세계대전 중 "솔즈베리 스테이크"(salisbury steak)로 이름이 바뀌었다. 다크 미트(dark meat)로 만든 제지방 버거와 칠면조 버거는 지방이 40퍼센트 이상일 수 있다. 렐리시, 토마토 케첩과 통밀 롤빵으로 덮혀진 초저지방 콩 버거도 콩 핫도그와 같은 효과를 가져 올 수 있다. 맥도널드사의 버거와 프렌치프라이 제조의 총판화 및 기계화로 전 세계 수백만 명이 이 미국 식품을 즐기게 됐다. 맛의 표준화에 있어 핵심은 버거와 프라이에 함유된 지방과 관련된 쇠고기 향이다. 이러한 맛이 지배하도록 함으로써 레스토랑들에서 관찰되는 햄버거 질의 다양성은 패스트푸드 레스토랑에서는 사라졌다. 콩과 쇠고기가 절반씩 든 50-50 콩 버거는 완전 콩 버거가 부담스러운 경우에 이와 같은 맛을 유지해 준다.

Ketchup 또는 Catsup?

"Ke-tsiap"은 중국의 절인 생선 소스로, 말레이시아로 도입돼 "ketjap"이 됐다. 간장과 비슷한 ketjap은 1600년대에 영국 항해사들에 의해 영국으로 도입됐다. 이것은 버섯, 굴 또는 익지 않은 호두로 만든 향긋한 소스이었으며 "케첩(ketchup)"으로 알려지게 됐다. 토마토는 1700년대에 첨가되었고 이 제품은 원래 케첩과 구분하기 위해 "토마토 케첩"이라 불렸다. "Catsup"과 같은 철자의 차이는 용인되고 있으며 원래 중국 또는 말레이시아 케첩이 서로 달리 적응하면서 생겼다. 토마토 케첩이 병에 담겨 미국 전역에서 팔리기 시작한 때는 루더퍼드 헤이즈의 대통령 당선이 논란이 되었던 해인 1876년이었다. 이 토마토 함유 소스의 엄청난 인기는 기타 토마토 제품들을 압도했다. 곧 토마토란 단어를 케첩 앞에 붙일 필요가 없어졌다. 케첩은 라이코펜(lycopene)을 함유하며 토마토 소스 및 수프에서와 같이 생흡수 가능하나, 충분히 흡수하려면 케첩을 반 컵 정도 먹어야 하는데 연방거래위원회(FTC)는 케첩 제조사들이 건강 효능을 표기하지 못하게 했다. 케첩에는 또한 설탕과 식초가 들어 있어 맛을 증진시킨다. 인도하면 카레, 중국하면 간장이 생각나지만, 미국은 케첩 외에 독특한 전통 소스가 없다. 그리고 프렌치프라이에 케첩을 첨가한다고 야채식이 되지는 않는다.

피넛 버터의 발명

우리에게 아침식사로 시리얼을 먹게 해준 존 하비 켈로그는 1890년 대에 채식 환자용으로 땅콩을 갈아 만든 피넛 버터를 특허 냈다. 1904년 C. H. 섬너는 세인트루이스 만국박람회에서 참석자들에게 피넛 버터를 소개했고 1908년 크레마 프로덕츠 회사(오늘날에도 사업 중)가 피넛 버터를 판매하기 시작했다.

현대식 피넛 버터는 조셉 로젠필드가 이를 교유기로 저어 부드럽게 하고 기름과 피넛 버터가 분리되지 않도록 저장 안정적인 제법을 발명한 때인 1920년대 초에 등장했다. 스위프트 회사는 로젠필드의 제법을 사용해 E. K. 폰드 피넛 버터를 만들었는데, 나중에 이 제품은 60년대에 디즈니 TV 쇼를 시청하는 베이비붐 세대들에게 피터 팬으로 알려졌다. 피넛 버터와 젤리 샌드위치는 기타 식품은 아무것도 먹으려 하지 않는 아기들에게 비상식량이 되었다. 피넛 버터가 보편적인 호소력을 갖는다는 것은 쥐의 식욕 억제가 피넛 버터를 먹이면 깨질 수 있다는 사실로 증명된다. 맛이 하도 좋아 이들 쥐는 유전적으로 비만 소인을 가진 쥐만큼 살이 찐다.

일요일에는 안 돼!

휩트 크림(whipped cream)과 마라스키노로 가미한 앵두(maraschino cherry)를 얹은 핫퍼지 아이스크림선디(hot fudge sundae)만큼 예쁜 것은 없다. 완전 미국적인 이 식품은 어떻게 발전했을까? 얼음을 채운 디저트는 동양에서 유럽으로 도입됐다. 마르코 폴로는 중국을 여행한 뒤 과일 아이스에 관해 기술했다. 이탈리아 요리사들은 물과 우유 아이스를 모두 만드는 방법과 기술을 개발했다. 1670년 시실리아인인 프란시스코 프로코피오는 파리에서 카페를 열어 아이스와 셔벗을 팔기 시작했는데, 아주 인기가 좋아 1676년 파리에는 아이스 제조업체가 250개나 됐다. 18세기말 파리에서 한 카페를 소유했던 토르토니는 크림 아이스를 개발한 공로자로 여겨진다. 미국에서 아이스크림은 조지 워싱턴, 토머스 제퍼슨과 돌리 매디슨이 차려냈다. 필라델피아는 미국에서 아이스크림 제조의 중심지가 되었고 이곳에서 1874년 아이스크림소다가 발명됐다. 아이스크림콘은 1904년 세인트루이스 만국박람회에서 탄생했다.

일리노이주에 있는 에반스턴 공공도서관에 따르면, 아이스크림선디는 1890년경 아이스크림소다 꼭대기에 시럽을 얹은 현지 약제사에 의해 발명됐다. 시의 장로들은 이것이 너무 맛있다고 느낀지라 일요 예배 후 차려내는 것을 죄스럽게 여겨 금지키로 했다. 그러나 약제사는 아이스크림을 소다 없이 시럽과 함께 제공해 이러한 금지를 피했다. 이 무소다 아이스크림소다는 "Sunday"와 혼동을 막기 위해 "Sundae"라고 이름 지어졌다. 아이스크림은 일요일에 가장 많이 팔린다. 이름은 강력한 것일 수 있으나, 아이스크림의 개발 경험은 영양이 풍부한 단백질 함유 식사 대용제를 얼리는 것에 비유될 수 있다. 건강에 유익한 아이스크림과 심지어 무지방 초콜릿 시럽이 든 아이스크림선디의 제조 가능성은 어떤 유인이 있을 때만 성취 가능할 것이다.

요점은?

계속 이야기할 수도 있지만, 요점은 피넛 버터, 아이스크림선디, 핫도그, 버거와 프라이, 포테이토칩 및 피자는 서서히 발전된 식품이 아니라는 것이다. 대신 이들은 현장에서 인기가 폭발적이었으나, 유지력은 훨씬 더 강했다. 당신은 이들의 맛을 좋아하게 되었지만, 맛은 변할 수 있다. 만일 당신이 건강에 신경을 쓴다면 이들 식품의 유익한 형을 식별할 수 있다.

우리의 유전자가 개발되었을 당시와 현재 인간이 마주치는 식사간의 차이는 비만과 오늘날 선진국들에서 유행하는 많은 만성 질환에 현저히 기여했다.

수렵채집인 식이 지침 위원회

어느 면에서 미국인의 식사는 아주 훌륭하다. 미국 경제는 2억5,000만 명 이상의 인구를 성공적으로 먹여 살리며 미국인은 대부분 밤에 배고픈 채 잠들지는 않는다. 미국에서 비타민 C 결핍으로 인해 괴혈병에 걸려 죽거나 비타민 D 결핍 때문에 구루병을 앓는 사람은 없다. 반면 현재 영양과다 및 유전자와 식사간 불일치에서 생기는 질환들의 유행은 우리의 식사에 개선의 여지가 많음을 시사한다.

역사적 기록이 입수 가능한 분야에서 과학자들은 과거 200개 수렵채집 사회의 식습관과 식사 내용에 관한 연구를 수행했다. 그 결과 수렵채집인 식이 지침 위원회에서 승인된 단일 수렵채집인 식사는 없었다.

16. 식품 발달과 농업 경제학

대신 인류는 거두어들일 수 있는 식물 식품을 채집하고 사냥을 해 서로 다른 환경에서 생존하는 데 최선을 다했다. 기후가 따뜻한 곳에는 식물 식품이 보다 풍부했던 반면, 추운 곳에서는 동물 육류에 보다 의존했다. 이때 당시 육류는 오늘날 우리가 섭취하는 곡물을 먹인 육류보다 총 지방이 낮고 보다 건강에 좋은 유형의 지방을 함유했다. 가장 궁핍했던 시기에 수렵채집인들은 썩은 고기를 먹는 동물처럼 닥치는 대로 먹어치웠다.

우리 조상이 아프리카를 떠날 즈음에 우리의 유전자는 이미 다양한 식사에 적응하는 데 필요한 기관을 갖췄다. 이러한 유연성으로 인해 인간은 극도로 다양한 식품들의 조합 속에서도 생존할 수 있었다. 그렇지 않다면 어떻게 한 인구가 거의 전적으로 식물을 먹고살지만 다른 인구는 대부분 고래 기름으로 생존할 수 있단 말인가? 인간이 세계 도처에서 아주 다른 환경에서 살아가면서 이러한 식이 다양성이 인간 게놈에 일부 영향을 미쳤다고 가정하는 것이 합당하다.

고대 농업 대 현대 식품 생산과 마케팅

현대에 와서 우리 유전자와 식사간의 균열을 초래한 가장 중요한 인자는 농업, 식품 가공과 식품 마케팅의 엄청난 성공이었다. 미국 1987 ~1988 국민식품섭취조사는 전체 미국인의 총 에너지(칼로리) 섭취를 다음과 같이 분류했다:

시리얼 곡물: 31%

유제품: 14%

음료: 8%

기름과 드레싱: 4%

첨가된 설탕과 캔디: 4%

오늘날 미국에서 식품 섭취의 60퍼센트 이상을 차지하는 이들 식품 중 어느 것도 고대 인류에게는 가용하지 않았다. 이들은 농업과 식품 가공의 산물이자 생물학 대신 미각, 비용과 *편의의 경제학에 기초하는 적자생존의 산물이다.

호주 원주민들의 식사를 조사한 결과, 야생 식물 식품이 800가지 이상이었다. 다양한 유형의 식용 식물에서 유래하는 이들 식품의 분포를 보면, 아래 〈표〉에서와 같이 수렵채집인의 식사에서 식물 식품의 다양성을 어느 정도 읽을 수 있다.

우리는 아침식사용 시리얼 브랜드를 별도의 식품으로 계산하지만, 800종류 이상의 자연 식품을 갖춘 슈퍼마켓을 점검해 보는 사람은 거의 없다. 아울러 온대, 아열대 또는 열대 우림 및 초원은 호주 원주민들이 차지한 대지보다 훨씬 더 다양한 야생 식물 식품을 보유한다는 사실을 기억하라.

식물은 자연 상태에서 자라면 곤충, 인간, 기타 식물 및 환경과 성장을 위한 경쟁을 해야 한다. 식물은 인간에게 유익하거나 유해할 수 있는 화학물질의 생성을 포함해 유전적 방어 체계를 개발한다. 그러나 농

⟨표⟩식물 식품 유형의 야생 식물 식품 식사에 대한 상대적 기여

식물 식품 유형	가지 수*	비율**	그램 당 에너지***
과일	317	41.3	3.97
괴경(tuber)	86	11.2	4.06
기타 씨	74	9.6	12.38
견과	74	9.6	12.80
뿌리	51	8.5	3.93
아카시아 씨	55	7.2	14.73
구근(bulb)	30	3.9	6.78
잎	28	3.6	2.55
꽃	16	2.1	3.56
기타 식물 식품	14	1.8	3.81
말린 과일	7	0.9	12.18
껌	2	0.3	9.96

*가지 수: 각 항목(예, 과일)의 다양한 종류.

**비율: 각 항목의 가지 수가 전체 가지 수(768개)에서 차지하는 비율.

***그램 당 에너지는 킬로줄(1킬로줄=1/4킬로칼로리) 단위로 나타냄.

부가 어떤 식물을 재배하기로 결정하면 보다 일률적인 식물 종이 탄생한다.

이와 같이 농업에 의해 야기된 유전자 변화의 결핍으로 인해 특정 작물들은 단일 해충의 피해를 보기가 보다 쉬워졌다. 1800년대 중반 아일랜드에서 감자 작물이 해충에 의해 파괴돼 기근과 100만 명의 사망자를 냈다. 1970년에는 미국 옥수수 작물의 15퍼센트가 옥수수 지대를 휩쓴 잎마름병으로 파괴됐다.

농업 과학 및 경영은 작물들이 모두 비슷한 광활하고 쭉 뻗은 벌판에서 효율성이 높은 자동 추수기와 같은 현대 산업 기술을 채용할 정도로 발전했다. 농업 과학은 또한 더 빨리 자라고 해충에 저항하며 에이커 당 생산성이 높은 작물들을 계속 추구한다. 오늘날 미국 재배업자들 대다수는 강력한 화학 비료와 함께, 스스로의 자연 방어 체계를 개발하지 못한 작물들을 보호하기 위해 유독한 살충제와 제초제를 사용한다.

현대 농민들이 이래야 할 필요는 없다. 캘리포니아주 프레스노 외곽에 가면 게리 핏츠(63세)라는 재배업자의 포도밭이 있다. 그의 밭은 포도나무 줄 사이사이로 보리, 귀리 및 깍지 완두로 이루어진 피복작물 (cover crop)이 심어져 있어 금새 눈에 띈다. 이들 피복작물은 포도를 먹어치우는 해충을 잡아먹는 유익한 곤충들에게 완벽한 서식처를 제공한다. 그는 거의 제초제를 사용하지 않고, 피복작물을 땅속으로 뒤엎어 이러한 작물의 질소가 천연 비료 역할을 하도록 한다. 그는 토양에 퇴비 3종을 사용해 작물에 아주 훌륭한 영양을 제공, 작물이 스스로 대부분의 병을 퇴치할 수 있게 한다. 그는 최후의 수단으로 포도나무의 뿌리를 갉아먹는 한 해충을 퇴치하는 데만 화학물질을 사용한다. 그의 작물 근처 토양에는 지렁이들이 서식하며, 그의 에이커 당 산출량은 살충제를 뿌리고 잡초를 제거해 토양 생물의 씨를 말리는 경쟁업자들보다 2배나 된다.

핏츠는 구세계 농민들이 했던 방식과 흡사하게 농사를 짓는다. 이들은 작물을 재배할 때 계분을 약간 사용하고 토양에 대한 지식에 의존했다. 오늘날의 농사는 화학물질 사용과 긴밀한 연관이 있는데, 왜냐하면 오늘날 재배법은 병에 대한 방어 체계가 형편없는 작물들을 생산하기

353

때문이다. 유기농 식품 운동이 점차 강화되고 있음에도 전반적으로 살충제의 사용은 증가했다. 캘리포니아주의 일부 과수 재배업자들은 지난 10년간 화학물질의 사용을 현격히 감소시키는 데 성공했으나, 세계적으로 살충제, 제초제, 살진균제 등 화학물질의 사용은 여전히 중요한 이슈이다.

요리 용광로

문화적 및 역사적 사건들의 오랜 연속이 어우러져 오늘날 우리가 먹는 식사를 탄생시켰다. 인스턴트 식품이 우리의 주식이 되었고 이들 식품은 여전히 형성중인 다국적 요리 용광로에서 개발됐다. 우리의 옛 친구인 호모 에렉투스가 타이 치킨 피자나 치킨 시저 브리토를 어떻게 생각할지 모르겠지만, 만일 그가 이들 식품의 강한 맛과 편의에 익숙해지고 이러한 식품이 가용한 한 수렵채집 사회로 돌아가지 않을 공산이 크다.

인류 진화의 과정과 달리 식품 발달의 과정은 급속히 진행되고 아주 독특한 특징을 보인다. 식품 발달의 급진전은 2개 이상의 문화가 만나 식품 관습을 교환할 때 일어난다.

이러한 유형의 교환은 고대 중동에서 허브가 처음으로 경작될 때 발생했다. 키 큰 백인 남성들의 미라 유해가 중국으로 이르는 비단길을 따라 발견된다. 이들 남성은 파라오가 여전히 이집트를 통치했던 3,000여 년 전에 사망했다. 이들은 다양한 향신료와 허브 샘플들을 옮겼는데, 이들 샘플은 많은 세기가 흐른 뒤 마르코 폴로가 중국 여행 후 유럽으로 가져간 것들이다.

현대 멕시코 요리는 스페인과 아즈텍 식품 문화가 혼합돼 생겨났다. 반면 아시아인 인구가 이미 인도네시아와 비슷한 요리를 개발해 놓은 필리핀에서는 스페인 문화가 지배했어도 필리핀 요리에 미친 영향은 훨씬 덜했다. 오늘날에도 필리핀 요리는 멕시코 요리에 비해 고추를 덜 사용한다. 유럽에서 이탈리아, 독일, 프랑스 및 헝가리 요리에 대한 토마토와 후추의 영향은 사실상 1500년 이전에는 없던 국민 요리를 만들었다.

미국 식사 역시 역사와 문화 발달의 산물이다. 인디언들이 어분으로 옥수수 밭에 비료를 주고 칠면조를 길러 잡아먹는 방법을 가르쳐줄 때까지 순례자들은 굶어죽을 지경이었다. 중서부 곡창지대에서 황금색 물결이 일렁이면서 비로소 미국인들은 곡식이 늘 충분하겠다고 안심했다. 오늘날 시리얼 곡물(밀, 옥수수, 쌀 등)은 미국인의 주식이며, 이로부터 아침식사용 시리얼이 널리 인기를 모았다. 슈퍼마켓에서 복도를 따라 진열된 아침식사용 시리얼의 다채로운 박스들은 가공식품 중에서 가장 넓은 최고 식료품 전시 공간을 차지한다.

미국 가공식품 업계에 채택된 많은 향과 맛은 이민 인구에 의해 이곳에 도입됐다. 피자, 미국 내 중국 음식, 텍스-멕스(Tex-Mex) 요리, 햄버거, 핫도그와 프렌치프라이는 모두 채택되고 응용돼 미국적인 풍물로 수용됐다.

식사에 다양성의 회복

가공식품은 즐겁고 맛도 훌륭하며 편리해 물리칠 수 없다. 5달러 미만이면 하루 분량의 칼로리가 담긴 패스트푸드를 구입해서 한곳에서 다른 곳으로 운전하면서 먹을 수 있다. 먹고 난 쓰레기는 그저 포장지를 뭉쳐서 쓰레기통에 던지면 된다. 조상들이 살아가기 위해 고되고 시간이 많이 소요되는 수확을 거쳐 음식을 준비한 것에 비하면 우리는 아주 손쉽게 매일 영양을 얻고 있다.

30년 전 의대생이었을 때 나는 4대 기초 식품군에서 우리가 필요한 모든 것을 섭취할 수 있다고 배웠다. 또한 유제품은 칼슘의 유일한 공급원이고 붉은 고기를 먹지 않으면 철분이 결핍된다고 배웠다. 당시의 영양 지혜에 따르면, 공기가 채워진 흰 빵은 12종의 비타민과 영양소로 강화되어 있으므로 12가지 방식으로 체격과 근육을 강화한다고 생각됐다. 전국 영양 전문가 단체들은 "정크 푸드"와 같은 것은 없다고 주장했는데, 모든 식품은 뭔가를 제공하기 때문이란 것이다. 바야흐로 영양 분야는 산업으로 전환되기 시작했고 가게 선반은 어느 모로 보나 자연이 만들어 준 식품보다 빠질 것이 없다고 여겨지는 포장 및 가공 식품으로 채워지게 됐다. 이들 포장 식품의 판매는 옛날 방식에 비해 훨씬 더 이윤이 남았다.

1950년대 플레즌트빌 다이어트가 다이어트 책 베스트셀러를 낳다

50년대의 전형적 다이어트(고지방과 고칼로리)는 대부분의 미국인들에게 타당하지 않았고, 따라서 다른 식생활을 수용한 활발한 반문화가 생겨났다. 이러한 문화적 배경에서 〈소행성을 위한 다이어트〉(프란시스 무어 라페), 〈당신이 영양에 대해 알고 싶어 하나 묻기가 두려운 모든 것〉(데이비드 루빈), 〈비타민 성경〉(얼 민델), 〈프리티킨 다이어트 혁명〉(나단 프리티킨), 〈평생 다이어트를 위한 준비〉(마릴린과 하비 다이아몬드)와 같은 다이어트 책이 베스트셀러가 됐다.

비타민 보조제와 체중 감량 업계의 성장

근래 영양 보조제의 인기는 증가하고 있다. 한때 극소수만이 비타민을 사용했으나, 오늘날 비타민 보조제를 사용하는 미국인은 과거 어느 때보다 많다. 현재 미국인들의 50퍼센트가 비타민과 미네랄 보조제를 섭취하며, 이들을 규칙적으로 섭취하는 사람은 35퍼센트이다.

체중 감량은 계속해서 강박관념이 돼 다이어트 책이 끊임없이 나오고 있는데, 이들 책은 체중 감량의 유일한 열쇠로서 탄수화물이나 단백질에 관한 비밀을 설명하려 한다. 앳킨스 다이어트와 같은 다이어트 계획은 사람들이 듣고자 하는 바를 이들에게 말해준다. 좋아하는 음식을 먹고도 여전히 살을 뺄 수 있다는 것이다. 이는 사실이나, 고단백/고지방, 육류 및 치즈가 풍부한 앳킨스 다이어트에는 과일과 야채에서 발견되는 다양한 식물성 생리활성 화학물질이 결여되어 있다. 지역 건강 식품점이나 뉴욕에 있는 앳킨스 박사의 사무실을 가보면, 그가 자신의 다이어트 계획에서 결핍된 것들을 보충하기 위해 보조제를 판매하고 있다는 사실을 알 수 있다. 보조제는 결핍된 식품을 보충하지 못하며, 따라서 앳킨스 다이어트는 일시적으로 체중 감량을 가져올지 모르나 건강한 방식으로 체중을 감량시키지는 못한다. 물론 육류업계와 USDA는 앳킨스 다이어트를 환영한다. 앳킨스의 저서는 침체해 가던 붉은 고

357

기의 판매를 증가시킨 첫 다이어트 책이다. 지난 5년간 스테이크점은 레스토랑 중에서도 가장 빠른 신장세를 보였다. 아마도 앳킨스가 자신의 69번째 생일날 큰 덩어리의 로스트비프를 써는 모습을 실은 타임지 사진은 체중을 감량하고자 하는 미국인들에게 이제 육류를 먹을 수 있다는 인식을 조장했을 것이다. 불행하게도 하루 1,200칼로리를 소모하는 신장 155센티미터의 여성이 갈빗살 하나를 먹으면 하루 분 칼로리를 섭취하게 되고, 게다가 여기에는 50그램의 포화 지방이 들어 있다.

우리는 분명 우리 인구에서 만성 질환과 조기 노화의 부담을 가중시키는 식사를 하고 있다. 전염병, 기아와 영양실조를 예방하고 건강한 식사를 유지시켜 준 진전을 지속시키기 위해서 우리는 우리의 식사에 다양성을 회복시킴으로써 조상들의 지혜를 따를 필요가 있다. 올바른 유형의 식품들을 다양하게 섭취하는 것은 오늘날 영양 논쟁이란 난제를 푸는 해법이 될 것이다.

학계와 식품업계 대 정부

정부가 1915년 미국인을 위한 첫 식이 권장안을 발표한 이래 학계, 식품업계와 정부는 공동으로 최적 식이를 제시해 왔다. 슈퍼마켓 선반에 진열된 다채로운 박스, 캔과 병들을 훑어보면 학계, 정부와 식품 제조업체들 사이의 이러한 역동적 상호작용의 결과를 읽을 수 있다. 그러나 어느 협력 관계에서나 그렇듯이 이들 그룹 각자는 자신만의 의제를 보유한다.

학계는 인간 생물학에 대한 이해 면에서 이룩된 과학적 진전을 통해 식이의 건강 가치를 최적화하고자 한다. 이윤을 남기는 벤처로 살아남아야 하는 제약을 지닌 식품업계는 보통 이와 관련해서는 선의의 영업을 한다. 이들 사이에 끼인 정부는 흔히 학계로부터 일관성이 없는 자문을 받고, 수익에 악영향을 미치는 규제를 피하려는 식품업계를 다루어야 한다. 학계는 왕왕 영양과학 분야에서 문제를 해결하기보다는 논란을 가중시키나, 정부는 이러한 학계의 자문에 기초해 식품업계와 소비자에 대한 지침과 규제를 마련한다.

이와 같은 삼두체제는 이해하고 참여하기 어려운 시스템일 수도 있지만, 그에 내재하는 견제와 균형은 삼두체제가 잘 협력하도록 해 세계적으로 가장 우수한 시스템의 반열에 올려놓았다. 그러나 아직 만족할 만한 수준은 아니다. 우리는 현 시점에서 인간 유전자와 영양에 대한 이해에 기초해 식품 공급을 개선하기 위해 이러한 시스템을 조정할 필요가 있다.

RDA 문제

이러한 시스템의 한 가지 문제는 정부가 영양 권장 면에서 극히 보수적인 경향을 보이고 비타민과 미네랄의 섭취 강화가 중요하다는 사실을 쉽게 인정하지 않는다는 점이다. 일일 비타민 및 미네랄 섭취(일일 권장량, RDA)에 관한 정부 지침은 수십 년간 그대로이다. 이 지침은 최적 섭취량을 제시하도록 의도된 것이 아니라 결핍성 질환을 예방하는 데 필요한 최소 영양 요구량보다 위로 설정된 것이다. 비타민과 미네랄을 사용해 만성 질환 예방 효과를 알아본 연구들은 일관되게 RDA보다

16. 식품 발달과 농업 경제학

훨씬 많은 양이 요구된다는 사실을 보여줬다.

1980년대 비타민 C의 RDA와 관련해 벌어졌던 논쟁은 미국인을 위해 식이 권장안을 마련하는 정부의 문제점을 단적으로 드러냈다. 정부가 지명한 미국 식품영양위원회(FNB) 과학자들은 이러한 항산화 비타민의 일일 섭취량에 대한 권고안을 놓고 양 진영으로 나뉘었다. 보다 보수적인 집단은 연구들을 인용해 비타민 C는 체내에 비축된 총 1,500밀리그램 중 매일 3퍼센트만 소실된다고 주장했다. 이들은 요구량을 1일 45밀리그램으로 설정해야 한다는 주장을 펼쳤다. 동 위원회의 보다 진보적인 위원들은 식품에서 섭취하는 비타민 C의 양이 너무 낮다고 생각했고, 따라서 비타민 C 권장량을 1일 60밀리그램으로 끌어올려 사람들이 과일을 보다 많이 먹도록 격려해야 한다고 주장했다. 당신이 보통 오렌지가 74밀리그램의 비타민 C를 함유한다는 사실을 이해한다면, 이런 식의 논쟁은 일리가 없음을 알게 된다.

비타민 C를 훨씬 더 많이 섭취하면 프리 라디칼로부터 인체를 보호하고 심질환, 암과 감염질환을 예방하는 데 아주 유용하다는 사실은 수십 편의 우수 논문을 통해 입증됐다. 아울러 사람들 대다수는 비타민 C를 하루 최고 500밀리그램 섭취해도 문제가 없다. 인체는 여분의 비타민 C를 소변으로 배설시키는 유전자들을 활성화한다.

영양의 정치학

업계, 학계와 정부가 협력해 대중을 위한 식이 권장안을 마련할 때, 교묘한 광고와 기업 로비스트의 공세 속에 진실이 쉽게 파묻힐 수 있다. 낙농업계의 부침이 좋은 예이다. 한때 정부는 우유 생산을 촉진하기 위해 낙농업계에 보조금을 지급했다(이후 중지되었지만). 이러한 정책이 도입되었을 당시, 특히 건강한 뼈에 칼슘이 기여하는 중추적 역할과 관련해 우유의 건강 혜택을 홍보하는 대대적인 운동이 펼쳐졌다. 정부는 낙농업계의 홍보를 지원했고, 업계는 미국인들에게 유제품을 먹어야 칼슘을 섭취할 수 있다고 광고했다. 곧 낙농업계는 건강 메시지가 우유의 판매를 촉진시키지 못하고 "흰 콧수염" 광고로도 재미를 보지 못하자, "우유 먹었니?"라는 캠페인을 전개했다. 이와 동시에 과일 주스 업계는 역시 정부의 지원을 받아 오렌지 주스와 토마토 주스에 구연산/말산형 칼슘을 첨가하기 시작했는데, 이러한 칼슘은 우유에서 발견되는 칼슘보다 체내 흡수가 용이한 것으로 학계에서 밝혀졌다.

고대 인류가 어떻게 자신들의 식품을 선택했는가에 관해 앞서 설명한 내용을 기억한다면, 우리가 서서히 진화하는 유전자 프로그래밍으로부터 얼마나 동떨어진 소비자 문화로 빠져들었는지를 알게 될 것이다. 우리의 식품 선택은 더 이상 우리 유전자 또는 생물학과 관련이 없으며, 대신 정부, 학계와 업계에 의해 강요되고 있다. 이들 집단이 협력해 식이 지침을 확립하기 때문에, 광고업체들이 응용심리학 전술을 이용해 특정 제품이 소비자들의 삶, 인간관계 및 건강을 풍요롭게 할 것이라고 설득함으로써 사실상 문화 형성을 주도하고 있는 셈이다.

새 식품의 선택은 여전히 가능하다

식사의 변화와 다양성은 게놈이 최적으로 적응 가능한 것보다 훨씬

16. 식품 발달과 농업 경제학

더 신속히 진행한다. 그럼에도 여전히 우리의 식품과 유전자에 관한 새로운 과학적 정보를 통합하는 일은 가능하다. 이러한 일은 대중에 대한 식품 마케팅 사업이 소비자들의 필요와 욕구에 의해 형성되는 데서 보듯이 이미 일어나고 있다.

소비자들이 프렌치프라이의 갈색 반점이 싫다고 식품업계에 불평했을 때, 갈색 반점이 전혀 없는 완벽한 황금빛 프라이가 튀겨져 나오는 감자가 육종됐다. 오늘날 미국에서 모든 프렌치프라이는 황갈색 버뱅크 감자로 만들어진다. 완벽한 프렌치프라이는 프로그램 조리기를 이용해 고열의 기름에 담가 만든다. 원래 이 기름은 비밀스런 성분으로 돼지기름을 함유했다. 이후 고온에서 똑같은 열 안정성을 제공하기 위해 콩 경화유가 개발됐다. 이제 프렌치프라이 제조업체들은 프렌치프라이가 콜레스테롤 무함유이고 100퍼센트 식물성 기름으로 만들어진다고 광고할 수 있게 되었는데, 소비자의 요구에 적응한 결과이다.

지방 무함유 지방인 올레스트라 이야기

1980년대에 저지방 다이어트가 대유행하자 소비자의 수요가 증가함에 따라 식품업계는 1,000여종의 다양한 무지방 식품을 내놓았다. 지방을 제거했어도 맛은 유지하기 위해 식품 제조업체들은 단순히 지방의 칼로리를 당분 첨가로 대신했다. 인간 미뢰에 대한 단맛의 호소가 주효해 저지방, 고당분 매출이 붐을 일으켰다. 스낵 웰 쿠키와 같은 일부 식품은 가능한 한 무지방, 무칼로리를 추구하면서 진짜 쿠키와 치열한 경쟁을 벌였다. 1980년대 말에 지방 무함유 지방인 "올레스트라"

(Olestra)가 마침내 출시되었으나, FDA는 이를 고작 칩 항목의 소위 맛좋은 스낵 식품으로 분류했다. 공학의 개가인 이 식품은 지방처럼 작용하나 체내에 흡수되지 않는다. 1개 자당 분자의 6개 모서리에 부착된 지방산들로 이루어진 이 지방은 소화 과정에 저항하는데, 이러한 과정은 대개 식이 지방 및 기름의 3개 탄소 중성지방 분자에서 지방산을 분리한다.

이 발명은 유망한 듯 했지만, 식용유에 대한 관심이 겹쳐 수년간 파묻혀 있다가 마침내 제한된 승인을 받았다. 이후 올레스트라가 설사를 유발한다는 소문이 나돌았으나, 일반 기름 또는 올레스트라로 만든 팝콘을 사용한 대조 연구에서 이는 사실이 아님이 입증됐다. 하지만 때가 너무 늦었다. 올레스트라로 만든 칩을 먹고 병에 걸렸다는 사람은 아무도 없었지만, 저지방 시대는 가고 앳킨스 박사의 시대가 시작된 것이다.

농업이 소비자에 반응한다

최근 하버드대학 과학자들이 경화유의 트랜스지방이 소비자들의 건강을 위협할 수 있다고 발표하자, 정부는 이러한 기름을 함유한 모든 식품은 트랜스지방 함량을 라벨에 표기해야 한다고 지지했다. 그러자 농민들은 리놀레산 함량이 적은 기름을 생성하고 경화(수소첨가) 없이 사용 가능하며 저장 수명이 연장된 신품종 콩을 개발하겠다는 반응을 나타냈다.

소비자들은 손상되었거나 썩어 보이지 않는 과일과 야채를 요구해 왔다. 이는 과일과 야채를 아직 단단하고 흠이 없을 때 수확해야 함을 의미한다. 이들 식물성 식품은 시장으로의 장기 수송을 견뎌낼 수 있지만, 이 과정에서 흔히 맛이 떨어지고 건강을 증진시키는 식물성 생리활성 화학물질의 수치가 감소한다. 예를 들어, 온실 토마토는 가게에서 판매되는 보통 에틸렌 분무 푸른 토마토보다 라이코펜(적색소) 함량이 높다.

소비자가 왕이다

소비자들이 원하는 바를 표명할 때 업계와 정부는 결국 반응한다. 앞에서 언급한 각 사례에서 업계는 잘 팔릴 것으로 기대되는 맛좋은 식품을 제조하는 데 최선을 다했다. 일부 시도는 식품과 건강간 관계에 관한 최신 지견을 수용하기 위해 이루어졌으나, 대부분의 경우에 이는 부차적인 관심 사항이었다.

현대 산업사회는 우리에게 전형적인 식사의 선택 폭을 현저히 좁혀 놓았고 우리의 바쁜 생활방식이 이를 더욱 부추겼다. 우리는 우리 유전자를 속여 유전자가 이러한 변화된 식사와 상호 작용할 수 있는 경지로 진화하는 기회를 빼앗았다. 소비자들은 흔히 자신들이 원하는 것을 습관, 편의와 식품의 강한, 심지어 중독적인 맛과 질감에 기초해 결정하는데, 이와 같은 식품은 영양가가 대부분 가공되어 빠져나가고 건강에 해로운 성분이 첨가되어 있다.

그러나 점점 더 많은 사람이 자신들에게 최선인 것에 대한 믿을 만한 정보에 근거해 식품을 선택하면서 변화가 일고 있다. 소비자들이 이러한 방향으로 움직임에 따라 식품업계는 우리의 필요를 충족시키는 제품을 개발할 수밖에 없다.

예방적 처방이 식사를 최적화한다

이제 구루병, 괴혈병, 펠라그라(pellagra)와 기타 결핍성 질환은 정복되었고 식품 가용량의 증가로 영양실조 인구들에서 창궐했던 감염질환의 유행도 잡히니까, 조물주는 인류의 앞길에 새로운 장애물을 놓았다. 즉 노화에 따른 만성 질환이다. 만일 당신이 고대인처럼 덤불에서 나와 다음 음식을 어디에서 구할지 걱정한다면, 노화 질환은 염두에도 없을 것이다. 그러나 오늘날 굶거나 비타민이 심히 결핍될 가능성은 없기 때문에 이제 우리는 인류 역사상 전례 없이 오래 건강하게 사는 법을 발견하는 데 관심을 기울일 기회를 갖게 됐다.

다양한 과일과 야채를 식사에 추가해 만성 질환을 예방하려면 식이 지침에 대한 관점을 완전히 바꾸어야 한다. RDA와 같은 식이 지침은 전통적으로 결핍성 질환을 피하기 위해 적절한 영양을 제공하도록 의도되었지, 건강을 최적화하는 식이를 권장하도록 고안되지는 않았다. 연령별, 남녀간 RDA를 개별적으로 나열할 필요가 없도록 식품의 라벨 표기를 단순화하기 위해 통합 USRDA가 개발되었는데, 여기에는 단일 세트의 칼로리 및 영양소 권장량이 제시됐다. 나는 이것이 30세 임신 남성을 위해 만들어졌다고 농담을 하곤 한다. 인간 게놈은 평균인의 성별과 연령층에 기초한 지침이 더 이상 충분하지 않을 정도로 다양하다. 우리가 섭취하는 식품은 우리 유전자와 긴밀하게 상호 작용하고 우리의 만성 질환 위험을 증가시키거나 감소시킬 수 있다.

16. 식품 발달과 농업 경제학

막 수평선 위로 부상하는 의학의 기적들을 접하면서, 여러분은 이 책의 원리와 교훈을 기억하라. 새로운 생명공학 시대의 희망은 우리 사회가 자기관리의 강화를 증진시키는 건강교육에 헌신하고 건강에 좋은 식품과 허브를 제공하기 위해 농업을 혁신하는 책임을 떠맡을 때에만 실현 가능하다.

부록

1. 칼로리와 단백질 요구량의 결정

유전자가 대부분 개인의 식이 단백질 요구량을 결정한다. 가장 중요한 유전적 결정인자들 중 하나는 성별이다. 체중과 신장의 경우에, 여성은 거의 항상 남성보다 지방이 많으나 제지방량(lean body mass, 지방을 제외한 나머지 체중량)은 적다. 근육 조직의 유지는 지방 조직의 유지에 비해 더 많은 칼로리와 단백질을 필요로 하며, 따라서 여성은 동일한 체중을 유지하는 데 칼로리와 단백질이 덜 필요하다. 개인별 칼로리와 단백질 요구량을 계산하기 위해 다음에 제시하는 공식은 이러한 점과 기타 유전적 차이를 고려한 것이다.

나는 15년 이상 내 영양의학 클리닉에서 "생체전기 저항 분석기"(bio-electrical impedance analyzer)라는 도구를 사용해 왔다. 이 도구로 나는 제지방량을 측정하고 일일 칼로리 요구량을 추산할 수 있다.

이 검사는 간단하고 환자들은 신발과 양말만 벗으면 된다. 심전도검사 실시에 쓰이는 것과 똑같은 젤 전극들을 손과 발에 대고 미량의 전류를 신체로 흐르게 한다. 근육은 약 70퍼센트가 수분이라 전기를 전도하지만, 지방은 절연체이므로 전기를 전도하지 못한다. 이들 두 조직간 전도의 차이는 분석기에게 전기 저항치를 제공하고, 기계는 이를 제지방량을 계산하는 공식에 대입한다. 일단 제지방량을 알면 지방량과 체지방률의 계산은 간단하다.

또 다른 공식을 사용하면 개인의 제지방량에 기초해 개인별 칼로리 요구량을 계산할 수 있다. 제지방량 1킬로그램 수치에 31을 곱하면 안정시 하루 칼로리 소비량이 나오는데, 이것이 안정대사율(RMR)이다.

제지방량이 45킬로그램인 여성은 안정시 하루 1,400칼로리를 소비하게 된다. 이 여성의 남편이 67.5킬로그램의 제지방량을 보유한다고 가정하면, 그는 안정시 하루 2,100칼로리를 연소할 것이다. 공교롭게도 이들의 키가 아내는 약 158센티미터이지만 남편은 178센티미터라고 생각해 보자. 여성보다 키가 큰 남성은 대개 제지방량이 더 많다. 만약 이들이 함께 앉아 갈빗살, 야채, 샐러드와 디저트를 배불리 먹는다면(1,300~1,500칼로리에 해당), 남편은 자신의 일일 요구량의 상당한 양을 섭취하게 되나 아내는 그날 칼로리 과잉이 된다. 반면 나는 남성보다 제지방량이 더 많은 일부 여성을 보았다. 한 여성 환자는 키가 178센티미터이고 체중이 136킬로그램이지만 제지방량이 82킬로그램이나 됐다. 이 여성의 안정시 대사율은 하루 2,520칼로리이다. 그녀는 위의 예에서 남편이나 아내와 동일한 식사를 하면서 느긋하게 체중을 줄일 수 있을 것이다.

남녀 모두는 나이가 들면서 자연적으로 근육과 지방 분포의 변화를 경험하고, 이에 따라 칼로리 요구량은 감소한다. 근육 양은 감소하고 지방 양은 증가하는데, 흔히 이러한 변화를 막으려는 온갖 노력은 수포로 돌아간다. 40대가 되면 가장 성실한(또는 유전적으로 타고난) 일부를 제외한 모든 사람들이 허리가 굵어지는 현상(middle-aged spread)을 어느 정도 경험한다. 이는 특히 육체 활동 정도가 감소하고 나쁜 식습관이 지속되면 더욱 그렇다.

이제 당신이 감을 잡았듯이 나의 단백질 처방은 정확한 것이 아니다. 나는 당신의 비타민 요구량을 충족시키기 위해 딸기 3개, 라즈베리 1개와 바나나 1개를 먹으라고 말할 수 없고, 아울러 정확한 단백질 섭취량을 말해 줄 수도 없다. 당신의 추산치가 대충 맞다면, 당신은 식욕을 충족시키고 탄수화물에 대한 췌장 인슐린 반응을 조절하는 데 충분한 단백질을 섭취하고 있는 것이다. 당신은 또한 (운동으로) 근육 양을 유지하는 데 충분한 단백질을 섭취하고 있는 것이다.

제지방량을 알아야 기초대사율, 다이어트로 감량 가능한 체중 및 목표 체중을 추산할 수 있다. 제지방량을 측정하는 가장 실용적인 방법은 앞서 언급한 생체전기 저항 분석기를 이용하는 것이다. 지역 헬스클럽, 운동센터나 비만 클리닉에 전화를 걸어 예약해 이를 측정해 보라. 전문 기기점에 가보면 맨발로 올라서는 금속판이 있거나 손으로 거머쥐는 형의 체지방 측정기가 있다. 이들 제품은 내가 사용하는 도구만큼 아주 정확하지는 않지만, 대강의 제지방량 추산치는 제공한다.

일단 이러한 측정을 끝냈으면, 그 수치를 다음 공식에 대입하면 된다.

제지방량(kg) X 31칼로리/하루 = 안정대사율(RMR)

　　RMR은 당신이 하루 안정시 칼로리를 얼마나 연소하는가를 나타낸다. 일단 이 수치를 알았다면, 당신은 당신이 하루 연소해야 하는 총 칼로리의 25퍼센트 이내에 있는 것이다. 이제 당신이 과거에 체중을 억제하려 공을 들인 적이 있는지 생각해 보라. 그런 적이 있다면, RMR을 당신의 총 칼로리 요구량으로 여겨라. 만일 당신이 하지 않던 운동을 매일 하면, 섭취량 이상으로 칼로리 소비가 증가돼 체중이 감소한다. 만약 당신이 날씬하고 운동을 즐긴다면, RMR에 1.25를 곱해 칼로리 요구량을 산출하라.

　　이제 당신은 당신의 단백질 요구량을 추산할 수 있다. 사람들은 대부분 하루 제지방량 킬로그램 당 2.2그램의 단백질이면 충분하다.

제지방량(kg) X 2.2 = 하루 단백질 요구량(그램)

　　그러나 단백질이라고 다 같지는 않다. 당신이 섭취하는 단백질은 21개 아미노산의 다양한 조합으로 구성되어 있다. 이들 21개 중 9개가 필수 아미노산인데, 아미노산 결핍성 질환을 예방하려면 식품에서 이러한 아미노산들을 섭취해야 한다. 비필수 아미노산은 체내에서 필수 아미노산으로부터 만들어질 수 있다.

　　단백질 식품은 100점 척도로 순위가 매겨진다. 인간의 단백질 요구에 이상적인 아미노산 배합은 계란 흰자에서 발견되며, 이 식품은 100

점에 해당한다. 계란 흰자는 모든 필수 아미노산을 함유하고 체내에서 소화와 처리가 잘 된다. 우유에 함유된 단백질인 카세인(casein)도 못지않아 99점이 부여된다. 콩 단백질은 거의 동물성 식품만큼 아미노산 프로파일이 우수해 근 100점의 높은 점수를 얻는다. 붉은 고기, 닭고기와 생선은 80점이 부여되는 반면, 옥수수와 콩은 별도로 먹을 때 각각 20~40점밖에 안 된다. 하지만 이들 식품을 함께 먹으면 각자의 아미노산이 서로 보완하기 때문에 점수는 최고 80까지 올라간다.

식물성 식품은 우리의 유전자가 필요로 하는 일부 아미노산이 충분하지 않다. 채식만을 했던 인류 발생 이전 영장류의 유해를 보면, 이들이 우리의 잡식성 수렵채집인 조상과 경쟁이 안 된다는 사실을 알게 된다. 기타 동물 종과 우리의 유전적 유사성이라는 관점에서, 동물성 단백질이 더 우리의 단백질 요구를 충족시킨다는 말은 일리가 있다. 식물성 단백질을 배합하면 서로의 불완전한 필수 아미노산을 보완해 소위 완전 단백질을 제공할 수 있다. 이는 곡물이나 씨를 콩과 함께 먹으면 가능하다. 블랙 빈과 쌀, 렌즈콩 또는 쪼갠 완두콩 수프와 통곡 빵, 콘 토르티야와 얼룩 강낭콩, 아니면 후무스(hummus, 병아리콩을 삶아 으깨 올리브유, 마늘 등으로 양념한 중동 요리)를 먹어보도록 추천한다.

부록

2. 기구

이 책의 이해에 도움이 될 만한 웹사이트를 소개하면 다음과 같다.

- www.Miavita.com: 나는 이 사이트에 대해 과학적 자문을 담당하고 있다. 이 사이트는 이 책에서 색깔 코드를 통해 체중을 감량하고 식사를 개선하는 접근법을 보완하는 정보를 제공한다.

아울러 이 책의 이해를 증진시키는 데 사용할 수 있는 도구들이 있다.

- 생체전기 저항 분석: 이는 4극 기구(quadripolar machine)를 보유한 의사들에 의해 시행 가능하다. 이들 정밀 기구(백화점에서 파는 제품들과 다름)는 미시건주 디트로이트의 RJL, 워싱턴주 시애틀의 바이오다이내믹스 등 일부 업체가 제조한다. 이들 기구를 승인하는 정부의 표준 규격은 없지만, 이러한 기구들은 널리 사용되며 우리가 실시한 일부 연구에서 타당성이 증명됐다. 이들 기구로부터 얻은 정보는 앞의 부록 1을 사용하는 데 중요하다.
- 만보계(pedometer): 이들은 전자제품점과 일부 백화점에서 구입

가능하다. 이 기구는 디지털 전자 계수기가 내장되어 있고 내부
장치의 움직임을 감지해 걸음을 기록한다. 정확도는 높으나, 에너
지 소비량은 개인별로 다르다. 따라서 개인적 목표를 세우고 매일
이를 달성하도록 해야 한다.

Recommended Reading and References

The references I used for writing this book were many. It would be inappropriate to reference every sentence as if this were one of my scientific papers. However, I wanted to give the reader the opportunity to research further topics of interest that naturally followed from this text. For those readers who want to chase down some of the original references, I have annotated most of the references to indicate the information that was drawn from a particular source.

INTRODUCTION

Harper, Alfred E. (ed.). "Physiologically Active Food Components." *American Journal of Clinical Nutrition* (supplement) no. 6S (June 2000): 1,647S–1,743S.

This journal supplement is available from the American Society for Clinical Nutrition, Inc., in Rockville, Maryland, and represents the report of the 17th Ross Research Conference on Medical Issues held in San Diego, California, from February 22 to 24, 1998. An excellent article by Dr. John Milner on functional foods, from the U.S. perspective, influenced my thinking in developing the Color Code and the concepts expressed in the introduction.

1. WHAT COLOR IS YOUR DIET?

Broekmans, W.M.R.; I.A.A. Ketelaars Klopping; C.R.W.C. Schuurman; H. Verhagen; H. Van den Berg; F. J. Kok; and G. van Poppel. "Fruits and vegetables increase plasma carotenoids and vitamins and decrease homocysteine in humans." *Journal of Nutrition* 130 (2000): 1578–1583.

This study demonstrated the effects of increasing fruit and vegetable intake from 100 grams per day to 500 grams per day. Combined with my knowledge of the cancer-prevention literature, this article brought home to me the practicality of recommending a variety of fruits and vegetables to improve health. The ability of these researchers to reach the 500 gram goal with diets that appeared practical greatly impressed me.

2. COLORIZING YOUR DIET

Sears, Barry. *A Week in the Zone*. New York: ReganBooks, 2000.

While working on my book, I picked up this paperback at an airport gift shop and was stunned at how clearly it was written for the lay public. The advice was clear and concise, and unlike most scientific papers I read and write. I decided to use the organization of the practical advice in this book to frame my discussion for the practical steps to starting this diet, shopping for foods, traveling, and dining in restaurants. I added my own advice and used some of the general advice this book adapted from common wisdom. Incidentally, I don't disagree with what is written in the *Zone* diet. What made this book so popular was the realization that certain high-fat foods could be eaten and still be consistent with losing weight. The book was attacked as a high-protein book, but it was really written to make the distinction between high-fiber carbohydrates and refined carbohydrates. My book takes this many steps further by basing the diet on fruits and vegetables instead of cereals and grains. I also provide a variety of different groups of fruits and vegetables to take advantage of the different physiological mechanisms by which fruits and vegetables can work. Incidentally, I was also aware of the dangers of oversimplification of complex concepts. Barry Sears's entire zone concept applies to a subset of individuals who are prediabetic and doesn't apply to the majority of Americans. Insulin does play an important role, but as I point out, it is not the whole story.

3. USING THE COLOR CODE

Heber, David. *The Resolution Diet*. New York: Avery Books, 1999.

I used many of the ideas in my previous book to help people implement a low-fat diet based on portion control. I have used my experience in clinical medicine and nutrition in both books. The ideas I am using are the ones I teach to physicians and use with patients myself at UCLA.

4. TRAVELING AND DINING WITH THE COLOR CODE

Brownell, K. D., and T. A. Wadden. *The LEARN Program for Weight Control*. Dallas, Tex.: American Health Publishing Company, 1998.

Covey, S. R. *First Things First*. New York: Fireside, 1994.

In this chapter I used a combination of my own ideas from *The Resolution Diet* and some of the behavioral principles and practical techniques in the above two books. Many of the ideas are drawn from advice appearing in The LEARN Program developed by Dr. Kelly Brownell and Dr. Tom Wadden. The set of twenty-four lessons includes ways to gradually introduce new habits, tolerate your predictable lapses, and work toward a new way of life. I also incorporated the philosophies inherent in Steven Covey's book *Seven Habits of Highly Effective People* in all its variations. His book *First Things First* is a practical guide on getting his system going, which I highly recommend.

5. GETTING OFF THE COUCH

American Heart Association. *Fitting in Fitness*. New York: Times Books, 1997.

For sheer numbers of suggestions, this small paperback takes the cake. There are numerous charts and workbook examples to urge you to get off the couch and get active. Combining this book with a pedometer is the best thing you can do to increase your energy burning. Once you have mastered walking, the next step is bodybuilding. The information in this chapter was taken from my own experience since 1977 of weight lifting. I was more successful and rigorous when I was younger, but I was not as busy then. In fact, I experienced the exhilaration in the 1970s of building muscle, which I hope you will experience.

6. SUPPLEMENTS: PILLS AND FOODS FOR HEALTH

Chandra, R. K. "Effect of vitamin and trace-element supplementation on immune response and infections in elderly subjects." *Lancet* 340 (1992): 1,124–1,127.

"Homocysteine Lowering Trialists' Collaboration: Lowering blood homocysteine with folic acid–based supplements: meta-analysis of randomized trials." *British Medical Journal* 316 (1998): 894–898.

Institute of Medicine, Food and Nutrition Board. *Dietary Reference Intakes for Thiamin, Riboflavin, Niacin, Vitamin B_6, Folate, Vitamin B_{12}, Pantothenic Acid, Biotin, and Choline*. Washington, D.C.: National Academy Press, 1998.

Meydani S. N.; M. Meydani; and J. B. Blumber, et al. "Vitamin E supplementation and in vivo immune response in healthy elderly subjects: a randomized controlled trial." *Journal of the American Medical Association* 277 (1997): 1,380–1,386.

Packer, L.; M. Hiramatsu; and T. Yoshikawa. *Antioxidant Food Supplements in Human Health*. San Diego, Calif.: Academic Press, 1999.

Weaver, C.; W. R., Proulx; and R. Heaney. "Choices for achieving adequate dietary calcium with a vegetarian diet." *American Journal of Clinical Nutrition* 70 (1999): 543s-548s.

The book by Packer, Hiramatsu, and Yoshikawa is an excellent collection of scientific chapters on antioxidants in connection with disease, including information on alpha-lipoic acid you will not find elsewhere. The paper by Weaver, et al. contains tables demonstrating the bioavailability of calcium from fortified orange juice, tofu, and vegetables. The other papers listed are some of the many references on the new ways to use of vitamin and mineral supplements that enhance immune function and reduce the risk of disease.

7. DISCOVERING THE WORLD OF PLANT FOODS

DeWitt, D., and B. W. Bosland. *The Pepper Garden.* New York: Ten Speed Press, 1993.

DeBaggio, T. *Growing Herbs.* Loveland, Colo.: Interweave Press, 1994.

Kowalchik, C., ed. *Rodale's Illustrated Encyclopedia of Herbs.* Emmaus, Pa.: Rodale Press, 1987.

Norman, J. *The Complete Book of Spices.* New York: Viking Studio Books, 1991.

If you liked what you read in this chapter, you have a lot more exploring to do. I was not able to include all the wonderful fruits and vegetables that you should discover. So pick up one of these guides and continue the adventure.

8. THE FIFTEEN MOST COMMON MYTHS ABOUT NUTRITION

Heber, David. *The Resolution Diet.* New York: Avery Books, 1999.

Yetiv, Jack Z. *Popular Nutritional Practices: A Scientific Appraisal.* Toledo, Ohio: Popular Medicine Press, 1986.

Most of the myths were discussed in my earlier book on dieting, especially the various diet myths. The information on food mislabeling and misinformation is my own observation, gleaned over the last twenty years in the field, and has been supplemented by a number of analyses based on scientific principles and outlined in the book by Jack Yetiv, M.D., Ph.D. written fifteen years ago.

9. HOW DNA DAMAGE LEADS TO DISEASE

Bland, J. S. *Genetic Nutritioneering.* Los Angeles, Calif.: Keats Publishing, 1999.

This well-written book lays out the arguments for our nutrition having an impact on genetic expression and the ultimate occurrence of common diseases. A detailed account of the discovery of homocysteine by Kilmer McCully leads to a discussion of the impact of nutrition on genetic susceptibility to heart disease.

10. THE SURPRISING FAT CELL: MUCH MORE THAN A BAG OF FAT

Gao, Y.; Q. Yang; and J. Zhou. "Association between leptin, insulin, and body fat distribution in type 2-diabetes mellitus." *Annals of the New York Academy of Sciences* 904 (May 2000): 542–545.

Kirkland, J. L.; C. H. Hollenberg; and W. S. Gillon. "Effects of fat depot site on differentiation-dependent gene expression in rat preadipocytes." *International Journal of Obesity and Related Metabolic Disorders,* supplement 3 (March 1996): S102–S107.

Matsuzawa, Y.; T. Funahashi; and T. Nakamura. "Molecular mechanism of metabolic syndrome X: contribution of adipocytokines, adipocyte-derived bioactive substances." *Annals of the New York Academy of Sciences* 892 (November 18, 1999): 146–154.

These three review articles describe some of the functions of the surprising fat cell, which I describe. There are other papers in this area, but this small collection will be a good start. This subject is not treated in a textbook, because the information is still too new.

11. HEART DISEASE, CHOLESTEROL, AND YOUR DNA

Heber, D. *Natural Remedies for a Healthy Heart.* New York: Avery Publishing Group, 1998.

Kullo, I. J.; G. T. Gau; and A. J. Takik. "Novel Risk Factors for Atherosclerosis." *Mayo Clinic Proceedings* 75 (2000): 369–380.

Lefer, D. J., and N. Granger. "Oxidative Stress and Cardiac Disease." *American Journal of Medicine* 109 (2000): 315–323.

My first book, *Natural Remedies for a Healthy Heart,* details a modern view of heart disease and how it progresses. It also discusses a number of natural remedies, including Chinese red yeast rice. The review article by Lefer and Granger is an up-to-date view of oxidation and heart disease that includes information on nitric oxide and inflammation, and the review by Kullo, Gau, and Tajik at the Mayo Clinic outlines the evidence for recognized novel risk factors for heart disease, including homocysteine; fibrinogen; lipoprotein(a); small, dense LDL; and inflammatory-infectious markers.

12: CANCER IS A DNA DISEASE

Heber, D.; G. L. Blackburn; and V.L.W. Go. *Nutritional Oncology.* San Diego, Calif.: Academic Press, 1999.

Lee, W. H.; W. B. Isaacs; G. S. Bova; and W. G. C. G. Nelson. "Island Methylation Changes Near the GSTP1 Gene in Prostatic Carcinoma Cells Detected Using the Polymerase Chain Reaction: A New Prostatic Cancer Biomarker." *Cancer Epidemiology, Biomarkers and Prevention* 6 (1997): 443–450.

The textbook on nutritional oncology, which I edited with Dr. Blackburn and Dr. Go, is a comprehensive text that demonstrates the many aspects of the gene-nutrient interaction in cancer and the role of oxidative stress in this disease. The paper by Lee et al., from Johns Hopkins University, demonstrates the genetic damage to the antioxidant system in prostate cancer cells, which is key to understanding gene-nutrient interaction.

13. AGING, SEX DRIVE, MENTAL FUNCTION, AND YOUR DNA

Ly, D. H.; D. J. Lockhart; R. A. Lerner; and P. G. Schultz. "Mitotic misregulation and human aging." *Science* 287 (2000): 2,486–2,492.

In this study cells from children with premature aging were compared to cells from normal youngsters and cells from elderly individuals. The mutations found on oxidative-protection genes and quality-control or checkpoint genes give an insight into the process of aging.

14. GENE-DIET IMBALANCE AND DAMAGE TO DNA

Diamond, Jared. *The Third Chimpanzee.* New York: HarperPerennial, 1992.

Owens, K., and M. C. King. "Genomic Views of Human History." *Science* 286 (1999): 451–453.

The review article by Mary-Claire King and Kelly Owens is part of the genome issue of *Science* magazine that changed my thinking about human evolution. I discovered *The Third Chimpanzee* by Jared Diamond, professor of physiology at UCLA, and learned a great deal that influenced my writings in this area.

15. CULTURAL EVOLUTION AND THE LOSS OF EDEN

Diamond, Jared. *Guns, Germs, and Steel.* New York: W. W. Norton and Company, 1999.

Eaton, S. B., and M. Konner. "Paleolithic nutrition. A consideration of its nature and current implications." *New England Journal of Medicine* 312 (1985): 283–289.

Dr. Jared Diamond is a valued colleague at UCLA and his book deservedly won the Pulitzer Prize and the *L. A. Times* Book Prize. Its treatment of cultural evolution and the impact of agriculture on human societies is described in detail. This book greatly affected my thought processes and provided much information useful in the formulation of my own ideas in this area. I highly recommend this book to anyone interested in the topics discussed in this chapter. The paper by S. B. and M. Konner Eaton describes the implications for the health of modern man based on the imbalance of our genes and our environment, information gleaned from an examination of the diets of paleolithic times.

16. FOOD EVOLUTION AND AGRICULTURAL ECONOMICS

Cordain, L.; J. B. Miller; S. B. Eaton; N. Mann; S.H.A. Holt; and J. D. Speth. "Plant-animal subsistence ratios and macronutrient energy estimations in worldwide hunter-gatherer diets." *American Journal of Clinical Nutrition* 71 (2000): 682–692.

Sims, L. S. *The Politics of Fat.* New York: M.E. Sharpe, 1998.

The book by Sims explains how government policy in the United States is formulated to affect our food supply, and it details the negotiations around the USDA pyramid by the food industry and the Department of Agriculture during the Reagan administration in the mid-1980s. This is must reading for anyone who is interested in the political aspects of changing the agricultural and food economy in the United States. The scientific paper by Cordain and coworkers documents the diversity of hunter-gatherer diets and is the source of the information in the text on this subject.

Acknowledgments

I am blessed by a convergence, in the beautiful southern California sunshine, of support from my family, my friends, my colleagues, and my patients. It is within this Mediterranean climate of creation that the ideas for this book were formed. I want to thank my wife, Anita, and my children, Marc and Adrianna, for supporting me during my hours of typing away at my computer in my home office. I want to thank Susan Bowerman, M.S., R.D., the assistant director of the UCLA Center for Human Nutrition, without whose support, contributions, and efforts this book would not have been possible. She wrote all the recipes, and served as a sounding board for me as I challenged accepted nutritional dogma on the basis of science and physiology.

I want to thank those individuals, including S. Daniel Abraham, Michael Milken, Lowell Milken, Haim Saban, Raymond Stark, Dr. Edward Steinberg, Dennis A. Tito, Dr. Scott Connelly, Henry Burdick, Andy Grove, Art Kern, and Beth Kobliner, whose contributions of resources, inspiration, and support have made the UCLA Center for Human Nutrition a reality in the short time since its founding in 1996.

No book rises from original thought without precedence, and I would like to thank those thought leaders who influenced me most in writing this book. Dr. Jared Diamond, professor of physiology at UCLA whose books *Guns, Germs, and Steel* and *The Third Chimpanzee* told the story of human evolution, and the development of agriculture and the domestication of foods, inspiring my approach to better matching our diets to our genes. Professor Stephen Jay Gould's book *Full House* laid out the nature of evolution in detailed academic terms, and provided a foundation for the validity of the arguments I have made about human evolution, cultural evolution, and diet. The description in *Science* magazine of the impact of the genomics revolution on medicine on a weekly basis has continued to energize me as I have read each new development.

While I was writing this book, I also had the responsibility for directing the activities of the UCLA Center for Human Nutrition, conducting an active research program involving two NIH-funded centers and a training grant, and organizing the annual meeting of the North American Association for the Study of Obesity. I could not have maintained these activities without the assistance of my close colleagues Drs. Vay Liang Go, Ian Yip, Zhao-Ping Li, Robert M. Elashoff, Diane Harris, Phil Koeffler, Audra Lembertas, Jake Lusis, Qing-Yi Lu, Susanne Henning, Julio Licinio, Mai Nguyen, Ma-Li Wong, and their research fellows and staff.

I also want to thank Doug Corcoran, my editor at ReganBooks, for his guidance and help in pulling this book in a direction that made it far more accessible to the general public. Originally written as an academic treatise entitled *Eat for Your Genes*, it would have spoken to a much smaller audience. I also want to thank Virginia Hopkins for her editorial and writing contributions to the earlier version of this book. My greatest appreciation goes to Judith Regan, whose belief in the message of this book and whose creative contributions have driven this process from the beginning.